细胞治疗单元

细胞治疗技术临床转化与应用之最佳实践

主　编　林俊堂　曹毓琳　张海林

U0285078

中国科学技术出版社
·北京·

图书在版编目（CIP）数据

细胞治疗单元：细胞治疗技术临床转化与应用之最佳实践 / 林俊堂，曹毓琳，张海林主编 . — 北京：中国科学技术出版社，2021.7

ISBN 978-7-5046-9035-7

Ⅰ . ①细… Ⅱ . ①林… ②曹… ③张… Ⅲ . ①造血干细胞—移植术（医学）—研究 Ⅳ . ① R550.5

中国版本图书馆 CIP 数据核字 (2021) 第 073173 号

策划编辑	焦健姿　刘　阳	
责任编辑	方金林	
装帧设计	佳木水轩	
责任印制	李晓霖	

出　　版	中国科学技术出版社	
发　　行	中国科学技术出版社有限公司发行部	
地　　址	北京市海淀区中关村南大街 16 号	
邮　　编	100081	
发行电话	010-62173865	
传　　真	010-62179148	
网　　址	http://www.cspbooks.com.cn	

开　　本	787mm×1092mm 1/16	
字　　数	415 千字	
印　　张	17.75	
版　　次	2021 年 7 月第 1 版	
印　　次	2021 年 7 月第 1 次印刷	
印　　刷	天津翔远印刷有限公司	
书　　号	ISBN 978-7-5046-9035-7 / R·2700	
定　　价	98.00 元	

（凡购买本社图书，如有缺页、倒页、脱页者，本社发行部负责调换）

编著者名单

主　编　林俊堂　新乡医学院

曹毓琳　北京臻溪谷医学研究中心

张海林　北京协和医院

副主编　赵宇红　北京臻溪谷医学研究中心

田中伟　新乡医学院

田亚平　解放军总医院

周红梅　同济大学东方医院

编　者（以姓氏笔画为序）

井续忠　深圳华大基因细胞科技有限公司

田中伟　新乡医学院第一附属医院

田亚平　解放军总医院

白志惠　北京臻溪谷医学研究中心

吕文琴　深圳市残友生物科技研究院

朱　雷　西安市红会医院脊柱病院

衣泰龙　天津医科大学肿瘤医院

刘小梅　河南理工大学

刘彦礼　新乡医学院

刘鲲鹏　北京大学国际医院

李　艳　深圳华大基因细胞科技有限公司

李　晗　新乡医学院

李国喜　深圳华大基因细胞科技有限公司

杨小飒　武警特色医学中心

杨道坤　新乡医学院第一附属医院

张兴鹏　北京臻溪谷医学研究中心

张海林　北京协和医院

陈　凯　武警特色医学中心

武俊芳　新乡医学院

林俊堂　新乡医学院

周红梅　同济大学东方医院

赵宇红　北京臻溪谷医学研究中心

赵秀梅　解放军总医院

郝建秀　解放军总医院

胡守舵　北京中西医结合医院

徐忠伟　武警后勤学院

徐绍坤　深圳市北科生物科技有限公司

曹毓琳　北京臻溪谷医学研究中心

韩　广　天津大学滨城医院

程世翔　天津泰达唐颐细胞智造与神经创伤修复研究院

滕睿頔　北京臻溪谷医学研究中心

穆士卿　首都医科大学附属天坛医院

内容提要

　　细胞医学就是在细胞水平认识疾病发生机制的基础上，通过细胞修复、细胞改造和细胞调控等手段实现疾病治疗的医学学科。本书作者在总结十余年细胞基础与临床研究经验、心得，并充分参考国内外相关法律法规、指南规范、专家共识等基础上，提出了"细胞单元"的概念，这与张学敏院士在香山科学会议上的呼吁不谋而合，旨在推动细胞治疗技术规范化临床应用与实践，并为细胞治疗技术基础与临床应用领域的研究人员、本科生、研究生，以及从事细胞治疗相关的医疗卫生人员和政府决策部门、社会投资机构等提供参考。

　　本书由细胞治疗临床实践与总结、国内外细胞治疗相关政策与标准、细胞治疗单元展望和附录四部分组成，内容丰富翔实，理论与实践相结合，为研究机构、医疗机构进行细胞治疗技术临床研究项目立项、备案，细胞治疗技术研究与临床应用备案，细胞药物的研发与临床试验申报等提供了系统、规范的参考依据和路径指引，是一部不可多得的参考工具书。

序

如果把人体比作人类社会，那么细胞便是构成社会的关键因素。近年来，随着科学技术日新月异的发展，越来越多的科学家将目光转向更深层次的细胞研究。经过近十余年的研究，目前在应用细胞技术治疗传统医学无法治疗或疗效不佳的疾病方面累积了大量数据和成功案例，在多种疑难杂症的治疗方面已崭露头角。如今，整个细胞治疗的安全性和有效性已获得医学界和政府监管部门的共识，大量细胞新药正快速获得批准，细胞治疗技术正在从实验室转化为生物医学时代最重要的产业。细胞治疗是一场改变医疗及其产业的颠覆性新医疗革命，正在取代传统医学的三大支撑（药物治疗、手术治疗和器械治疗），而成为现代医学的关键支撑，它将为更多人带来健康、长寿和美丽。

本书作者及其编著团队提出的"细胞治疗单元"是在推进细胞治疗技术临床转化和产业化过程中的一个创新性理念，并非一种具体的疗法，而是一套针对适宜疾病和目标患者的科学管理系统，能充分体现"以人为本"的医疗服务理念，以及现代科技手段和传统学科密切配合的综合性科学诊疗和康复体系。从流程上来看，"细胞治疗单元"应该涵盖上述多种疾病的各个发病时期，一直延伸到患者的家庭康复和社区管理，是针对上述目标患者群体的一个完善的、科学的、综合性的健康管理和服务体系，其中包括疾病的专业常规治疗、细胞治疗、康复训练治疗、心理辅导及家庭医学指导等各个环节。本书为渐行渐近的细胞治疗技术临床转化与应用提供了最佳的实践范例，内容丰富新颖，注重实用性和系统性，是一部集中体现细胞医学新技术、新转化和新标准的专业著作。

本书的出版发行对从事干细胞和免疫细胞基础与临床应用的研究人员、本科生、研究生，以及从事细胞治疗相关的医疗卫生人员均有较大参考和借鉴价值，对于推动我国细胞医学的发展具有重要作用。

天津滨城医院院长
教授、主任医师、博士研究生导师　张赛

前　言

　　细胞及其命运是 2020 年 11 月 9 日—10 日召开的第 685 次香山科学会议讨论的关键词。这次会议不仅关注生物学的核心问题，而且希望从细胞水平破解重大疾病的机制并实现干预治疗。军事医学研究院张学敏院士呼吁，应建立和发展细胞医学这一新型学科，促进细胞生物学与医学交叉融合，他希望以后医院不仅有外科和内科等，还要开设细胞科。然而，细胞医学作为一门新兴的交叉学科，在现实中还有很多科学问题、技术问题、临床转化及政策监管等诸多问题有待解决。细胞治疗是将来源于人自体或异体的体细胞经体外操作后回输（或植入）人体的治疗方法。这种体外操作包括细胞在体外的激活、诱导、扩增、传代和筛选，以及经药物或其他能改变细胞生物学功能的处理。

　　目前，在基础和临床研究及转化中应用较多的包括干细胞和免疫细胞两大类。"细胞治疗单元"是在生物医学治疗模式的指导下，在医院的一定区域内，利用现代细胞治疗技术针对临床上众多用常规手段治疗效果不佳的免疫、代谢、变性、坏死和损伤性、退行性疾病及肿瘤等具有严格诊疗规范和明确治疗目标的医疗综合体。该医疗综合体是由体细胞采集、制备、培养、储存等专业技术人员，体细胞治疗专业医疗技术人员，各临床专业技术人员、物理治疗师、心理治疗师、语言康复师、营养师、职业训练师和社会工作者等组成的有机整体，对目标患者进行全面的临床专业诊断和分析、细胞治疗、肢体功能康复、语言训练、心理康复和健康教育，能够改善住院患者医疗管理模式，提高临床疗效和生存生活质量的高效开放系统。

　　"细胞治疗单元"并非一种具体的疗法，而是一套针对适宜疾病和目标患者的科学管理系统，能充分体现"以人为本"的医疗服务理念，以及现代科技手段和传统学科密切配合的综合性科学诊疗和康复体系。从流程上来看，"细胞治疗单元"应该涵盖上述多种疾病的各个发病时期，一直延伸到患者的家庭康复和社区管理，是针对上述目标患者群体的一个完善的、科学的、综合性的健康管理和服务体系，其中包括疾病的专业常规治疗、细胞治疗、康复训练治疗、心理辅导及家庭医学指导等各个环节。

本书是作者及合作者多年细胞治疗基础研究与临床转化应用工作的总结，为渐行渐近的细胞治疗技术临床转化与应用提供了最佳的实践范例。全书内容丰富新颖，注重实用性和系统性，可供从事干细胞和免疫细胞基础与临床应用的研究人员、本科生和研究生，以及从事细胞治疗相关的医疗卫生人员阅读、参考和借鉴。

目　录

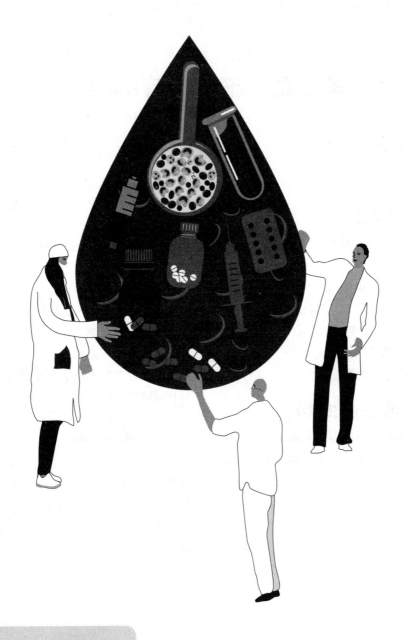

上 篇

细胞治疗临床实践与总结

第1章 细胞治疗的概念

一、细胞治疗

细胞治疗是指来源于人自体或异体的细胞，经体外操作后回输（或植入）人体的治疗方法。这种体外操作包括细胞在体外的分离、纯化、诱导、扩增、传代和筛选，以及经药物或其他能改变细胞生物学功能的处理。目前在临床研究及转化应用较多的有干细胞和免疫细胞两大类。

二、干细胞与再生医学

干细胞是一类具有自我复制和多向分化潜能的细胞。近年来，因其能够分泌多种细胞因子和外泌体，其旁分泌作用越来越多地被研究者发现和证明，包括促进造血、免疫调节等。

利用干细胞特有的包括神经细胞、心肌细胞、血管内皮细胞、肾脏细胞和肝脏细胞等在内的多向分化能力，治疗临床上众多用常规手段治疗效果不佳的变性、坏死性和损伤性疾病具有显著的、独特的临床效果，这种以再生、再造、代替和新生为基本治疗原理的现代干细胞移植治疗技术被称为再生医学。再生医学是现代临床医学的一种崭新的治疗模式，对医学治疗理论、治疗和康复方针的发展有重大影响，也是近年来包括中国在内的世界各国政府重点发展和研究的高新科技领域之一。

三、免疫细胞

免疫细胞是指参与免疫应答或与免疫应答相关的细胞，包括淋巴细胞、树突状细胞、单核巨噬细胞、粒细胞、肥大细胞等。免疫细胞可以分为多种，在人体中担任着重要的角色，是人体防御保护系统的重要组成部分。

第2章 细胞治疗的场地与工作流程

一、场地设置

根据细胞制备、治疗、康复所要求的条件，计划设置细胞制备实验室（车间）、细胞治疗室及其辅助用房、细胞治疗护理中心、细胞治疗康复室，并配备相应的设施设备，按《综合医院建筑标准》《医院洁净手术部建筑技术规范》《医院感染管理办法》《脐带血造血干细胞库设置管理规范（试行）》《细胞库质量管理规范》等法规和标准的要求设计布局、动线，符合环境卫生学、院内感染管理标准。

（一）细胞制备实验室（车间）设置

1. 细胞制备实验室（车间）建设面积500～800m²，分为制备区、质量控制区、办公区。

2. 制备区：整体环境应达到净化B级，操作环境达到净化A级。应包括样本接收室、换鞋间、一更间、二更间、缓冲间、细胞制备间（4个以上）、细胞培养间、洗消室、洁具间、物料间、机房、气瓶室、垃圾房。

3. 质量控制区：环境净化无特殊要求。应包括样本接收室、换鞋间、一更间、二更间、缓冲间、样品准备室、理化检测室、免疫检测室、微生物检测室、流式检测室、计数室、试剂准备室、阳性灭活室、洗消室、检测洁净室、留样室、PCR分析室、镜检室。

（二）细胞治疗室设置

1. 在邻近细胞制备实验室（车间）的区域独立设置治疗室和辅助用房，治疗室分两个区域，Ⅰ区为缓冲区，Ⅱ区为清洁区，设置医护人员通道、病员通道、污物通道，防止交叉污染；区与区之间设电动感应门。

2. Ⅰ区为患者和医护人员进入Ⅱ区的缓冲区域，进入Ⅱ区前，均要在此区换鞋、更衣和洗手；在进入Ⅱ区的门口放置消毒垫；设置男更衣室、女更衣室、浴室和卫生间。

3. Ⅱ区为细胞治疗（移植）区域，分为三间：一间为经静脉治疗区，面积大于24m²；一间为经腰穿治疗区，面积大于30m²；一间为治疗后观察室，置于上述两间之间；均设有空气过滤、紫外线消毒设施和电话，配有较好的照明设施，每个房间有明确的标识。

4. 静脉治疗室和观察室，各设两张病床，设置同普通病房。

5. 经腰穿治疗室，设置有特殊治疗床、药品柜、治疗柜、抢救车、吸氧装置、负压吸引装置、水浴恒温箱、换药车、器械台和污料桶等。

6. 经导管介入治疗、局部种植治疗、基础麻醉下的细胞治疗均安排到手术室或专业治疗室进行操作。

（三）住院照护中心

住院照护中心设28～30张病床，设置医生办公室、护士工作站、主任办公室、护士长办公室、抢救室、配餐室（茶水间）、处置室、库房、污物室、值班室、更衣室、盥洗室等。

病房的基本配置

(1) 多功能病床应该可升降和调节各种体

位，病床两旁有防坠落的围栏，有可移动餐桌，病床带轮可推动，有可升降的输液架。

（2）屋顶安装有可活动轨道的床边围帘，有单独开关的床头灯。

（3）心电监护仪、外周血氧饱和度及心肺功能监测仪。

（4）抢救车（包括必备抢救药物）、除颤器、人工呼吸机、氧气瓶等抢救物品。

（5）每张床配有一组中心供氧、中心负压吸引管道装置。

（6）无障碍、适合残障人员使用的浴室、卫生间，安装护手、浴凳和紧急呼叫装置。

（四）康复室设置

1. 康复室为细胞治疗后的患者接受按摩、理疗和康复、功能锻炼的区域，设在住院照护中心或附近；要求宽敞、明亮，面积在 100m² 以上，安装空调。

2. 配置按摩治疗床、PT 训练床、电动直立床、多功能训练架、训练用阶梯等。

3. 配置多频道中频治疗仪、脑电治疗仪、治疗电离子导入仪、抗痉挛治疗仪等。

二、工作方式

1. **周会** 在完全细胞治疗单元，团队成员至少每周开会 1 次，每次 1～3h，由单元管理负责人主持；患者或看护者无须常规参加。会议内容主要是把患者情况介绍给所有团队成员，讨论病情，根据每例患者的主要问题制定细胞治疗计划、康复目标与治疗计划等。

2. **晨会** 单元管理者每日要召开晨会，通报前一日工作情况，无特殊情况时应留一定时间（15～20min）进行学习讲课，内容可以是管理、服务、医学知识和技巧等，拓展团队成员的知识水平和管理、服务技能。

3. **医患沟通会** 细胞治疗单元的治疗专业组成员应当在患者住院 1 周内主动与患者、家属、看护者充分沟通，讲解治疗方案、治疗过程及注意事项，解答他们的问题

与疑问。看护者应参与患者治疗，接受基本的康复及护理技能培训，协助观察病情变化。应每周举办一次患者沟通会。

4. **教育培训** 应作为细胞治疗单元的重要工作内容和日常工作方式，包括每周对团队成员进行非正式的学习培训、临床病例讨论和针对患者及其家属的细胞康复知识、护理技能等教育培训活动。每次周会要安排一定时间（20～30min）讲课，拓展团队成员专业知识水平。每年进行 1～6 天的正式培训，培训内容包括细胞与生物医学研究进展、工作规范和技巧、团队协作等。

三、诊疗措施和操作流程

（一）诊疗措施

1. **细胞治疗** 干细胞或免疫细胞治疗。

2. **药物治疗** 对某些特殊疾病，要根据实际情况进行必要的专业药物治疗。

3. **康复治疗** 康复治疗、社会适应力训练由康复治疗小组针对不同患者进行，应着重于认知功能、耐力恢复的治疗。为延长主动活动时间，可采用循环式训练和组成训练的形式。无特殊情况者，患者于入院 24h 后常规进行康复治疗、物理疗法，每天 30～60min；肢体康复治疗每天 20～40min。

4. **其他** 要密切观察病情变化，护士每天进行 4～6 次生命体征监测与记录，随时观察病情变化；康复师在康复治疗过程中要与患者形成良性的互动，树立患者信心，随时观察康复进展情况。

（二）操作流程

1. **接诊** 地点：顾客／患者接待中心。

（1）护士

① 接诊：奉茶入座，通知单元值班医生。

② 院前沟通：记录患者基本信息（姓名、性别、年龄、所患疾病、联系方式等）。

（2）医生

① 接（会）诊：详细询问病史，填写

《健康调查问卷》。

② 生命体征及一般体格检查。

③ 疾病评估：确认患者所患疾病类型、疾病严重程度，是否为细胞治疗适应证，相关专业量表评定。

④ 院前沟通和告知：在充分沟通的基础上，介绍细胞治疗相关常识，取得患者认同。

⑤ 收治住院：按住院流程处理。

2. 住院

(1) 接诊医生按临床住院常规进行病史询问、体格检查。

(2) 24h 内完成患者的各项相关检查，包括生命体征监测、血生化检查、超声检查、X 线检查，细胞治疗相关的特殊检测，必要时应给予相应的药物治疗。

(3) 签署细胞治疗知情同意书。

(4) 制定相应的细胞治疗护理计划。

(5) 需要进行康复治疗的患者，康复师（言语康复、肢体康复）应及早介入患者的康复治疗，心理医生同时给予积极地心理治疗，营造患者主动接受治疗的医疗环境。

(6) 根据细胞治疗计划定制细胞：接受自体骨髓或外周血体细胞治疗的患者，进入细胞动员、采集、制备流程。

(7) 进行细胞治疗。

(8) 细胞治疗单元主任每周带领医护人员对每一位患者进行讨论，检查上一周治疗计划实施情况，评估治疗效果，制定下一步目标计划。

3. 出院与随访

(1) 出院：出院时专人负责将出院患者送至医院大门外，对有需求的患者，可协助其办理机票、火车票预订等；必要时，康复师可以陪同患者一起回家，并评估家居设施是否需要改进，以适应患者出院后的康复与生活需求。

(2) 随访：出院后由专职客服和治疗小组成员各 1 人负责随访，出院后的第 1 个月、第 2 个月、第 3 个月、第 6 个月、第 9 个月、第 12 个月进行电话、信函或其他形式的随访，特殊病例要登门回访，典型病例要保留音视频资料。1 年后保持每 3 个月一次的回访频率。

第3章 员工工作手册

一、医生工作手册

（一）中心医生工作制度

1. 中心医生准入制度

(1) 必须取得医师执业证书和医师资格证书并经合法注册的医师才能进入中心从事医疗工作。

(2) 住院医师进入中心前必须经过内科、外科轮转半年以上（内外科轮转时间各不少于3个月），具有一定的临床经验。

(3) 新进医生在中心指定带教老师的指导下，经过3个月的培训，经考核合格后方能独立负责患者的医疗管理工作。

2. 新医生培训制度

(1) 中心要制订详细的新进医生培训计划，新医生要尽快熟悉工作环境和各种规章制度，积极参加中心组织的各项活动。

(2) 专人带教，新医生要留有学习笔记，制订个人工作学习计划，对于新医生的工作，中心主任、上级医生要分层次把关。

(3) 根据培训计划要求，分阶段对新医生进行考核，常规3个月、半年、1年进行一次，尤其是前3个月，培训工作要细化，有布置、有落实、有检查、有总结，为新医生的工作奠定良好的基础。

(4) 上级医生和中心主任定期与新医生谈话，了解需求，提出合理化建议，多采用激励机制，使新医生不断进步。

3. 进修医生管理制度

(1) 中心为进修医生提供便利的工作学习环境，进修医生来中心后，要遵守院、科各项规章制度，服从中心工作安排。

(2) 严格遵守劳动纪律，进修期间临时有事请假，要报请院内相关部门批准。

(3) 根据进修医生培训计划要求，实行专人带教，进修医生不允许单独值班看护患者或抢救等，进修医生在协助值班期间的工作由所在医疗组组长负责。

(4) 进修期间，要求按时参加晨会交接班、中心或院内组织的查房、业务学习或专题讲座等，留有进修笔记。

(5) 进修医生在中心进修期间，若因不遵守规章制度或操作规程，经批评教育仍不改者，或因工作严重不负责出现纠纷或缺陷者，由中心提出意见报请医院医政科批准可终止进修，退回原单位。

(6) 进修结束前一周，中心带教老师对进修医生进行专业技术考核，由进修医生本人完成进修总结表，带教老师签署鉴定，中心主任与进修医生谈话，总结进修医生管理经验。

4. 实习医生管理制度

(1) 中心尽量为实习医生提供便利的工作学习环境，实习医生到中心后，要求遵守中心各项规章制度，遵守作息时间，积极参加中心组织的业务学习、查房等。

(2) 了解中心实习计划要求，留有实习笔记。

(3) 安排专人带教，在带教老师协助和指导下，尽量多给实习医生提供操作机会，带教老师所分配讲课题目要在每组学生实习结束前及时完成。

(4) 遇有较少见病种或某些重大抢救时，

中心主任或带教老师要随机组织实习医生进行专题学习。

(5) 实习医生出科前进行理论和操作考试,及时完成实习鉴定,进行教学信息反馈,不断改进教学工作。

(二)中心管理制度

1. 抢救制度

(1) 抢救的基本原则:立即进行抢救,从维持患者生命的角度来考虑具体处理措施,评估病情可能发生的突然变化,要事先有所准备。

(2) 抢救时做好组织工作,合理安排人力,医护人员各司其职,密切配合,做到忙而不乱。

(3) 有专人记录抢救有关资料,如患者心跳、呼吸停止时间,复苏过程,记录要详细,时间具体到分钟。

(4) 一人机动,以便随时提供必要的人力、物力支持。

(5) 安排好其他患者的监护,防止意外情况的发生。

(6) 抢救完毕,抢救记录要详细记录参加抢救的人员、抢救过程等。

(7) 抢救过程中在保证抢救不间断的情况下,主管医生要随机通知患者家属,遇重大抢救或重要人物抢救要及时向上级领导汇报。

2. 仪器管理制度

(1) 医生要熟练掌握中心各种仪器的使用,能设定各种常用参数。

(2) 仪器有专人保养,定期检查维护,有故障时及时报告中心主任,以便及时与维修人员联系,中心自查、设备科巡检及维修情况要进行登记。

(3) 定时给仪器充电(每周六),保持各种仪器的清洁,每次用后彻底清洁或消毒,每周至少常规清洁一次,所有仪器均保持良好的备用状态。

(4) 仪器使用前认真检查机器性能,仔细核对各相关参数,参数有疑问时,反复测量或更换一台仪器进行对照。

(5) 仪器设备严格遵照消毒管理规范执行,防止医源性交叉感染。

3. 消毒隔离制度

(1) 各功能区布局合理,分手术治疗室(区)、普通治疗室(区)和护理区。手术治疗室(区)设在万级层流净化区内,普通治疗室(区)内应设流动水洗手设施,护理区每床使用面积不少于10m^2。每日进行空气消毒,消毒方法见《医院消毒技术规范》。

(2) 患者的安置应将感染患者与非感染患者分开,特殊感染患者及需保护性隔离的患者单独安置。诊疗护理活动应采取相应的隔离措施,控制交叉感染。

(3) 工作人员进入中心手术治疗室(区)、普通治疗室(区)要穿专用工作服、换鞋、戴帽子、口罩、洗手,患有感染性疾病者不得进入。

(4) 严格执行无菌技术操作规程,认真按照七步法洗手或进行手消毒,必要时戴手套。

(5) 注意观察患者的各种留置导管、局部护理,保持伤口敷料干燥整齐,随机戴手套进行有关操作。

(6) 加强抗感染药物应用的管理,防止患者发生菌群失调,加强细菌耐药性的监测。

(7) 加强对各种监护仪器设备、卫生材料及患者用物的消毒与管理。

(8) 严格探视制度,限制探视人数,床边探视者应更衣、换鞋、戴帽子、戴口罩进入,与患者接触前要洗手。

(9) 对特殊感染或高度耐药菌感染的患者,严格执行消毒隔离措施。

(10) 每周对层流滤网清洗一次,每月对中心大、小房间空气,物体表面,工作人员手行细菌培养一次,细菌培养不合格者,及时查找原因进行处理并重新进行细菌培养。

4.患者管理制度

(1) 患者的住院管理

① 每个医疗小组组长需认真分组，各负其责，责任到人，将进修及实习医生合理安排，小组成员团结协作。

② 要求分管医生全面了解病情及治疗，每位患者的治疗由分管医生自己完成。

③ 随时观察患者各项监测指标，出现异常情况及时排除及报告上级医生，有事必须离开时需要嘱咐其他人员代为看护。

④ 充分评估患者各方面的问题，及时采取相应的预防措施，防止并发症的发生。

⑤ 长期住院患者，每日分管医生与护理员共同做好患者的卫生清洁工作，做到"六洁"，操作过程中注意保温，避免过多暴露患者，穿好病员衣，昏迷患者保持肢体功能位，防止并发症的发生。

⑥ 对于有引流管及气管插管的患者，必须妥善固定或制动，防止自行拔管或脱落。

⑦ 出现问题，当事人必须写出书面材料，医生例会时讨论，使大家引以为戒。

(2) 医疗文书书写要求

① 首次病程记录：患者入院后第一次病程记录，内容要求：主诉，诊断，症状体征，重要既往史，过敏史，简述主要治疗；应详细记录心理状态的异常反应，入院宣教内容，效果评价等。

② 上级医师修改下级医师病历记录，用红笔画双横线，在修改处上方注明日期签全名。

③ 一般转入记录：转入时的病情及治疗措施，效果评价。

④ 细胞治疗记录：治疗途径，麻醉方式，返回病房时的状况，麻醉清醒时间，伤口，引流情况及注意事项。

⑤ 记录患者24h病情变化情况，采取的医护措施及采取措施后的效果。

⑥ 细胞治疗后的病历记录应体现专科特点，简明扼要。应重点观察的阳性体征要定时记录。每班接班后应认真评估各项内容。特殊交代的问题，如床头高度、平卧时间等要特别注明。

(三) 中心医生行为规范

1.思想

(1) 认真贯彻"严谨、创新、关爱、服务"的理念，对患者满腔热忱。

(2) 对工作要有强烈的责任心，忠诚老实，出现差错事故不推卸责任，实事求是，勇于承担责任。

(3) 严格要求自己，加强组织纪律性，服从工作需要安排。

(4) 爱护集体，不做损害集体荣誉的事情。

(5) 工作中要一视同仁，做到生人和熟人一样、工作忙和闲一样、白班和夜班一样。

2.技术

(1) 精益求精，勤学苦练，掌握优良技术，更好地履行自己的岗位职责，为患者服务。

(2) 进行各项医疗操作时，严格执行操作规程。

(3) 观察患者细致，抢救技术熟练。

(4) 认真执行三查七对，防止差错事故的发生，并要求做到：在班上精神集中；人少事多要有条不紊；人多事少思想不麻痹；遇抢救患者沉着敏捷；业务不熟时多请教不蛮干；单独值班时思想上不紧张、不松懈。

3.作风

(1) 工作中严肃，不开玩笑，不打闹；不在病房大声讲话，保持病房安静。

(2) 同事之间互相尊重，背后不议论人，有意见当面谈或按组织程序反映。

(3) 对待患者要做到四心（热心、耐心、细心、虚心），三不怕（不怕脏、不怕累、不怕麻烦）。

(4) 上班坚守岗位，尽职尽责，不做私活，不看小说和杂志。

(5) 工作中要严格做到：严、细、勤、

查、想。①严：严格执行规章制度，严格按操作规程办事。②细：观察病情要认真细致。③勤：勤动脑、勤动嘴、勤动手、勤动腿。④查：查岗位责任制完成情况。⑤想：接班后想一下本班工作，做到心中有数，下班时想一下有无遗漏的工作。

4. 行为

(1) 品德端正，与患者保持正常医患关系。

(2) 不通过患者买卖商品或办其他事。

(3) 在患者面前不谈工作人员之间的私事。

(4) 工作中同事之间有分歧时要顾全大局，求同存异。

5. 仪表

(1) 上班时精神饱满，举止端庄大方。

(2) 服装整齐，不拖着鞋走路。

(3) 佩戴胸卡上岗。

(4) 首饰：工作时只允许佩带金银耳钉和金银项链，不允许戴戒指。

(5) 女医生长发用发网，发长不过肩，前发不宜过垂过眉，保持整洁，禁止染彩色头发。

(6) 要求坐有坐相，站有站相。

6. 语言

(1) 要热情接待新入院患者，陪送患者到病房，做入院介绍（环境、探视时间、陪住制度、作息时间），使患者不感到陌生。

(2) 患者出院前主动征求意见，交代出院后注意事项。

(3) 与患者讲话态度严肃和蔼，有问必答，不带污言。

(4) 工作人员之间礼貌相待、不起绰号。

（四）细胞治疗中心工作流程管理

1. 患者接诊和住院 咨询细胞治疗的患者由细胞治疗中心统一接诊。接诊地点为细胞治疗中心医生办公室。

(1) 门诊来源患者：门诊医师开具《细胞治疗病例初筛会诊申请单》。

(2) 病房来源患者：主管医师开具《细胞治疗病例初筛会诊申请单》。

(3) 其他医院来源的患者：由其首诊医生开具《细胞治疗病例初筛会诊申请单》。

上述三个来源的患者持《细胞治疗病例初筛会诊申请单》到细胞治疗中心，通过网络、电话预约的患者可以直接到细胞治疗中心就诊，由中心接诊工作人员负责接待和安排专家咨询、会诊等，根据专家会诊结果决定是否可以接受细胞治疗，适合并自愿接受细胞治疗的患者或家属签署《细胞治疗知情同意委托书》和（或）《细胞治疗知情同意书》，一式两份，一份入病历，一份交细胞治疗中心存档。

新入院患者由中心工作人员根据患者病情安排到相应科室进行治疗前的准备工作，等待细胞治疗。

2. 患者的一般治疗准备和管理 新入院患者由入住科室按主要疾病住院常规进行患者管理，完善治疗前常规体检及细胞治疗相关特殊检查，上述工作一般要求在入院后3～5个工作日内完成。

非新入院患者，主管医生填写《细胞治疗病例初筛会诊申请单》，细胞治疗中心收到《细胞治疗病例初筛会诊申请单》，安排专家同患者所在科室进行会诊，经会诊适合并自愿接受细胞治疗的患者或家属签署《细胞治疗知情同意委托书》和（或）《细胞治疗知情同意书》。

接受自体骨髓干细胞移植需要做骨髓动员的患者，由中心临床专业技术组专职医生负责签署《骨髓干细胞动员及采集志愿书》，并开出医嘱和处方，观察和记录动员过程。

3. 细胞治疗计划的制订 签署《细胞治疗知情同意书》并完成上述一般治疗前准备的患者，由主管医生书写《细胞治疗申请表》提交至细胞治疗中心临床技术组，细胞治疗中心临床技术组制订出《细胞治疗计划书》，安排细胞治疗途径、方式、次数、时间等。

制订好的《细胞治疗计划书》交给主管医生附加到病历中，由主管医生负责按照细胞治疗计划进行治疗前准备，书写《细胞治疗前小结》等，如无特殊变化，将严格按照此计划实施细胞治疗，如有计划变更至少应提前一天通知细胞治疗中心临床技术组。

4. 治疗前访谈和评定 对于所有准备接受细胞治疗并完成上述准备工作的患者，细胞治疗中心临床技术组责任医师、护士于细胞治疗前一日共同对患者进行访谈，全面了解患者的患病情况、经济状况、家庭、社会生活及心理状况，如实、客观、易懂地给患者讲解有关细胞治疗的现状、费用及疗效预期等，避免患者因期望值和实际疗效落差过大导致的一些不良后果，消除医疗纠纷隐患，并填写《细胞治疗前访谈记录》和《病例信息使用授权协议书》。需要实施局麻以外方式麻醉的应请麻醉师会诊，按照医院相关制度签署《麻醉同意书》。需要量化评定的进行专科评定，所有评定均要求留下视频资料。

5. 治疗患者接送 细胞治疗当日由细胞治疗中心专职医护人员亲自到患者所在科室接患者到细胞治疗中心，接受过程严格遵守"三查七对"规程，治疗结束后护送患者回所在病房，并与病房护士做好交接。

6. 治疗后院内回访、评定和查房 细胞治疗后的患者，除了其所在科室按常规进行管理外，要求中心临床技术组医护人员在治疗后的第1天、第2天、第3天、第5天和下一次治疗的前一天对患者进行例行查房、回访，书写规范的《细胞治疗院内随访记录》，需要评定的在下一次治疗前进行，填写《细胞治疗（单病种）康复评定表》，并留下视频资料。

7. 出院及院外回访

(1) 出院：出院时细胞治疗中心工作人员联合科室主管医护人员负责将出院患者送至医院大门外，对有需求的患者，可协助其办理机票、火车票等。

(2) 院外回访：配合医院回访制度，要求细胞治疗中心对接受细胞治疗的患者于出院后的第1个月、第2个月、第3个月、第6个月、第9个月、第12个月进行电话、信函或其他形式的回访，市内的可登门回访，书写规范的《细胞治疗院外随访记录》，典型病例要保留视频资料。一年后保持每3个月一次的回访频度。

8. 有关细胞治疗相关技术操作的规定 为了促进医院细胞治疗技术的不断完善和进步，对有关细胞治疗相关技术性操作，作如下规定。

(1) 自体骨髓/外周血的采集：自体骨髓/外周血干细胞的分离、诱导分化、扩增、培养；自体骨髓/外周血、脐血干细胞的静脉治疗术、蛛网膜下腔治疗和经皮局部种植等操作均必须由经过特殊训练的细胞治疗中心专职医护人员负责操作和实施。

(2) 特殊情况下，如糖尿病足、肝脏病、心脏病、股骨头坏死等需要在硬膜外麻醉下甚至全麻下进行局部种植或通过介入、心导管等途径进行的治疗，由具备相应资质和技术的人员在手术室、介入科、心导管室等处进行，流程上按照医院相关规定执行。

（五）应急预案及程序

1. 输血反应

(1) 应急预案

① 立即停止输血，更换输液管，输入生理盐水。

② 报告医生并遵医嘱给药。

③ 若为一般过敏反应，情况好转者可继续观察并做好记录。

④ 必要时填写输血反应报告卡，上报医院输血科。

⑤ 怀疑溶血等严重反应时，保留血袋并抽取患者血样一起送输血科。

⑥ 患者家属有异议时，立即按有关程序对输血器具进行封存。

(2) 程序: 立即停止输血→更换输液管→改换生理盐水→报告医生→遵医嘱给药→严密观察并做好记录→必要时填写输血反应报告卡→上报输血科→怀疑严重反应时→保留血袋→抽取患者血样→送输血科。

2. 输液反应

(1) 应急预案

① 立即停止输液或者保留静脉通路, 改换其他液体和输液器。

② 报告医生并遵医嘱给药。

③ 情况严重者就地抢救, 必要时行心肺复苏。

④ 记录患者生命体征、一般情况和抢救过程。

⑤ 及时报告医院感染科、药剂科、消毒供应中心、护理部。

⑥ 保留输液器和药液分别送消毒供应中心和药剂科, 同时取相同批号的液体、输液器和注射器分别送检。

⑦ 患者家属有异议时, 立即按有关程序对输液器具进行封存。

(2) 程序: 立即停止输液→更换液体和输液器→报告医生→遵医嘱给药→就地抢救→观察生命体征→记录抢救过程→及时上报→保留输液器和药液→送检。

3. 医护人员发生针刺伤

(1) 应急预案

① 医护人员在进行医疗操作时应特别注意防止被污染的锐器划伤刺破。如不慎被乙型肝炎病毒、丙型肝炎病毒、艾滋病病毒污染的尖锐物体划伤刺破时, 应立即挤出伤口血液, 然后用碘酒和酒精消毒, 必要时去外科进行伤口处理, 并进行血源性传播疾病的检查和随访。

② 被乙肝、丙肝阳性患者血液、体液污染的锐器刺伤后, 应在24h内去预防保健科抽血查乙肝抗体、丙肝抗体, 必要时同时抽取患者血对比。同时注射乙型肝炎免疫球蛋白, 按1个月、3个月、6个月接种乙肝疫苗。

③ 被HIV病毒阳性患者血液、体液污染的锐器刺伤后, 应在24h内去预防保健科抽血查HIV抗体, 必要时同时抽取患者血对比, 按1个月、3个月、6个月复查, 同时口服贺普丁(拉米夫定)每日1片, 并通知医务科、院内感染科进行登记、上报、追访等。

(2) 程序: 立即挤出伤口血液→反复冲洗→消毒→伤口处理→抽血化验检查→注射乙型肝炎免疫球蛋白→并通知医务处、院内感染科进行登记、上报、追访。

4. 患者发生呼吸心搏骤停

(1) 应急预案

① 患者进入细胞治疗室, 在细胞治疗开始前发生呼吸心搏骤停时, 应立即行胸外心脏按压、人工呼吸、气管插管, 快速建立静脉通道, 根据医嘱应用抢救药物。同时呼叫其他医务人员帮助抢救。必要时准备立即送手术室, 行开胸心脏按压, 在抢救过程中应注意心、肺、脑复苏, 必要时开放两条静脉通道。

② 治疗中患者出现呼吸心搏骤停时, 先行闭胸心脏按压, 未行气管插管的患者, 应立即行气管插管辅助呼吸, 必要时再开放一条静脉通道。

③ 参加抢救人员应注意互相密切配合, 有条不紊, 严格查对, 及时做好记录, 并保留各种药物包装及药瓶, 做到据实准确的记录抢救过程。

④ 护理值班人员严格遵守科室各项规章制度, 坚守岗位, 术中密切观察病情, 以便及时发现病情变化, 尽快采取抢救措施。

⑤ 急救物品做到"五定", 班班清点, 完好率达100%, 保证应急使用。

⑥ 护理人员熟练掌握心肺复苏流程及各种急救仪器的使用方法和注意事项。

(2) 程序: 立即抢救→胸外按压→气管插管→快速输液→遵医嘱用药→密切配合→对症处理→及时记录。

5. 突发意外伤害事件

(1) 应急预案

① 细胞治疗室应备有足量的手术器械和敷料，每日清点补充，以保证应急使用。

② 对特殊器械如吸引器、骨穿包等常规准备，同时备有足量的一次性消耗材料，以确保突发抢救时的应用。

③ 各类抢救药品，仪器固定位置，放置良好，严格交接，以备应急使用。

④ 全体医护人员熟练掌握各种抢救技术，熟悉抢救药品的药物作用和使用方法。

⑤ 工作人员要有高度的责任心和应急能力，如遇有意外事件发生后，及时通知相关人员，立即到达治疗室进行抢救。

⑥ 根据意外伤害事件的实际情况，合理调度人员，由护士长和科主任统一指挥。

⑦ 根据情况随时与护理部、急诊科、手术室联系，做好一切记录。

⑧ 同时安排 1～2 名工作人员专门负责取血、送标本等外出工作，保证患者在最短时间内得到最有效的抢救。

⑨ 各班分工负责，忙而不乱，若遇有多名患者抢救要迅速通知医院领导，及时报告协调。

(2) 程序：平时做好准备→熟悉抢救技术→按伤情合理安排→尽快手术抢救→密切配合。

6. 消防紧急疏散

(1) 应急预案

① 做好病房安全管理工作，经常检查仓库、电源及线路，发现隐患及时通知有关科室，消除隐患。

② 住院患者不允许私用电器。

③ 当病区发生火灾时，所有工作人员应遵循"高层先撤、患者先撤、重患者和老人先撤、医务人员最后撤"的原则，"避开火源，就近疏散，统一组织，有条不紊"，紧急疏散患者。

④ 当班护士和主管医生要立即组织好患

者，不得在楼道内拥挤、围观，并立即通知保卫科或总值班，紧急报警。

⑤ 集中现有的灭火器材和人员积极扑救，尽量消灭或控制火势。

⑥ 所有人员立即用湿毛巾、湿口罩或湿纱布罩住口鼻，防止窒息。

⑦ 在保证人员安全撤离的条件下，应尽快撤出易燃易爆物品，积极抢救贵重物品、设备和科技资料。

⑧ 发现某一房间发生火灾，室内有易燃易爆物品，要立即搬出，如已不可能搬出，要以最快速度疏散临近人员。

⑨ 如室内无人，也无易燃易爆物品，不要急于开门，以免火势扩大、蔓延；要迅速集中现有的灭火器材，做好充分准备，打开房门，积极灭火。

⑩ 关闭邻近房间的门窗，断开燃火部位的电闸 (由消防中心或电工室人员操作)。

⑪ 发现火情无法扑救，要立即拨打 119 报警，并告知准确方位。

(2) 程序：做好病房安全管理→消除隐患→紧急疏散患者→立即通知保卫科或总值班→积极扑救→尽快撤出易燃易爆物品→积极抢救贵重物品、设备和科技资料→火情无法扑救立即拨打 119→告知准确方位。

7. 泛水

(1) 应急预案

① 各班人员每日检查水、电、气管道。

② 发生泛水情况应立即疏通排水系统。

③ 当班人员或护士长立即通知维修班，及时维修。

(2) 程序：每日检查→发生泛水立即疏通排水系统→通知维修。

8. 停电和突然停电的应急预案及程序

(1) 应急预案

① 通知停电后，立即做好停电准备，备好应急灯、手电、蜡烛等；如有抢救患者使用动力电器时，需找替代的方法。

② 突然停电后，立即使用抢救患者机器运转的动力方法，维持抢救工作，开启应急灯或点燃蜡烛等照明设备。

③ 与电工班联系，查询停电原因，尽早排除故障，或开启应急发电系统。

④ 加强巡视病房，安抚患者，同时注意防火、防盗。

(2) 程序

① 接到停电通知→备好应急灯→准备动力电器的应急方案。

② 突然停电后→采取措施保证抢救仪器的运转→开启应急灯→与电工班联系→查询停电原因→加强巡视病房→安抚患者→防火、防盗。

(六)医患交流与沟通

1. 现场沟通技巧 语言作为人们表达意思、交流感情、传递信息的工具，在沟通医患关系中有着非常重要的不可替代的作用。有统计资料显示：在医患纠纷中，有65%是由服务方面的问题引起和诱发的。而这其中的35%是医务人员沟通不当造成的。主要有如下表现。

(1) 不讲文明的生冷话：个别医务人员缺乏必要的人文素养和思想性格修养，职业素养训练不够，说话生、冷、硬、顶。人们评价说是："脸难看，话难听。"使人不舒服难接受，甚至反感气愤，引起矛盾。

(2) 不着边际的外行话：不谦虚不谨慎，对不熟悉、不明确、不是本专业的问题不懂装懂，夸夸其谈，主观臆测，以至于露出破绽，留下后患。

(3) 不顾后果的刺激话：不顾及患者的感受和情绪，不分时间、地点，有意无意间说出带有刺激性的话，噎人惹人。使患者感到不愉快或受到伤害，或在患者不理智、不冷静时出言不逊，厉言回击，以泄气愤，导致矛盾扩大和激化，形成纠纷。

(4) 不负责任的议论话：说话随便，无遮无拦。随意议论其他医务人员的医疗行为，对其他中心或医院评头论足，甚至有意贬低。这可能为医患矛盾和纠纷埋下伏笔。

(5) 不留余地的过头话、绝对话：缺少辩证思维和严谨的作风，说话不留余地，把话说绝，以至于无法挽回，造成被动。

(6) 该说不说的道歉话：医疗活动中有不当的地方，应及时道歉的不道歉，使小的不满意不能化解，反而把事情弄大。

(7) 该说不说的解释话：该向患者解释、说明、交代、疏导的话不说，以至于带来麻烦，影响工作。

2. 与患者交谈时要注意的方面

(1) 首先态度要诚恳，彬彬有礼，落落大方。对患者要有关切同情之心，尊重患者的人格和隐私，始终顾及患者的内心感受。使患者在心理上产生一种亲切感、信任感和相通相悦感。

(2) 根据不同病情、不同层次的患者，具体情况具体对待。语言力求简洁准确，通俗易懂，吐字清楚。表情要得体，语调要平和，语速要适中，有节奏感，有逻辑性。

(3) 事关诊断、治疗、手术、预后等医疗问题时，说话要留有余地，慎重再慎重，三思再三思。一字一句要经得起推敲和检验。不能有一丝一毫的马虎。需要向患者说明和交代的，必须说明白，交代清楚。手术和治疗前必须让患者充分知情，自主选择。需要会诊、转诊的，必须说清楚。

(4) 有些话患者可以说、其他人可以说，但医务人员不能说。有些话要婉转，要换个说法。如有的患者没有好的治疗办法，医务人员不能对患者说"你这病谁也治不了，没有好办法"可以说"你这病现在没有好办法，我们尽最大的努力"。

(5) 对醉酒、精神心理异常、烦躁不安的患者或对治疗效果不满意的患者，说话要把握一个"稳"字。以稳制躁，以静制动。不说起激惹作用的话、贸然的话。

(6) 对于医疗活动中的局限性、相对性和不可避免的瑕疵，要及时向患者解释说明，尤其患者本身是医务人员或其亲属中有医务人员的，更要注意与其沟通说明，取得其理解与支持，避免出现"挑刺"现象。

(7) 对医疗活动中的不当或差错，要及时向患者道歉。如静脉穿刺前要及时向患者说"您血管不好扎，别紧张，我会尽力的"。一旦第一针不成功，真诚地说一声"对不起"，患者是会谅解的。

(8) 对个别患者的过激、失态、非礼（理），言辞不要针锋相对，不火上浇油。要冷静理智，既义正词严，又内刚外柔、内方外圆。

(9) 尽可能向患者介绍所患疾病的知识，介绍医院的专业技术情况、医院的水平，让患者对自己的病情及诊疗、愈后有所了解，有一个恰当的心理准备和期望值。

(10) 树立患者首先是"人"的观念，纠正见病不见人、重病轻人的观念。多与患者交流，这是增强医患感情、建立和谐医患关系不可忽视的重要环节。

3. 电话咨询规范 现代社会，各种高科技的手段拉近了人与人之间的距离，即使远隔天涯，也可以通过现代通信技术近若比邻，如何使电话咨询具有亲和力，那就是把微笑放在声音里。

(1) 接听、拨打电话的基本技巧：话机旁应备记事本和笔。先整理电话内容，后拨电话。态度友好，和善。注意自己的语速和语调。不要使用简略语、专用语。养成复述习惯。

(2) 正确接听和拨打电话的程序：电话铃响二声后三声前，取下听筒。自报姓名：第一声保持优美动听，会令对方感到身心愉快。

接电话时，第一声应说："您好，这里是××医院细胞中心，请问……"打电话时，第一声要说："您好，这里是××医院细胞中心，请问……"轻轻挂断电话（注：在确认对方挂电话后方可挂断）。

① 当对方讲话听不清楚时，可以参考以下回答方式。

回答1 "对不起，刚才没有听清楚，请重复一遍好吗？"或"麻烦您再重复一遍，好吗？"

回答2 可以重复对方的话，表示确认。"您的意思是……"

② 如果接到打错了的电话，可按以下方法应对。

回答1 "这是××医院细胞中心，请问您想找哪里？"

回答2 如果自己知道对方所找的电话号码，不妨告诉他，也许对方正是本院潜在的顾客。

回答3 即使不是，热情友好地处理打错的电话，也可使对方对本院抱有初步好感，说不定就会成为本院的患者，甚至成为本院的忠诚支持者。

③ 遇到自己不知道的事，可按以下方法应对。

回答1 首先，听清楚对方所讲的内容后回答"关于××事呀！很抱歉，我不是很清楚，请稍等，我请××来接电话"。

回答2 请其他人接听电话时应准确转达，减少对方重复内容。

回答3 "您稍后打进来，可以吗？"

回答4 "至于这个问题，我院有位资深的××专家，您看您何时有时间可否亲自来院，我帮您预约一下这位专家，他会根据您的病情做出诊断，给您一个满意的答复。"

④ 接到同事的私人电话：以礼相待；婉转地告诉对方工作时间不可以接听私人电话；有紧急情况要及时转达。

⑤ 接到投诉电话的应对方法如下。

方法1 坦然处之，洗耳恭听，让患者诉说不满，并耐心等待对方心静气消。肯定患者话中的合理成分，认真考虑患者发火的根由，找到正确的解决方法，取得患者的谅解及信任。自己不能解决时，应将投诉内容准确及时地告诉负责人，请其出面处理。

方法 2 闻听索赔事宜，绝不是件愉快的事，而要求投诉的一方，心情同样不舒畅。也许要求索赔的患者还会在电话中说出过激难听的话，但即使这样，到最后道别时，仍应加上一句"谢谢您打电话来。今后一定加倍注意，那样的事绝不会再发生"。不仅能稳定对方情绪，而且还能让其对我们产生好感。正所谓"精诚所至，金石为开"。

方法 3 对待投诉患者一定要诚恳，用真诚的态度为患者解决问题，以化解怨恨。当患者有过一次不愉快的经历，会向他身边的人诉说。如果很好的处理会有正面的影响。

(3) 问询医院地址及工作时间：为患者提供公交线路，"我们医院位于××××，可以乘坐××××。如果您到时还没有找到，可以再与我们联系，好吗？"为患者说明标志建筑，"我们医院位于××附近。如果您到时还没找到可以再和我们联系，好吗？"

(4) 结束语："希望我的解答能对您有所帮助，如有不明白也可以直接来医院与专家面对面交流，让专家对您的病情做进一步了解。"

4. 电话回访规范

(1) 电话回访的意义：对出院患者的病情变化、预后注意事项等进行指导，体现人性化关怀；加强与患者沟通，了解患者需求及对医院的合理化建议。

(2) 电话回访的对象：电话回访的对象主要是那些出院时有一定效果的患者。

(3) 电话回访者：谁来做电话回访是一个很关键的问题。为了保证电话回访的效果和患者的认可，一定是让患者住院期间的主管医生定期回访患者，给患者打回访电话。这样做的主要好处主要有：从医生的角度看，主管医生熟悉患者的病情，对出院后病情的指导更有针对性；主管医生多比较年轻，通过出院后的跟踪回访，可以系统地了解病情变化，有助于年

轻医生医疗业务水平的提高。从患者的角度看，患者对主管医生更信任，更容易交流。从医院的角度，通过医生的回访，更能体现医院对患者的关怀，更容易形成口碑传播，为医院发掘新的患者群体。而以上这些优势是护理人员和行政人员所不能做到的。

(4) 电话回访的操作流程：第一，医院的高层领导要对电话回访工作高度重视和支持，建立电话回访制度，制订一套规范的"电话回访沟通手册"。因为电话回访工作需要投入大量的人力和物力，需要牺牲医生的一部分业余时间，需要对医生进行培训，安装电话系统等。所以，只有高层重视，才可以保证电话回访工作的顺利开展和深入进行。

第二，要对主管医生进行专业的电话营销培训。医生的强项在于救死扶伤、治病救人，平时对交流技巧等方面的内容不是很重视。所以，有些原则性的、规范性的内容必须经过培训。电话营销在零售、保险等行业已经比较成熟，在电话营销技巧、销售技巧、交流礼仪等方面有很多培训教材。必要时可以挑选专业的电话营销培训教程，通过集体组织观看学习，严肃培训纪律等手段，保证培训效果。

第三，为监督电话回访效果，不断提高回访水平，建立电话录音系统。定期随机播放，经常总结，不断提升，形成可复制的模板。

在中心医生办公室安装专用回访电话录音系统，对回访电话进行录音。这样，便于统计电话回访频率，监督电话回访内容，规范电话回访行为。由专人负责电话回访的督促和监督工作，统计电话回访的数量，定期随机播放电话回访录音，与临床医生绩效挂钩，充分调动大家的积极性。

(5) 电话回访的注意事项

① 电话回访的时间问题：给患者打回访电话时，常遇到无人接听的情况。所以，何时打电话效率最高，是个很值得研究的问题。一般晚上 8:00 左右成功率最高，这时患者或

家属一般在家，刚吃过晚饭，心情比较放松。

② 电话回访的频率问题：对于外地的患者，一般在患者出院后 3 日之内打一次电话，主要目的是表示对患者的关心，问路上是否平安，然后是 1 个月、3 个月、6 个月电话回访一次。对于本地的患者，一般出院后 1 个月、3 个月、6 个月电话回访一次。

③ 电话回访与记录同时进行：为了保持电话回访的连贯性，医生在和患者电话交流过程中，一定要对谈话中的重点进行记录，以便在下次与患者交流时了解治疗效果。

④ 帮助患者时不应随意做出承诺：有寻求帮助的患者，能够做到的，应尽力去帮助。如做不到的，要同患者解释清楚，不能随便承诺，否则容易失信于人，影响声誉。

⑤ 当得知出院后的患者正常死亡时，语言语气要注意分寸应理解家属悲痛的心情，表示同情和遗憾，并告之如有什么需要帮助的地方，请与我们联系。切不可一听到患者已死亡，认为没有必要再征求意见，立即挂断电话。这样容易使患者家属产生不满和疑虑，生出事端。

⑥ 电话回访时的语气、语速、姿态等有关技巧可以借助专业的培训教材。

电话回访是医院服务链中的一环，医生从事的是个特殊的服务行业，只有将各个服务环节做好，才会给医院的发展锦上添花。

5. 患者收治流程（图 3-1）

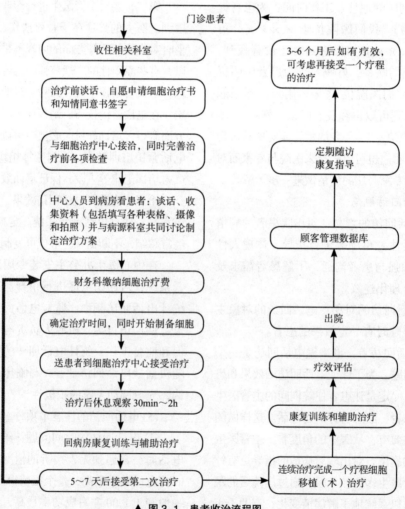

▲ 图 3-1　患者收治流程图

二、护士工作手册

（一）中心护士管理制度

1. 中心护士准入制度

（1）必须取得护士执业证书的护士才能进入中心从事护理工作。

（2）进入中心前必须经过内科、外科轮转半年以上（内外科各不少于3个月），具有一定的临床护理经验。

（3）在中心指定带教老师的指导下，经过3个月的培训，考核合格后方能独立负责危重患者的监护工作。

2. 新入科护士培训制度

（1）科室要制订详细的新毕业护士培训计划，新护士要尽快熟悉工作环境和各种规章制度，积极参加科内组织的各项活动。

（2）专人带教，新护士要留有学习笔记，制订个人工作学习计划，对新毕业护士的工作，由护士长、小组长分层次把关。

（3）根据培训计划要求，分阶段对新护士进行考核，常规3个月、半年、一年进行一次考核，尤其是前3个月，培训工作要细化，有布置、有落实、有检查、有总结，使新护士工作奠定良好的基础。

（4）护士长定期与新毕业护士谈话，了解需求，提出合理化建议，多采用激励机制，使新毕业护士不断进步。

3. 进修护士管理制度

（1）科室为进修护士提供便利的工作学习环境，进修护士来中心后，要遵守院、科各项规章制度，服从科室工作安排。

（2）严格遵守劳动纪律，进修期间若临时有事请假，要报请院内相关部门批准。

（3）根据进修护士培训计划要求，实行专人带教，进修护士不允许单独值班看护患者或抢救等，进修护士协助值班期间工作由所在小组组长负责。

（4）进修期间，要求按时参加晨会交接班、科室或院内组织的护理查房、业务学习或专题讲座等，留有进修笔记。

（5）进修护士在中心进修期间，若因不遵守规章制度或操作规程，经批评教育仍不改者，或因工作严重不负责任出现纠纷或缺陷者，由科室提出意见报请护理部或教育处批准可终止进修，退回原单位。

（6）进修结束前一周，带教老师对进修护士进行专业技术考核，由进修护士本人完成进修总结表，科室签署鉴定意见，护士长、带教老师与进修护士谈话，探讨进修护士管理经验训。

4. 实习护士管理制度

（1）科室尽量为实习护士提供便利的工作学习环境，护士到中心后，要求遵守科室各项规章制度，遵守作息时间，积极参加中心组织的业务学习、护理查房等。

（2）了解中心实习计划要求，留有实习笔记。

（3）安排专人带教，在带教老师协助和指导下，尽量多给实习护士提供操作机会，带教老师所分配讲课题目要在每组学生实习结束前及时完成。

（4）遇有较少见病种或某些重大抢救时，护士长或带教老师要随机组织护士进行专题学习。

（5）实习护士出科前进行理论和操作考试，及时完成实习鉴定，进行教学信息反馈，不断改进教学工作。

5. 护士行为规范

（1）思想

① 以白求恩精神武装自己，树立全心全意为人民服务的思想，对患者满腔热忱。

② 对工作要有强烈的责任心，忠诚老实，出现差错事故不推卸责任，实事求是，勇于承担责任。

③ 严格要求自己，加强组织性纪律性，服从工作需要安排。

④ 爱护集体，不做损害集体荣誉的事情。

⑤ 工作中要一视同仁，做到生人和熟人一样、工作忙和闲一样、白班和夜班一样。

(2) 技术

① 精益求精，勤学苦练，掌握优良技术，更好地为患者服务。

② 进行各项护理操作时，严格执行操作规程。

③ 观察患者细致，抢救技术熟练。

④ 认真执行三查七对，防止差错事故的发生，并要求做到在班上精神集中，人少事多要有条不紊，人多事少思想不麻痹，遇抢救患者沉着敏捷，业务不熟时多请教不蛮干，单独值班思想上不松懈。

⑤ 执行临时或口头医嘱时做到：讲，要求医生讲清楚；重，护士听后要重复一遍医嘱；查，执行时一定和第三者查对。

(3) 作风

① 工作中严肃，不开玩笑，不打闹。不在病房大声讲话，保持病房安静。

② 同志之间互相尊重，背后不议论人，有意见当面谈或按组织程序反映。

③ 护理患者要做到四心（热心、耐心、细心、虚心），三不怕（不怕脏、不怕累、不怕麻烦）。

④ 上班坚守岗位，尽职尽责，不做私活，不看小说和杂志。

⑤ 护理中要严格做到"严、细、勤、查、想"。严：严格执行规章制度，严格按操作规程办事；细：观察患者要细；勤：昏迷重危患者勤巡视；查：查岗位责任制完成情况；想：接班后想一下本班工作，做到心中有数，下班时想一下有无遗漏的工作。

(4) 行为

① 品德端正与患者保持正常医患关系。

② 不通过患者买卖商品或办其他事。

③ 在患者面前不谈工作人员之间的私事。

④ 工作中同事之间意见有分歧时要顾全大局，求同存异。

(5) 仪表

① 上班时精神饱满，举止端庄大方。

② 服装整齐，不拖着鞋走路，穿白色或接近肤色的袜子。

③ 佩戴胸卡上岗。

④ 工作时不允许戴戒指。

⑤ 戴燕帽时，帽子用黑色发卡固定，长发用发网，发长不过肩，前发不宜过长，保持整洁，禁止染彩色头发。

⑥ 要求坐有坐相，站有站相。

(6) 语言

① 要热情接待新入院患者，陪送患者到病房，做入院介绍（环境、探视时间、陪住制度、作息时间），使患者不感到陌生。

② 患者出院前主动征求意见，交代出院后注意事项。

③ 与患者讲话态度严肃和蔼，有问必答，不带污言。

④ 工作人员之间以礼相待，不起绰号。

（二）中心护理管理制度

1. 抢救制度

(1) 抢救的基本原则：立即进行抢救，从维持患者生命的角度来考虑具体处理措施，估计患者病情可能发生的变化，要先有所准备。

(2) 抢救时做好组织工作，合理安排人力，做到忙而不乱。护理人员各司其职，密切配合，护理人员应维持气管插管、胃管、静脉输液管路通畅，防止脱出，密切监测生命体征，保证抢救药物的准确及时应用。

(3) 有专人记录抢救有关资料，如患者心跳、呼吸停止时间，复苏过程，记录要详细，时间具体到分钟。

(4) 一人机动，以便随时提供必要的人力、物力支持。

(5) 安排好其他患者的监护，防止意外情况的发生。

(6) 抢救车做到"五定"，每班认真检查登记，使用后及时补充药品、物品。

(7) 抢救完毕护理记录单上要记录参加抢救的人员，提醒医生及时补齐医嘱，与特护单核对无误后签名。

(8) 抢救过程中在保证抢救过程不间断的情况下，主管医生要随机通知患者家属，遇重大抢救或重要人物抢救要及时向上级领导汇报。

2. 仪器管理制度

(1) 熟练掌握各种仪器的使用，能设定各种常用参数。

(2) 仪器有专人保养，定期检查维护，有故障及时报告护士长、科主任，以便及时与维修人员联系，科室自查、设备科巡检及维修情况要进行登记。

(3) 定时给仪器充电（每周六充电），保持仪器清洁，每次用后彻底清洁或消毒，每周至少常规清洁一次，所有仪器均保持良好的备用状态。

(4) 仪器使用前认真检查机器性能，仔细核对相关参数，参数有疑问时，反复测量或更换一台仪器进行对照。

(5) 仪器设备严格遵照消毒管理规范执行，防止医源性交叉感染。

3. 消毒隔离制度

(1) 布局合理，分治疗室（区）和监护区。治疗室（区）内应设流动水洗手设施，监护区每床使用面积不小于 $9.5m^2$。每天进行空气消毒，消毒方法见《医院消毒技术规范》。

(2) 安置患者时应将感染患者与非感染患者分开，特殊感染患者及需保护性隔离的患者单独安置。诊疗护理活动应采取相应的隔离措施，防止交叉感染。

(3) 工作人员进入中心要穿专用工作服、换鞋、戴帽子、戴口罩、洗手，患有感染性疾病者不得进入。

(4) 严格执行无菌技术操作规程，认真按照七步洗手法洗手或进行手消毒，必要时戴手套。

(5) 注意患者各种留置管路的观察、局部护理，保持伤口敷料干燥整齐，随机戴手套进行有关操作。

(6) 加强抗感染药物应用的管理，防止患者发生菌群失调，加强细菌耐药性的监测。

(7) 加强对各种监护仪器设备、卫生材料及患者用物的消毒与管理。

(8) 严格探视制度，限制探视人数，床边探视者应更衣、换鞋、戴帽子、口罩进入，与患者接触前要洗手。

(9) 对特殊感染或高度耐药菌感染的患者，严格执行消毒隔离措施。

(10) 每周对层流滤网清洗一次，每月对中心大、小房间空气，物体表面，工作人员手行细菌培养一次，细菌培养不合格者，及时查找原因进行处理并重新进行细菌培养。

4. 患者管理制度

(1) 中心患者的管理

① 每班小组长需认真分组，各负其责，责任到人，将进修及实习护士合理安排，小组成员团结协作。

② 治疗班准备好药物，放在治疗盘内交给8—4班，核对后方可执行；备用液体、更换液体要求有第二人协助查对，提前加上药物的液体要在液体单上注明。

③ 要求分管护士全面了解患者的病情及治疗，每位患者的治疗由分管护士自己完成，下班前查对当班所执行的所有医嘱，特护记录单用铅笔打"√"，查看临时医嘱单有无漏签。

④ 随时观察患者的各项监测指标，出现异常情况及时排除并报告医生，有事离开时需要嘱咐其他人员代为看护。

⑤ 每班充分评估患者各方面的护理问题，及时采取相应的预防措施，防止并发症

的发生。

⑥ 长期住院的患者，每日分管护士与护理员共同做好患者的卫生清洁工作，做到"六洁"，操作过程中注意保暖，避免过多暴露患者，穿好病员衣，昏迷患者保持肢体功能位，防止足下垂。

⑦ 保持床单位清洁整齐，床面被服有污染要随时更换。

⑧ 对于有引流管及气管插管的患者，必须妥善固定或制动，防止自行拔管或脱落。

⑨ 出现问题，当事人必须写出书面材料，护士例会时讨论，使大家引以为戒。

(2) 床旁监护仪的管理

① 新入科患者，应保证各项参数的监护状态调至最佳（波幅、波形、频率）。

② 全麻术后入科的患者，每15min记录一次生命体征，1h后若生命体征平稳改为每30min记录一次。

③ 接班时需认真评估患者的情况，随时调整测量血压的频率。每次交接班时更换袖带的位置，注意上肢有无肿胀，必要时抬高，夜间根据患者病情适当延长测血压间隔时间。

④ 测中心静脉压（CVP）的患者，应将零点位置做出标记，变换体位时需校零，每小时冲洗测量管路，每日8:00更换生理盐水，有疑问时需要反复测量避免误差产生。

⑤ 监护导连线整齐有序。

(3) 患者的皮肤护理

① 新入科患者，接班人员从头到脚认真检查并记录在特护单上。

② 三班认真交接，有问题详细记录，并报告组长及护士长。

③ 昏迷患者：每1~2h翻身一次并进行活动肢体被动活动，责任护士每日协助护理员温水擦背一次，对长时间住院患者，每周洗头一次，头部垫软枕，每1~2h变换头部位置，保持床单位的整洁干燥，污染或潮湿后随时更换。

④ 用冰毯者，冰毯上面铺油布一张，大单2层，骶尾部加一层一次性尿垫，冰毯使用期间，每1~2h翻身一次，必要时缩短翻身时间，避免头部、背部、骶尾部皮肤冻伤及压疮。

⑤ 出现下列问题需马上报告小组长，同时积极采取措施。

腹泻致肛周皮肤红润：温水擦洗干净后涂香油、紫草油或呋锌软膏。

局部出现水泡、血泡：剪破、喷贝复济、湿敷。

皮肤出现破损：生理盐水擦拭、喷贝复济、生理盐水纱布湿敷，或无痛碘消毒后外涂磺胺嘧啶，氧气吹干。

四肢水肿明显患者：病情允许时将血压改为手动方式测量，抬高水肿的肢体。

⑥ 要约束的患者，约束带不能捆绑过紧，清醒患者上约束带要向患者做好解释。

⑦ 对于有使用气垫床指征的患者，及时使用气垫床。

⑧ 出院或转科患者皮肤存在问题时，要向家属及相关科室人员详细交代，并在护理记录单上记录。

(4) 人工气道的管理

① 新入科的有人工气道的患者，准确记录插管位置，妥善固定并记录在特护单上。

② 每班评估气管插管位置是否正确。

③ 长期插管的患者，每日8—4班进行口腔护理、检查气囊充气情况（若需放气者，放气前必须认真吸净口咽部痰液）、更换固定的胶布及布条，胶布污染随时更换，插管外口有分泌物及时行囊上吸引。

④ 评估患者气道痰液的黏稠度，合理滴入气道湿化液，一般情况使用0.45%盐水。对于痰液黏稠的患者选择微量泵泵入，10ml/h开始，根据吸痰情况适当增减；凡脱离呼吸机而未拔除人工气道患者常规使用人工鼻；一般情况应保证200~300ml/d（微量泵

5～12ml/h；滴速 2～5 滴 / 分)。

⑤ 认真做好胸部物理治疗。

⑥ 严格按照电吸痰的正规操作处理，非机械通气的患者，吸痰后应使用呼吸气囊膨肺，防止肺不张。

⑦ 发现有气道不通畅的迹象，必须马上报告小组长和值班医生，积极采取措施。

⑧ 气管插管的固定方法：胶布 + 布带双固定法 (清醒或烦躁患者)，胶布法 (昏迷患者)。

⑨ 插管患者必须制动，防止自行拔管。

⑩ 气管切开患者，保持局部清洁 (包括纱布、布绳、固定氧气管的胶布)，管腔内有血迹，必须清理干净 (深部冲洗，管口处用消毒棉签擦拭)。

(5) 各种治疗的安全保证

① 对清醒患者治疗前叫姓名，告知所用药物，治疗完毕封管后告知患者，让患者明确所用药物。

② 探视前，责任护士对所分管的患者进行全面检查，盖好盖被，避免暴露患者，探视时，家属若有疑问，应在探视后通过对讲解释清楚。

③ 接班时、做治疗时均要检查静脉通路有无液体外渗的情况，若出现问题及时更换液体通路，发现液体外渗及时采取相应措施。

④ 每次更换液体时要注意观察滴数及通路有无外渗。

⑤ 接班后对分管患者的各项治疗全面了解，保证准确、按时做好各种治疗。

⑥ 较烦躁的患者应将输液侧肢体放在被子外面，以便静脉通路脱开时能及时发现。

⑦ 准备各项治疗要严格三查七对，准备液体，更换液体要有第二人进行核对，治疗班下班前检查治疗室物品是否齐全，为夜班做好准备。

⑧ 主管班统筹安排床位，根据患者多少、工作量大小决定是否需加两头班及大小夜班，下班前要检查科内仪器设备、中心专用耗材是否足量，为夜班做好准备。

(6) 引流管的护理

① 手术后患者接班时认真核对各引流管的名称，固定是否牢固，并用胶布加以固定。

② 向手术医生了解有无特殊注意事项(包括引流袋放置高度等)。

③ 严格按照各引流管护理要点进行护理，有异常情况及时通知医生。

④ 翻身时防止各管道脱出。

⑤ 严格交接班，责任明确。

⑥ 更换引流袋时严格无菌操作。

(7) 出入量的管理

① 每班护士针对患者的不同病情，保证本班出入量平衡或入量大于出量或出量大于入量。

② 输液要根据病情控制好速度，特殊用药写明滴速，微量泵每班认真记录速度，泵速改变或停微量泵及时记录，停用微量泵后及时停微量泵费用。

③ 鼻饲要根据病情，不需要严格控制速度的，要保证每班鼻饲量为总量的 1/3，需要匀速滴入的必须用输液泵控制速度，并且每班保证入量为总量的 1/3。

④ 有特殊原因未能保证入量的必须询问医生如何处理，并向下一班交班，观察患者的血糖变化。

⑤ 每班在护理记录单上汇总当班的出入量。

(8) 特护记录单书写要求

① 护理记录写了错别字，不能涂改，应用蓝笔画双横线并签名。

② 上级护理人员修改下级护理人员护理记录，用红笔画双横线，在修改处上方注明日期签全名；实习护士及进修人员 (含试用期人员) 在签名处斜线下签全名，检查者在斜线上方签全名。

③ 首次护理记录：患者入院后第一次护理记录，内容要求：主诉、诊断、症状体征、重要既往史、过敏史、简述主要治疗，采取护理措施应详细记录，心理状态的异常反应，入院宣教内容，效果评价。

④ 一般转入护理记录：转入时的病情及治疗护理措施，效果评价。

⑤ 手术后转入护理记录：手术名称、麻醉方式、返回病房时的状况、麻醉清醒时间、伤口、引流情况及注意事项。

⑥ 详细记录出入量：每餐食物、食物含水量、饮水量、鼻饲量准确记录。出量包括尿量、呕吐量、大便、各种引流，除记录具体量外，还需将其颜色、性质记录于病情栏内。

⑦ 记录患者24h病情变化情况，采取的护理措施及采取措施后的效果如何。

⑧ 危重患者护理记录应体现专科特点，简明扼要。应重点观察的阳性体征要定时记录。每班接班后应认真评估各项内容。特殊交代的问题，如床头高度、引流管高度、夹管时间、沙袋压迫时间等要写在特护单上。

⑨ 吸痰不频繁者，每次记录吸痰量及性质；频繁吸痰者至少2h记录一次，如"2h吸痰次数，量××ml，为××样痰"，并注明如何进行气道湿化的。

⑩ 护士长不上班时，主管班要检查所有患者护理记录并签名。

(9) 血氧饱和度及氧疗管理

① 每次观察血氧饱和度前必须检查血氧饱和度探头是否夹好。

② 当患者血氧饱和度达到100%时，应考虑吸氧浓度是否过高？若过高适当降低吸氧浓度。

③ 躁动患者，血氧饱和度探头可考虑间断监测，防止探头损伤。

④ 饱和度有疑问时，及时做对照，排除仪器产生的误差。

(10) 陪送患者外出检查制度

① 检查医嘱下达后，责任护士负责整理好床单位（盖好被褥，液体、微泵、吊杆等）。

② 带简易呼吸囊，有经口插管者检查插管是否能与呼吸囊衔接好，无经口插管者，要带加压面罩。

③ 根据病情备好氧气枕并询问医师是否要备急救用药。

④ 陪送过程中，时刻注意患者病情变化，若需抢救时根据病情就地抢救或迅速转回中心进行抢救，转运途中保证患者安全。

⑤ 检查结束回中心后，安置好患者，整理好床单位，再做治疗护理。

(11) 病历查对制度

① 责任护士查对当班执行的所有医嘱，护理记录单用铅笔打"√"，临时医嘱单勿漏签字。

② 转科患者主管班负责查对医嘱单，体温单，特护记录单，查对无误后方可转出。

③ 出院、死亡患者主管班负责将病历排序，全面查对体温单、医嘱单、特护单，病历有缺项者及时通知相关医生。

④ 每周信息科收病历前，主管班将病历再查对一次，全部整理好后准备收取。

(12) 护理记录单书写顺序

① 气管插管描述（插入长度）。

② 普通胃管（鼻胃肠管）插入长度（接负压球），引出液性质，是否泵入鼻饲液，泵入速度。

③ 锁骨下静脉置管描述，颈部体征。

④ 胸部、腹部体征、各种引流管描述，敷料情况。

⑤ 留置尿管情况。

⑥ 四肢，皮肤，足背动脉搏动，输液（静脉留置针）情况，液体滴速，末梢循环，格拉斯哥昏迷量表（GCS）。

⑦ 侧翻身，皮肤护理。

注意：危重患者请及时进行 Braden 评分。

GCS 评分随机进行，病情无变化一周左右评一次即可，病情突变随时评。

5. 陪护人员管理制度

(1) 所有住中心的患者均要求留一名家属在等候室等候，无关人员不允许在等候室停留，家属有事要离开时应与护士长或监护护士联系或留下联系电话。

(2) 等候室床位安排凭陪护证与病房内床位一对一入住。

(3) 家属在等候室期间，请各位家属服从医院管理，爱护公共设施，每床留一人陪护，患者临时有事时医护人员将通过对讲机随时与家属联系。

(4) 每个陪护证收取管理押金，患者自中心转出后，请家属及时将陪护证退还，以免影响他人使用。

(5) 等候室内不允许使用酒精炉、电饭锅等，请各位家属自觉遵守并相互监督。

(6) 家属在等候室期间，请保管好个人钱物，以免丢失。

6. 压疮评估报告制度

(1) 借助评分量表对中心内危重患者进行评估，有发生压疮高度危险者，尽早采取积极的预防措施。

(2) 发现皮肤压疮，无论是院内发生还是院外带来，均要及时登记，24h 内报科护士长，报表填写要详细，措施要有针对性。

(3) 密切观察患者病情变化，准确记录皮肤相关情况，并及时与患者家属沟通。

(4) 当患者转科时，要详细进行皮肤交接，并将科室评估表带至所转科室。

(5) 患者出院或死亡时，评估表随病历送病案室，出院患者有压疮要与家属交接皮肤，交代注意事项并请家属在护理记录单上签字。

7. 各种意外事件上报制度

(1) 科室患者发生意外情况，如坠床、跌倒、气管插管脱出或其他各种引流管脱出等，当班护士马上报告小组长及值班医生，马上针对当时的情况进行抢救或紧急处理，防止出现严重后果。

(2) 情况严重立即报告护士长及科主任，做好抢救工作。

(3) 当班护士做好记录。

(4) 及时填报患者发生意外上报表，逐级上报。

(5) 当事人及科室认真总结经验教训，引以为戒。

8. 交接班制度

(1) 本病房内交接班

① 三班认真床头交接班，特殊的需要观察的内容和采取的护理措施要书面交接（写在特护单或纸条上）。交班内容包括：患者神志，生命体征，双肺呼吸音，皮肤，各引流管，特殊体位要求，输液通路，治疗用药，患者家属联系电话等。

② 外借药品，要在登记本上登记，外借物品科内留底，主管班要认真查对，所借药品、物品白班及时归还。

③ 交班过程中有疑问必须弄清楚后交班者方可离去，交接班时由交班者负责，接班后发现的问题由接班者负责。

④ 交班过程中要求做到"二轻"，说话轻，操作轻，保持床单位清洁整齐，保持病区安静，全部患者均交完班后，交班人员方可离开。

⑤ 主管班、治疗班为夜间补足各种物品及液体，以备夜间急用，并交接班。

(2) 接手术患者

① 根据预约床信息准备好床单位及相关仪器。

② 根据病情需要，先接好呼吸机、监护仪（心电、血压、血氧饱和度），检查引流管并妥善固定，从头到脚细致检查患者皮肤。

③ 向麻醉师及手术医生了解术中情况及特殊患者术后护理注意事项（如体位、引流管、病情观察等）。

④ 同手术室护士交接皮肤情况、输液、物品等，填写手术护理记录单，并请手术室护士填写物品交接本上的内容并签字。

⑤ 遇有假牙或其他贵重的私人物品，及时交给家属并签字为证。

⑥ 安置好患者，记录特护记录单，处理临时医嘱，并随时观察患者的病情变化。

(3) 接急症入院或病房内转入患者

① 平稳搬运患者至病床上，立即接心电监护仪或呼吸机等，心跳呼吸骤停者立即组织抢救。

② 认真检查患者皮肤，向交班人员或家属询问病情，与急诊科或病房护士交接液体、物品等，请交班人员填写"中心患者交接登记本"并签名。

③ 安置好患者，贵重物品交给家属或陪护人员并在交班本上签字，记录特护记录单，处理临时医嘱，随时观察病情变化。

(4) 到病房转患者

① 下达转科医嘱后，退陪护证、医保证（登记本要签字），通知相关科室要转出患者姓名，转出时间，是否备微量泵等，并通知家属在门口等候。

② 为患者穿好病员衣，查看交接登记本，携带好患者的物品及病历护送患者到病房，根据病情携带氧气枕，或便携监护仪。

③ 将患者主要的病情变化和相关治疗、物品（止血钳、气管套管内芯、剩余的术中带药、微量泵等）与病房护士交接清楚。

④ 将患者的私人物品交给其家属，向患者表示问候后离开。

⑤ 将病历交到病房主管班护士手中，清点好平车上物品返回中心。

9. 医嘱查对制度

(1) 处理医嘱，应做到班班查对。

(2) 处理医嘱者及查对者，均须签全名。

(3) 临时医嘱由执行人签字，记录执行时间并签全名，对有疑问的医嘱，须向有关医师询问清楚后方可执行。

(4) 抢救患者时，医师下达口头医嘱，执行者须复述一遍，然后执行，并保留用过的空安瓿，经两人核对后，方可弃去。

(5) 整理医嘱单后，必须经第二人查对并签名。

(6) 护士长每周总查对医嘱一次。

（三）护理人员岗位职责

1. 中心护士长职责

(1) 在护理部、科主任的领导下，负责本病区行政管理和护理工作。

(2) 根据病房情况和护士的能力及要求，合理安排班次，在满足护理工作需要的同时尽量满足护士的要求。

(3) 每日主持晨会交班和床旁交接班，组织并参与危重患者的抢救工作。

(4) 随同科主任查房，了解所有患者病情，参加疑难、危重、死亡病例讨论。

(5) 督促检查各项护理工作的落实情况，及时帮助解决护理工作中的疑难问题。

(6) 遵照计划或随机检查各种仪器、急救物品、药品的使用及保管情况，保证抢救物品、药品的性能良好。

(7) 检查各项护理表格的记录情况，保证其完整性与准确性。

(8) 检查各种消毒物品的消毒情况及医疗废物的处理情况。

(9) 管理和指导新毕业护士、进修、实习人员，指定有经验的护理人员专人带教。

(10) 定期听取医生对护理工作的看法，促进医护密切合作。

(11) 定期听取患者及家属的意见，及时改进工作。

(12) 有计划地组织护士学习，使护士掌握新技术及新仪器的安装、使用等，不断提高护理质量。

2. 中心护士小组长职责

(1) 在护士长的领导下，带领本小组护理成员做好护理工作。

(2) 与护士长共同进行护理质量控制检查。

(3) 对本组护理工作中存在问题及时发现、纠正，并向护士长汇报。

(4) 每日根据患者病情及当班护士情况合理安排护士分工，确保护理质量。

(5) 按时参加护理晨会及护士例会，并将有关事项传达到本组每位护士。

(6) 根据工作量情况酌情安排本组护士临时休班。

(7) 对新入科的护士及进修护士负责培训、指导并评估学习情况。

(8) 安排本组学生带教人员并督促检查教学工作。

(9) 组织协调本班内的抢救工作，并组织总结讨论。

3. 中心护士职责

(1) 在科主任、护士长及主管护师或组长的指导下进行护理工作。

(2) 自觉遵守院、科各项规章制度及各项技术操作规程，严防差错事故纠纷的发生。

(3) 参加管床医生的查房，及时了解患者的治疗护理重点，全面了解患者病情，能运用护理程序护理危重患者，执行医嘱及时、准确、无误，掌握为患者实施的各种监护方法，护理记录体现专科特点。

(4) 认真做好急危重症患者的抢救工作及各种抢救仪器、物品、药品的准备和保管工作。

(5) 协助医师进行各种诊疗工作，负责采集各种检验标本。

(6) 参加护理教学和科研，指导实习进修护士和护理员工作，工作中不断总结经验，积极想办法解决工作中的疑难问题。

(7) 注意听取患者或家属意见，了解患者需求，改进护理工作，做好新入或转入患者及家属入科介绍，办理入院、转入、转科、出院手续及登记工作。

(8) 在护士长、小组长的领导下，做好病房管理，注意消毒隔离，爱护和珍惜医院及科室的仪器物资，坚持勤俭节约的原则。

4. 中心带教老师职责

(1) 协助护士长做好病房管理工作，重点负责科室临床护理教学工作的管理和实施。护士长不在时，能主动承担科室病房管理工作。

(2) 负责制订和实施本科室内各类学生的实习计划，教学流程，并定期与科护士长或护理部主任联系。

(3) 组织并参与具体的教学活动，如操作示范、小讲课、教学查房、学生的床边教学工作、病历讨论、出科理论操作考试、总结评价等。

(4) 针对不同的实习护士，安排有带教资格的护士带教，检查教学计划落实情况，及时给予评价和反馈，不断总结教学经验，提高教学水平。

(5) 关心实习护士的心理及专业发展，帮助他们尽快适应中心环境，及时发现实习中的问题并给予反馈。

(6) 负责病房带教护士的培训，与护士长一起定期对带教护士进行考核。

5. 中心院内感染监控护士职责

(1) 参与制定科室医院感染管理规章制度，负责本科室的消毒隔离督促检查工作。

(2) 负责本科室对医院感染管理条例的贯彻执行。

(3) 协助医师填报医院感染病例和送检标本，整理每月及每季度的院感报表。

(4) 负责本科室每月或每季度的细菌学监测工作，发现问题及时协助护士长查找原因并进行处理。

(5) 负责本科室有关医院感染知识的宣传培训工作。

(四) 中心护理常规

1. 一般护理常规

(1) 根据患者情况执行相应疾病的一般护

理常规。

(2) 做好入院介绍，掌握患者的体温、脉搏、呼吸、血压、意识状态、瞳孔及肢体活动情况、入院方式、体重等，并做好相关记录。

(3) 经主管医生确认患者要行细胞治疗后，要做好各种准备。细胞治疗前了解患者的心理需求，做好心理疏导，向患者及家属讲解治疗的目的、方法、步骤和意义，减轻患者的担忧和恐惧。保证患者有充分的休息和睡眠，必要时应用镇静剂，建议患者摄入富含维生素的易消化饮食，尤其注意 B 族维生素、维生素 C 的补充，以改善患者全身情况，增强抵抗力。

(4) 细胞治疗前 24h、晨测体温、脉搏、呼吸、血压，如有异常，及时报告医生。细胞治疗有静脉、腰椎穿刺、介入、局部种植等途径。做好治疗部位的皮肤准备及物品的准备，执行治疗前医嘱。

(5) 治疗结束后注意保暖。监测体温、脉搏、呼吸、血压的变化。观察意识状态、瞳孔及肢体的活动情况。与治疗前对照，有异常及时通知医生，治疗后所有遵医嘱的对症处理都要及时记录在护理记录单上。个别患者会出现低热反应，一般不超过 38℃，可给予物理降温，有些患者可出现 38.5℃ 以上的高温，通知医生并做好相应的对症处理，也可采取以下措施：①体温 38.5℃ 以上采血做培养。②物理降温：头枕冰袋，将凉开水放入冰箱中，结冰后放入用环氧乙烷消毒过的冰袋内。③酒精擦浴：将 75% 酒精用温水稀释为 50% 的酒精，用纱布在患者额部、颈部、腋窝等处进行擦浴；也可以用温开水擦浴降温，必要时每 4h 测一次体温，直到体温正常再改为每日两次。

(6) 经腰穿途径治疗的患者，治疗后患者去枕平卧 6h，有舌后坠时将肩部抬高，头稍后仰，及时有效地清除口腔及呼吸道分泌物，保持呼吸道通畅。

(7) 观察穿刺部位有无渗血、渗液的情况，必要时更换敷料。

(8) 患者若有疼痛、恶心或呕吐，遵医嘱给予对症处理。治疗后对患者的特殊处理及时记录在患者护理记录单上。

(9) 加强基础护理，对瘫痪、昏迷患者每 2h 翻身一次，防止发生压疮。做好口腔及留置尿管的护理，防止感染。

(10) 治疗后康复期，保持卧位舒适，四肢关节置于功能位，被动的关节活动，促进血液循环。选择适当的康复措施，在康复师的指导下进行训练，促进各项功能的逐步恢复。

2. 细胞治疗后常见并发症及其处理

(1) 发热：有些患者会出现低热反应，一般在 38℃ 左右，只作为一种伴随体征，不作为并发症来考虑，但也要注意观察，有异常随时处理。

(2) 头痛：常是由于滴放脑脊液较多或脑脊液由蛛网膜及硬脑膜穿刺针孔外漏造成脑脊液减少，颅内压降低，使支配脑膜的三叉神经感觉支及血管组织牵拉移位引起头痛。通常发生在腰椎穿刺后 1～7 天内，最长可延续 2 周。

处理方法可口服大量淡盐水、饮料，以补充液体，或静脉滴注 0.9% 生理盐水或 5% 葡萄糖液 500～1000ml。

(3) 虚性脑膜炎：腰椎穿刺后有的患者可出现头痛、颈项强直，凯尔尼格征阳性，而无发热，脑脊液复查仅见细胞计数和蛋白含量轻度增加，一般患者于对症处理 1～2 周后症状自行消失。

(4) 复视：腰椎穿刺术后，如脑脊液持续由硬脑膜穿刺孔外漏，则可使脑脊液减少，颅内压降低，展神经在颞骨的岩嵴上被牵拉或移位，造成单侧或双侧展神经麻痹，眼球运动障碍，出现复视，可同时伴有腰椎穿刺术后头痛，经数日或数周后部分或完全恢复正常。

(5) 腰背痛、神经根痛：常因穿刺损伤纵行韧带、神经根，或脊髓核内胶状物流入蛛网膜下腔的脑脊液所致。预防方法是在操作时将穿刺针斜面必须与纵行韧带平行穿刺，不会切断纵行韧带纤维，穿刺时减少损伤，如发生腰背痛，常持续数月或更长时间。

(6) 脑疝：脑疝是最危险的并发症，常发生于颅内压增高或后颅窝占位的患者，在腰椎穿刺术后，因颅内压突然降低，使小脑蚓部组织嵌入枕骨大孔内形成小脑扁桃体疝。预防的办法是有颅压增高的患者，先用 20%甘露醇 250ml 静脉快速点滴脱水，穿刺时不宜放脑脊液，可收集测压管内脑脊液进行检验，如腰椎穿刺时发现颅内压力高时，则腰椎穿刺针内芯不宜完全拔出，可使脑脊液缓慢少量滴出。

(7) 蛛网膜下腔出血及硬膜下血肿：腰椎穿刺术中如损伤小静脉，出血量较少；如刺伤较大血管，可发生大量出血，类似原发性蛛网膜下腔出血，可产生剧烈头痛、呕吐及脑膜刺激征阳性，应给予患者 20%甘露醇 250ml 静脉快速滴注脱水治疗。如患者诉说背部疼痛剧烈，并迅速出现截瘫时，提示有硬膜下血肿形成的可能，应立即手术清除血肿，症状才能消除。预防方法为在腰椎穿刺前，应查血小板、凝血酶原时间、出、凝血时间。如发现血小板减少应先输血小板悬液予以纠正；如患者用肝素抗凝治疗，穿刺前应给予等量鱼精蛋白纠正；如患者用双香豆素抗凝治疗，则应用维生素 K₁纠正，并输入新鲜血浆，待凝血机制纠正致正常时，再进行腰椎穿刺。

(8) 感染：因穿刺局部有感染或炎症，已有菌血症患者行腰椎穿刺术可发生化脓性脊柱炎、椎间盘感染、硬膜外脓肿、细菌性脑膜炎等。预防方法为对局部有感染和菌血症无脑膜刺激征象者应暂缓腰椎穿刺术，操作应严格按照无菌要求进行，如有感染发生，应积极使用抗生素治疗。

(9) 鞘内异物和药物造成的并发症：如腰椎穿刺过程中将滑石粉、乙醇、棉花纤维、皮肤消毒剂、高浓度利多卡因等带入蛛网膜下腔可产生以下病变表现。

① 急性化脓性脑膜炎：常于穿刺术后 24h 内发生头痛、脑膜刺激征、呕吐、低热、高热、脑脊液中白细胞计数和蛋白定量增高，糖定量正常或降低，一般经数天对症治疗后症状可消失。

② 慢性粘连性蛛网膜炎、脊髓腔阻塞、瘢痕性束带、缺血性神经根病变和脊髓病等，常表现为慢性进行性轻截瘫，感觉减退、消失、神经根疼痛、括约肌功能障碍。

③ 惊厥发作：常由药物刺激引起。给予抗惊厥药物对症治疗，可用地西泮 10mg 缓慢静脉注射，必要时 2～4h 后重复肌内注射，并给予吸氧和呼吸道护理。

④ 原有神经系统疾病的症状加重：按病因进行针对性治疗。

（五）中心护理工作流程

1. 细胞治疗中心护理人员接到患者行细胞治疗的通知后，根据医生提供的患者《病历筛查表》和《细胞治疗计划》，做好《细胞治疗计划表》，并及时上传相关人员。

2. 患者细胞治疗前一日，与主管医生沟通，以确定明日治疗计划是否改动。确定实施细胞治疗后，到患者所在科室，了解患者基本情况，与患者的责任护士做必要沟通，包括病情变化、生命体征情况，如有情绪波动，做好患者的心理疏导，使其消除紧张情绪。

3. 细胞治疗前，在治疗中心做好治疗中物品准备，包括治疗过程中的器械、抢救物品、药品。携带《细胞治疗患者接送登记表》、病历与细胞治疗中心的医生一同到患者所在科室进行交接，查看科室护理记录，确定患者无病情变化、生命体征稳定后，于患者床头进行查对交接，查对内容包括科室、床号、姓名、住院号、性别、年龄、诊断，确定无误后，护送患者进入细胞治疗中心。

4. 进入细胞治疗中心后，安置好患者，使其卧位舒适。首先对细胞的外包装状态进行检查，确认包装完整后拆包，对细胞进行常规检查，确定包装袋完好、细胞质量良好后进行复温，并填写《细胞传送交接记录表》。根据患者的治疗途径，进行相应的护理操作。

(1) 腰椎穿刺途径，护理人员给予操作医生必要的协助，主要是操作过程中一些器械、用物的准备和递送；治疗过程中，根据《细胞治疗患者护理观察记录》上的相关项目，对患者的生命体征、瞳孔、意识情况等方面进行观察、记录。

(2) 静脉途径，准备好 0.9% 生理盐水 100ml、地塞米松 5mg，护理人员选择患者合适的上肢血管，按照扎止血带→消毒→穿刺→松解止血带→妥善固定的程序，为患者开通静脉通道，按照正常输液速度（40～60滴/分）滴注生理盐水 10min 左右，静脉推注地塞米松 5mg，5min 后进行"三查七对"换接已经复温至 37℃ 左右的细胞悬液，以15滴/分的速度滴注。滴注 15min 后无不良反应，改为正常输液速度。在输注过程中，根据《细胞治疗患者护理观察记录》上的相关项目，对患者的生命体征、瞳孔、意识情况等方面进行观察、记录。

5. 细胞悬液滴注结束后，在无菌操作原则下换接生理盐水，直到输液管内液体澄清无色为止，最后去除静脉通道。观察 30min，患者无不适反应后，治疗中心护理人员与治疗中心医生一起护送其回所在科室，与所在科室护理人员再次对患者进行核对交接，填写《细胞治疗患者接送登记表》，向所在科

室护理人员交代细胞治疗后患者的护理常规，包括患者体位、饮食、生命体征的观察、腰椎穿刺部位的观察、不良反应和并发症的观察及处理、护理记录的书写等。

6. 细胞治疗完成后，每周对患者进行 1 次回访，收集患者病情最新进展情况，及时反馈给治疗中心的医生。

三、康复师工作手册

（一）康复科医师管理规范

1. 医疗质量管理

(1) 接诊制度：门诊医师负责接待门诊患者、确定治疗方案、开处方和治疗单，并介绍患者到相关治疗室治疗。各亚专业医师负责接待本亚专业住院患者。征询治疗师意见，确定治疗方案（包括康复护理目标、方案）、开医嘱、送交治疗单和安排患者到相关治疗室治疗并请治疗室在医嘱单上签字。安排患者每日治疗时间，并告之注意事项；亚专业住院医师不在病房时由值班医生负责。

(2) 医疗安全制度：医师必须向患者说明病情、诊疗计划及社保报销情况，签署自费协议书、授权委托书、特殊治疗知情同意书（骨关节伤病患者知情同意书、瘫痪患者知情同意书等）；对瘫痪、骨折、骨质疏松、老年、儿童等感觉运动障碍患者必须在病历中强调专人陪护，以防跌倒、骨折、再卒中等意外事故发生。

各亚专业医师每周一至周五随上级医师对本组新入院、疗效差（由主管医师提出）的患者查房；周一至周六早上对主管患者常规查房；危重患者随时查房，下班前再查房；每晚 9:00 值班医师负责全科查房后方能就寝；周日值班医师负责全科查房；各亚专业医师休假仍需执行上述查房制度，因故离开科室需委托他人代管；实行组工作制，各亚专业组医师按照分组带领本亚专业组相关

治疗师，共同制定新入院和疗效差患者的临床诊断、功能诊断、康复治疗目标和方法。

(3) 交班制度：亚专业医师和值班医师必须参加每日晨交班；值班医师必须在交班本记录本班特殊情况并亲手移交给下一班值班医师。每日交班内容如下。

① 新入院患者主诉、病史、临床诊断、功能诊断（重点评定内容）、康复治疗目标和方法。

② 病情变化、治疗方案变动患者。

③ 因故临时停止治疗患者。

④ 上述②③项交班对象是主管治疗师。

(4) 修订医嘱制度：各亚专业医师每日完成查房后，根据病情需要修订医嘱，并及时通知护士和相关治疗师实施。

(5) 病情反馈制度：熟悉主管患者的病情，及时了解治疗后反应，并在病程记录中记录；及时将各种检查报告向患者和上级医师反馈并在病程记录中记录，疗效差者，应当天组织评定，并修订治疗方案，于次日实施。

(6) 参与治疗制度：医师查房、开医嘱结束后，到治疗室了解所管患者治疗情况，参与所管患者治疗，下午到本亚专业组外派治疗部的相关科室查房。

(7) 康复教育制度：医师对出入院患者进行康复教育，交代出院注意事项。

(8) 医疗组长排班制：医疗组长负责医师、进修医师、住院医师排班，上班、值班和查岗以排班表为准；若有特殊情况需换班，需提前一天通知排班人员，持有代班人员签字同意的申请交主任签字认可后附在排班表上并更换值班人员。

(9) 医师质量保证基本程序：医师必须严格遵守质量保证程序：①专题讲座日，每周一次，由主任统一安排。②读书报告日，每周一次，由主任统一安排。③定期康复评定，各亚专业管床医师，每周一次组织本组评定，具体要求包括对各组住院大于一个月

和疗效差的患者每周评估一次；各组新入院患者 24h 内评定；各组出院患者，出院前 24h 内评定；各亚专业医生负责主持（主持人因故不在病房时，指定负责人），主管治疗师负责评定，并将结果记录在评估表和病历中。④病历审核制度，医疗组长负责审核所有病历，并负责签字。

2. 医师行风规范管理

(1) 坚持以患者为中心：患者的需要就是我们工作的原则，对患者热心、耐心、细心、关心；禁止服务态度冷、硬、顶、拖；禁止推诿患者或咨询者。

(2) 坚持服务第一的原则：实行首问负责制，禁止说"不知道"；坚持微笑服务、亲情化服务；禁止治疗时接听、拨打与工作无关的电话；禁止上班看杂志、报纸、电视和坐姿不正，保持仪表端庄；禁止与患者、陪护或同事吵架。

(3) 坚持质量第一的原则：严格遵守康复医学科医师医疗质量管理规范、医师病房值班管理办法、医师二线值班管理办法、急危重症患者抢救处置管理办法和医疗质量监督管理办法。

(4) 严格遵守劳动纪律：禁止收受红包；禁止私自外出治疗；禁止与门诊或住院患者赌博等，因此而造成的一切后果由当事人负全部责任。

(5) 强调团结精神、构建和谐团队：服从安排；禁止传播不利团结的话、做不利团结的事；禁止挑拨离间等。

(6) 请假制度：请假必须具备书面手续并以不影响正常工作为前提，除紧急情况外，一律不得口头及电话请假。请假 1 天内，科内安排好工作，主任签字即可。

(7) 监管办法：主任主管，主任有事不在则委托值班医生考核和记录。

① 每日定时打考勤。

② 每周抽查：每周抽查一次考勤，主

要抽查一周内迟到、早退等现象。对医师行风规范管理条例中的内容进行一次抽查，并记录。

③ 节假日、提前休和补休不记录，病、事假必须记录。

（二）康复科各岗位职责

1. 康复科主任职责

(1) 在院长领导下，负责本科室医疗、教学、预防、人才培养、考核及行政管理工作。抓好科室的精神文明建设和医德、纪律教育。充分利用科室人、财、物资源，发挥更大的社会效益和经济效益。

(2) 根据院长任期目标和医院改革总体方案，制定主任任期目标和本科室改革计划，组织全科人员实施医院下达的各项定量定标要求，经常督促检查，按期总结汇报。定期接受院领导综合考评检查。

(3) 组织制定本科室各项规章制度和技术操作常规，并督促检查本科室人员执行；加强安全医疗教育，组织并参加本科室总查房、重大抢救、院外会诊及疑难病例、死亡病例讨论，定期检查门诊、住院医疗、护理质量；严防并及时处理科室医疗差错事故。

(4) 领导和组织全科人员运用国内先进经验，开发新技术、新项目，开展科研学术活动积极推广科研成果，提高科研水平。

(5) 制定本科室各级人员岗位责任制、考核制、奖惩制及培训计划，组织对各科各类专业技术人员的考评，合理安排本科人员专业进修，外语学习及院外活动。重视培养技术骨干及新生力量，不拘一格大胆选拔人才。

(6) 每月定期召开科务会议，讨论决定科室重大问题，检查各项任务完成情况和各级人员履行职责的情况，总结、布置工作。

(7) 积极探索本科室医疗、科研同步改革的新格局。定期研讨本科室工作中遇到的问题，提出解决的办法，组织制定本科室及所属单位及各级人员奖金，劳务费的分配原则，并审核与协调其分配方案。

2. 康复科主治医师职责

(1) 在科主任领导下，在上级医师的指导下负责本科工作范围的医疗、预防、教学、科研工作。

(2) 按时查房，具体帮助和指导住院医师进行诊断、治疗及特殊诊疗操作。

(3) 掌握患者的病情变化，患者发生病危、死亡、医疗事故或其他重要问题时应及时处理，并向科主任汇报。

(4) 参加值班、门诊、会诊、出诊工作。

(5) 主持病房的临床病例讨论及会诊，检查、修改下级医师书写的医疗文件，决定患者出(转)院、出(转)科、审签出(转)院病历。

(6) 认真执行各项规章制度，诊疗常规和技术操作常规，经常检查本病房的医疗和护理质量，严防差错事故。

(7) 组织本组医师学习与运用国内外先进医疗技术，开展新技术、新疗法，进行科研工作做好资料搜集积累，及时总结经验。

(8) 担任临床教学，指导进修，实习医师工作。

(9) 完成领导交办的临时医疗任务。

3. 康复科住院医师职责

(1) 在科主任领导和主治医师指导下，负责患者的医疗、管理工作。

(2) 对患者进行检查、诊断、治疗，开写医嘱并检查执行情况，同时还要做一些必要的检验和检查工作。

(3) 书写病历。患者的病历，一般应在患者入院后24h内完成。检查、改正实习医师的病历记录。

(4) 向主治医师及时报告患者的诊断、治疗及病情变化，提出需要会诊、转院或出院的意见。

(5) 住院医师对所管患者应全面负责，下班前，做好交班工作，对需要特殊观察的重要患者,用口头方式向值班医师交班。

(6) 参加科内查房,对所管患者每天至少上、下午各巡诊一次。上级医师查房或巡诊时,应详细汇报患者的病情和诊疗意见,请其他科会诊时应陪同诊视。

(7) 认真执行各项规章制度和技术操作常规,亲自操作或指导进修医师、实习医师、实习护士进行各种重要的检查和治疗,严防差错事故。一旦发生差错事故除进行应急处理外,还要及时向主治医师、科主任汇报。

(8) 认真学习、运用国内外的先进医学科学技术,积极开展新技术、新疗法,参加科研工作,及时总结经验。

(9) 及时了解患者的思想、生活情况,征求患者对医疗护理工作的意见、做好患者的思想工作。

4. 康复科主管技师职责

(1) 在科主任领导下,负责本科的技术、下级技师的培养和科研工作。

(2) 参加科室业务工作,并检查科内的业务质量,协助解决业务上的复杂疑难问题。

(3) 开展科学指导进修、实习人员的学习,做好科内各类技术人员培养。

(4) 协助科主任制定科研规划,督促实施,学习使用国内外新技术,不断改进检查治疗方法。

(5) 开展科学研究和技术革新,不断开展新项目,提高业务质量。

(6) 负责临床教学,做好进修、实习人员的培训工作。

(7) 负责开展对本专业的质量控制工作。

5. 康复科技师职责

(1) 在科主任领导下工作,服从分配。

(2) 在科主任领导和主管技师指导下进行工作。

(3) 指导技师进行工作,核对检查结果。负责特殊检查技术的操作和特殊试剂的配

制、鉴定、检查,严防差错事故。

(4) 负责药品、贵重器材的管理和材料的请领、报销等工作。

(5) 开展科学研究和技术革新,不断开展新项目,提高业务水平。

(6) 负责临床教学,做好进修、实习人员的培训工作。

(7) 负责开展对本专业的质量控制工作。

6. 运动、理疗、针灸、推拿室负责人职责

(1) 贯彻执行院科两级规章制度,严格管理本室仪器、设备、水电等,防止丢失、损坏等现象。

(2) 加强安全教育管理工作,本室出现安全事故,由各室责任人承担责任,并对当事人提出处罚意见。

(3) 组织本室的专业学习及交流,制定本室下级医师、实习进修人员的培训计划,监督本室人员的操作规程,及时发现处理差错事故。全面负责本室的临床医疗工作。

(4) 各室负责人,以身作则,带头完成临床医技工作,不断提高自身业务水平。管理优秀者,选派进修或外出学习,更好地带动全室的工作。

7. 康复物理治疗师职责 物理治疗师在康复医师指导下执行运动功能训练。物理治疗师帮助患者重获功能,特别对粗大的运动功能。其工作包括以下内容。

(1) 通过关节松动术和训练重获和保持关节的活动范围。

(2) 评估肌肉情况,进行牵伸练习及软组织的松动技术以提高肌肉弹性。

(3) 负责运动功能评定,包括肌力、关节运动范围、平衡能力、体位转移能力、步行能力及步态的评定,并制订和执行治疗计划。

(4) 进行肌力的评估和量化,评估肌肉低张力或高张力,提供练习,使运动控制正常化。

(5) 评估和训练坐位和站立位平衡、转移、运动，包括轮椅的应用和行走，借助或不借助步行器具进行渐进性步态训练，包括增加一定障碍的建筑结构，例如粗糙的地面、坡度和台阶。

(6) 评估和训练下肢矫形器和假肢的应用，以提高其步行的独立性和功能。

(7) 评估体位改变时的依赖程度，提供运动训练以提高功能。

(8) 进行某些肌群或全身的肌力、耐力和协调性的练习。

(9) 评估皮肤完整性和感觉，提供皮肤护理的预防指导。

(10) 利用物理措施处理水肿和肌肉骨骼疼痛。

(11) 提供各种不同物理因子治疗，例如：表浅热、深层热、冷疗、水疗、电刺激、牵拉和按摩。

(12) 评价全身姿态，提供教育和练习以改善状态。

(13) 进行肺部听诊、触诊、震动、呼吸练习、刺激性的呼吸量测量法、体位引流。

(14) 帮助进行家庭居住评估，排除环境障碍使患者更易于活动。

(15) 评估患者轮椅需要（包括维护）和制定个体化的轮椅处方。

(16) 教导功能性应用技术，包括适宜的抬高技术、功能性力量测试和人类工程学的应用。

(17) 协助科研、教学和培训工作。参与病例讨论，修改和完善康复治疗计划。遵守操作规程，注意各种治疗剂量，严防差错事故。

(18) 对患者及家属进行有关保持和发展运动功能的卫生教育。负责理疗常识的宣教，介绍理疗注意事项。

(19) 观察、记录治疗效果，定期反馈给康复医师及家属。

8. 作业治疗师岗位职责 作业治疗师在康复医师指导下执行作业治疗处方。作业治疗师通常着重于功能性活动，对康复患者提供以下治疗。

(1) 评估和训练患者的生活自理（如衣、食、洗浴和个人卫生）至最大独立程度，教导患者如何使用矫形器和适应性设备，需要的话，这些设备可由治疗师制作。教导患者在房屋和社区中轮椅的转移技术（如转移轮椅到厕所）。

(2) 训练患者家务操作技术，以简单改进的方法来减低疲劳和保持能量。

(3) 帮助患者维持和改善关节活动范围、肌力、耐力、协调性和精细活动度，特别是上肢的功能。指导患者进行日常生活活动、感觉、知觉、认知功能训练及进行工艺治疗。

(4) 负责功能检查及评定，包括日常生活活动能力、感觉及知觉认知能力、智力测验。训练患者感觉、感知和认识缺陷的代偿功能。

(5) 了解及评估患者家居房屋的建筑设施情况和提出无障碍环境的改造方法。

(6) 评估患者在社区内活动技能，训练患者调整策略和必要时运用的器械。

(7) 设计、编排游戏，组织患者参与游戏活动。通过演示保持患者独立性和减少过度保护并教育患者家属。

(8) 训练患者上肢假肢功能性的运用。

(9) 评估和训练患者使用辅助技术系统（如环境控制和计算机系统）以及操作高技术辅助设备的能力。

(10) 训练患者或有关人员（家属、陪护）进行设备维护。

(11) 与言语语言病理学家和护士一起评估和处理语言困难。

(12) 协助科研、教学和培训工作。

(13) 参与病例讨论，修改和完善康复治疗计划。观察、记录治疗效果,定期反馈给康复医师及家属。

(14) 认真填写作业治疗卡,对患者的功能状态及疗效做定期总结,并制定出进一步的治疗计划。

9. 吞咽、言语治疗师岗位职责　吞咽、言语治疗师在康复医师指导下执行言语治疗、心理治疗处方。对有吞咽、言语功能障碍的患者进行训练,以改善其言语沟通能力。

(1) 认真执行医院的各项规章制度和专业技术操作规程,严防差错事故发生。

(2) 负责吞咽、言语功能检查评定,包括构音功能检查、失语症检查、听力检查、吞咽能力检查。

(3) 对由神经系统病损、缺陷引起的言语交流障碍(如失语症等)进行言语、构音、吞咽功能训练。

(4) 对喉切除、舌切除手术前有关言语功能的问题进行咨询指导。

(5) 对于口腔缺陷(舌切除后、腭切除后)引起的言语交流障碍进行训练,改善构音能力。

(6) 负责心理测定和评定,进行心理治疗,提供心理咨询。

(7) 指导患者使用非言语性语言沟通器具。

(8) 观察、记录治疗效果,定期反馈给康复医师。

(9) 参与病例讨论,修改和完善康复治疗计划。

(10) 协助科研、教学和培训工作。

(11) 负责仪器设备保管、保养工作。

(12) 对患者及家属进行有关言语交流及吞咽问题的卫生和康复教育。

(13) 认真填写吞咽、言语障碍治疗卡,对患者病情及疗效做定期总结,并制订进一步的治疗计划。

10. 心理咨询师岗位职责　心理咨询师在康复协作组内配合其他人员为患者进行必要的临床心理测验,提供心理咨询及进行必要的心理治疗,帮助协作组给患者恰当地确定治疗目标,以便从心理康复上促进患者全面康复。

(1) 心理咨询师在病房主治医师的指导下、科室和病房心理治疗督导师的督导下、病房心理组长的带领下开展心理治疗工作,严格遵守科室规章制度和心理治疗师的职业道德规范。

(2) 进行临床心理测验和评定:如精神状态测定(焦虑症、抑郁症等)、人格测验、智力测验、职业适应性测验等。

(3) 根据心理测验结果,从心理学角度对患者总的功能评估及治疗计划提供诊断及治疗意见。

(4) 对患者提供心理咨询服务,特别是对如何对待残疾,如何处理婚恋家庭问题和职业问题等提供咨询。

(5) 做完个别心理治疗后,及时做好病历的书写记录(不能空项涂改),在治疗过程中发现有自杀及冲动风险的患者,需做好危机处理,并把相关情况汇报给本组主治医生、主管医生、相关医护人员,及时与家属沟通,并做好心理治疗记录,在第二天的交班晨会上提醒各级医护人员加强安全监护。

(6) 做个别治疗时,需规范治疗设置,在第一次治疗时,需告知患者住院期间的治疗时间安排,每周几次,每次的大约时长,安排在周几等,并于当天床旁查房时再次与患者确认当天治疗的准确时间,治疗前需提前与患者约定,如有特殊情况需更改治疗时间,请及时告知患者并取得其理解。在约患者时,告知家属,让其在治疗室外等候,如果治疗结束时,家属不在门外,必须由治疗师护送患者回病房,将患者亲自交到监护人的手中;约家属单独治疗时,需提醒家属妥善安排好患者的看护人员。

(7) 心理治疗的进程及参加团体的相关情况，请在每天的床旁查房时，及时向主治医生反馈，及时与医疗组多沟通患者情况，查房时请注意患者的感受。

11. 针灸治疗师职责

(1) 严格执行《中华人民共和国执业医师法》《中华人民共和国中医药条例》和《医疗事故处理条例》，依法行医。

(2) 准时开诊，坚守岗位，不擅离岗位，仪表端庄整洁，挂牌上岗，按操作规程，负责本科室的各项工作。

(3) 工作认真负责，细心、耐心、精心、热心，严格规范消毒针具，严防交叉感染。诊疗取穴部位准确，手法得当，力争减少差错，防止事故发生。

(4) 运用体针、耳针、火针、电针、微波针等针刺或艾灸方法并配合用药等，对人体进行整体治疗。

(5) 运用望、闻、问、切等医学手段进行诊断。

(6) 努力钻研业务，弘扬中医学，积极开展新技术，新疗法及时总结，开展中医针灸科研工作。

12. 康复科护士职责

(1) 在科主任和所在病区主任、护士长的领导下进行工作。

(2) 执行基本护理任务及康复护理任务，如体位护理、膀胱护理、肠道护理 (控制排便训练等)、压疮护理、康复心理护理、配合康复治疗部门。

(3) 必须了解各种物理治疗方法，包括医疗康复的作用和康复治疗的适应证、禁忌证。熟练掌握各种技术操作，观察治疗反应，正确执行医嘱，完美地完成各治疗室的治疗任务。

(4) 康复科护士能对常见疾病，根据医嘱负责编制医疗体操指导患者进行各种功能训练与作业治疗训练，定期评定康复效果。

(5) 必须了解理疗、运动治疗及作业治疗等器械的基本结构、治疗原理、使用及维护方法和安全用电的防护规则，并能做到对各种器械的简单维修和保管维护工作。

(6) 负责对患者进行有关的物理疗法、运动疗法、作业疗法、语言疗法、心理疗法的注意事项和基本常识的宣教工作。

(7) 负责各治疗室内进修人员的实习指导，高年资护士还应负责低年资护士的带教工作。

(8) 负责保持治疗室环境的安静，督促卫生员做好清洁工作。

(9) 管理好各治疗组的财产、物品，清点和做好保安工作，保证病区整齐、清洁、安静、有秩序，保证患者有良好的康复环境。

（三）康复科管理制度

1. 运动治疗室工作制度

(1) 凡需运动治疗的患者，由康复科医生填写治疗申请单。

(2) 运动治疗室的工作人员根据患者疾病的特点和患者自身的具体情况，制订合适的运动治疗方案。

(3) 对患者的功能状况进行定期评估，并做好详细记录，以确定患者的问题，拟定治疗目标，修正治疗方案。

(4) 在治疗过程中要密切观察、了解患者的情况和反应，并向患者交代注意事项和自我观察的方法，取得患者的合作。

(5) 管理好运动治疗室的普通装备及功能训练器械，经常维修、保养，确保治疗安全。

(6) 运动治疗室工作人员要不断吸取国内外先进的治疗技术和方法，以提高运动治疗的水平。

(7) 保持治疗室清洁，不得在治疗室内吸烟、喧哗。

2. 理疗室工作制度

(1) 凡需理疗的患者，由接诊医生填写治疗申请单，经理疗科医生检查后，确定理疗种类与疗程。

(2) 理疗室技术人员应严格执行查对制度和技术操作规程，治疗前交代注意事项，治疗中细心观察，发现异常及时处理，治疗后认真记录。

(3) 疗程结束后，应及时做出小结，填好治疗卡并妥善保管，供临床观察总结疗效。需继续治疗时应与理疗医生联系、确定，因故中断治疗应及时通知理疗医生。

(4) 进行高频治疗时，应除去患者身上的金属物（如手表等），注意地面与患者的隔离。患者和操作者，在进行治疗时，切勿与砖墙、水管或潮湿地板接触。超高频治疗器械治疗前必须检查导线接触是否良好、极板有无裂纹、破损，否则不能使用。大型超声波禁用单极法，治疗中患者不得触摸机器。下班时，所有理疗器械一律切断电源。

(5) 爱护理疗仪器，使用前检查，使用后擦拭，定期维修。要避免震动损坏电子管或紫外线灯管。理疗机器每次治疗后应有数分钟的休息。

(6) 康复医师应经常到治疗室观察治疗过程，并与理疗室技术人员研究理疗方案及方法，不断改进理疗方法，探索理疗机器的新用途，发掘理疗新的应用范围。

(7) 理疗工作人员要坚持自学及重点进修学习，不断提高自身的业务能力，定期重点分析总结本科前五位病种的临床疗效，定期开展学术交流活动，提高理疗效果。

3. 针灸室工作制度

(1) 严格无菌操作，针具必须严格消毒，防止交叉感染。凡留针治疗者，术者不得离开岗位，注意观察患者变化，取针时注意防止遗漏、断针。采取措施预防晕针、滞针和断针，如有发生迅速处理。使用电针时，应首先检查机器是否完好，输出是否正常，并根据病情，选用适当的强度，治疗完毕后将

开关关闭，输出调到零位。检查针具是否完好，如不锐利或有弯曲时应及时修理，不易修直时应及时更换。

(2) 针灸时要严格遵守操作规程，注意解剖部位，防止发生意外。

(3) 对初次接受针灸的患者，如情绪紧张时，要先做好解释工作，消除患者疑虑，争取患者积极配合。

(4) 针灸室工作人员必须认真检查应诊患者，做好门诊病历及就诊登记，建立治疗观察卡。定期分析总结本科前五位病种的针灸治疗效果，不断改进提高针灸治疗效果。

(5) 针灸室工作人员应坚持岗位学习和临床科研，定期参加学术活动和学术交流，努力提高服务质量。

(6) 针灸室工作人员上班时，严禁在工作室内吸烟和喧哗。

4. 推拿室工作制度

(1) 凡需推拿治疗的患者，需经推拿室医生详细检查病情并根据患者的体质强弱、老幼、性别、胖瘦等不同情况选择推拿部位及手法，选取适当的体位，让患者暴露治疗部位，术者应按由浅入深，由轻到重，由慢到快的原则进行施术治疗。

(2) 在对异性患者推拿时，治疗部位暴露要适当，在进行治疗时要严肃认真，不得与患者开玩笑、聊天等。

(3) 在治疗室推拿时，术者要文明施术，选用手法要得当，不得为省力用肘部或脚跟等粗暴手法，更不能敷衍了事。

(4) 在保健性推拿时，患者应穿背心、短裤、盖好按摩大单后可从上而下，先背后腹，先上肢后下肢，先推拿后点穴的原则进行施术。

(5) 推拿医生应坚持不懈的练习，不断提高推拿技术，真正达到有力、持久、均匀、深透的手法要求。

(6) 推拿医生在治疗后应及时洗手，注意

清洁卫生。

(7) 推拿室工作人员上班时，不得在工作室内吸烟、喧哗。

5. 康复科设备管理制度

(1) 新进仪器设备在使用前要由相关人员验收、调试、安装。具体操作人员在熟练掌握仪器的构造、性能、使用和维护方法后，方可独立使用。

(2) 根据患者疾病的特点和患者自身的具体情况，制订合适的运动治疗方案，依据治疗方案使用康复设备。

(3) 逐级建立使用管理责任制，指定专人管理。认真检查保养，保持仪器设备处于良好运转状态，同院固定资产账物相符。

(4) 治疗前交代注意事项，操作过程中操作人员不得擅自离开，发现仪器运转异常时，应立即查找原因，及时排除故障，严禁带故障和超负荷使用。

(5) 设备损坏需修理者，应及时上报。如系违章操作所致，视情节轻重要承担一定数额的赔偿。

(6) 不得私自外借治疗设备，特殊情况须经院长批准，方可借出。

(7) 各种仪器的说明书、线路图等资料，应及时归档，妥善保管。

(8) 仪器应保持清洁、摆放整齐、室内温度适宜，下班前仔细检查门、窗、水、电，确保安全。

(9) 做好维修和保养登记。

(10) 各康复治疗室设主要负责人，或轮流值班管理，当天出现任何意外由当天值班人员负责。

6. 康复治疗计划制订制度

(1) 康复治疗前应先对病、伤、残者进行康复评定，由以康复医师为中心的，康复治疗师和相关人员共同组成的康复治疗组制定。

(2) 根据患者的实际情况与客观条件，制订切实可行的综合的康复治疗方案。

(3) 康复治疗工作人员需经常与患者沟通交流，了解病情，观察疗效，介绍康复治疗方法、作用及注意事项，更好地发挥康复治疗作用。对不能搬动的住院患者，可到床边会诊及治疗。

(4) 根据患者实际康复情况，不断完善康复治疗计划，细心观察新的治疗计划的可行性。

(5) 初次进行治疗的患者应仔细进行初次康复评定，明确功能障碍，确立治疗目标，严格执行康复治疗方案，治疗过程中患者出现不适应及时通知康复医师。

(6) 疗程结束后，应及时做出康复评定，存入病历供临床参考。需继续治疗时，应根据患者的实际情况，制订计划，决定是否还需继续制订康复治疗计划或转诊至其他康复治疗机构。

(7) 疗程结束后及时将所有治疗计划放入病历中保存，以便管理。

（四）定期康复治疗与训练效果评定的标准与程序

1. 定期康复治疗标准与程序

(1) 定期康复治疗与训练效果评定是为了评估康复治疗和训练效果以及预测预后、转归，制定、修改康复治疗训练计划，对康复治疗训练效果和结局做出客观的评价。

(2) 定期康复治疗与训练效果评定内容为患者的躯体、精神、言语和社会功能，主要包括以下方面。

① 躯体方面：上肢，下肢（包括步态），关节，肌肉（含痉挛），脊柱与脊髓，协调与平衡，感觉与知觉（含疼痛、失用症、失认症），反射，日常生活活动能力，呼吸系统功能，循环系统功能，泌尿系统功能，性功能等。

② 精神方面：智力测验，性格测验，情绪测验，神经心理测验。

③ 言语方面：失语症检查，构音障碍检查，言语失用检查，言语错乱检查，痴呆性失语检查等。

④ 社会方面：社会活动能力，就业能力，生存质量等。

(3) 定期康复治疗与训练效果评定工作内容，主要包括感觉、肌力、关节活动度、平衡功能、协调功能、疼痛、步态、心功能、肺功能、偏瘫患者活动功能、言语语言功能、心理、认知功能、日常生活活动、肌电图和诱发电位检测、生存质量、职业功能、残疾评定。

(4) 定期康复治疗与训练效果评定方法，主要包括交谈、观察、填表、检测，一定要达到可靠性、有效性、灵敏性、统一性。

(5) 定期康复治疗与训练效果评定流程：包括病史询问、检测、记录、分析。

(6) 定期康复治疗与训练效果评定时间：1 周内做出全面的综合性评定（即初期评定）。康复治疗与训练计划实施中（2～4 周）再评定（中期评定）。治疗与训练过程结束时，进行总结性评定（末期评定）。

(7) 学科主任或科主任主持评定会，主管医师报告评定对象病历、提出个人初评及康复计划；与会人员各抒己见，主持人总结，主管医师记录，最后制订和修改下一步康复治疗训练计划。

(8) 其他科住院患者应由康复医师与临床医师共同评定，并记录讨论内容。

(9) 定期康复治疗与训练效果评定注意事项。

① 既要全面，又要有针对性。

② 选用适当的评定方法。

③ 评定前要向患者及其家属说明目的和方法，消除不安，取得配合。

④ 评定时间尽量缩短，以免引起患者不适。

⑤ 评定有一个人主持进行，确保准确性。

⑥ 健侧和患侧进行对照。

⑦ 评定过程中患者如有不适，应及时中止，查找原因。

(10) 康复评定流程：病史询问、检测（初步评定）→制订康复治疗训练计划→康复治疗训练→中期评定→修改康复治疗训练计划→康复治疗训练→康复治疗训练结束→末期评定→随访。

2. 康复治疗无效的中止康复程序

(1) 主管医师发现患者治疗无进展，上报上级医师。

(2) 上级医师进行病例讨论，并对康复训练效果进行评价。

(3) 根据讨论结果邀请主管医师共同修订治疗方案。

(4) 新的治疗方案实施一段时间后患者仍无进展，再次组织评定会。

(5) 经全体评定无效并无法改进时上报科主任。

(6) 经科主任签字，意见统一后向患者及其家属说明目前情况及医疗方诊疗措施，终止康复治疗的理由，取得患者及其家属的理解和支持。

(7) 签署知情同意书，记录病程，积极给予患者行相关替代治疗或建议转上级医院。

（五）康复科医疗文书书写要求

1. 纳入本要求进行质控管理的医疗文书，是指在我院进行康复医学诊疗活动过程中所形成的所有记录，包括文字、符号、图表、影像等资料。

2. 本要求依据《病历书写基本规范》《中华人民共和国执业医师法》《医疗事故处理条例》《综合医院康复医学科建设与管理指南》等法律法规和政策文件，并结合我院康复医学开展情况制定而成。

3. 康复医疗相关文书的基本要求：客观、真实、准确、及时、完整、符合康复医学专业特点、体现医院康复医学诊疗技术水平。

4. 本要求涉及的医疗文本包括：门诊病历及处方；住院患者相关入院记录、病程记录、护理医疗文书、医患沟通记录、病历讨论记录、医嘱单、检查申请单与报告单、相关出院记录等《病历书写规范》中规定的医疗文书。康复专业专科附件如康复专业评定（包括初期评定、中期评定、末期评定）与日常康复治疗记录、康复护理记录、康复治疗特殊治疗项目知情同意文书等同时纳入本要求管理，作为科室痕迹记录由质控管理员检查、评价、建档收集。

5. 规范康复相关医疗文书的目的，在于真实记录康复医疗的全过程，加强医疗质量管理，促进本专科专业特色发展。

6. 相关医疗文书一般采用临床医学模式书写。在书写过程中应充分反映康复医学的特点，围绕患者的功能状况运用康复医学专业术语进行记录。

7. 在为每一位患者提供康复医疗服务期间，康复医师均需进行相关医疗文书记录，标准与要求参照《病历书写规范》并体现康复专业特色，由科室质控小组依据病案管理相关规定进行质量控制。

8. 医院康复医疗科应有统一规范的康复治疗评定记录表。在为每一位患者提供康复医疗服务期间，康复治疗师要根据开展的康复治疗服务目（如PT、OT、ST等）进行相关专业评定，评定结果均需有文字记录；康复治疗记录同时由责任治疗师按照病程进行书写。主管治疗师与科主任负责定期检查相关文书书写质量，科室质控小组定期对相关文书进行质量评价与反馈。

9. 康复医疗文书的质量由康复医疗科质量控制与管理小组对其进行质控管理，并将相关要求医疗文书提交病案管理科。康复专业评定与治疗记录由该科质控小组统一归档。

10. 定期组织医疗文书书写培训及考核，由三级医师、护士长、主管治疗师负责考核，未通过考核者不得继续进行诊疗活动。

（六）常见急症应急预案

1. **晕针** 晕针是最常见的一种针灸不良反应，指在针刺过程中患者突然发生头晕、目眩、心慌、恶心，甚至晕厥的现象。晕针常由于患者体质虚弱、精神紧张或饥饿、大汗、大泻、大出血之后，或体位不当，或医者在针刺时手法过重，以致针刺时或留针时发生此症。

(1) 轻度晕针应迅速拔去所有的针或罐，或停止施灸，将患者扶至空气流通处躺下。抬高双腿，头部放低（不用枕头），静卧片刻，即可。如患者仍感不适，给予温热开水或热茶饮服。

(2) 重度晕针立即去针后平卧，如情况紧急，可令其直接卧于地板上。如必要时，可配合施行人工呼吸，心脏按压，注射强心药及针刺水沟穴、涌泉穴等措施。

(3) 处理程序：去枕平卧→针刺水沟穴、涌泉穴→皮下注射肾上腺素一改善缺氧症状→补充血容量→解除支气管痉挛→发生心脏骤停行心肺复苏→密切观察病情变化→告知家属→记录抢救过程→送急诊科进一步抢救。

(4) 预防方法

① 心理预防：主要针对有猜疑、恐惧心理者，或针刺时哭笑、惊叫、战抖、躲避、肌肉痉挛，伴有瞳孔、血压、呼吸、心跳、皮温、面色、出汗等自主神经系统和内分泌功能改变者。均可预先进行心理预防，以避免出现晕针等不良反应。

语言诱导：进针前，先耐心给患者讲解针刺的具体方法，说明可能出现的针刺感觉、程度和传导途径，以取得患者的信任和配合。

松弛训练：对好静、压抑、注意力易于集中、性格内向的患者，令其凝视某物体，待其完全进入自我冥想(入静)状态后,施行进针。

转移注意力:对急躁、好动、注意力涣散、性格外向的患者,可令患者做一些简单的快速心算,或向其提出一些小问题,利用其视觉、听觉功能和思维活动等,转移其注意力,促进局部组织放松。有人以此法对420例患者进行对比观察,发现对预防晕针及其他不良反应有较好的作用。

② 生理预防:饥饿患者,针前宜适当进食;过度疲劳者,应令其休息至体力基本恢复。特别对有晕针史者和初次针灸者,最好采取侧卧位,简化穴位,减轻刺激量。

③ 其他

压眼预防法:国外应用一种压眼防晕法,经国内在有关单位试用,确有一定效果。方法为让患者双眼向下看,闭眼,术者将双手拇指指尖分别悬于患者双侧上眼睑,其余四指分别放在患者耳前作支撑,然后用拇指轻压眼球,注意用力方向由上斜向内下方,拇指尖应放在眼球的角膜上方用力,避免指尖直接压迫角膜,按压大约5s后抬起手指约5s,然后再按上法按压抬起,持续约30s,再行针刺。注意:青光眼、高度近视者慎用。

浸热水预防法:对于特殊过敏体质晕针患者,有人主张,先嘱患者将两手浸入热水中,5~10min 后,再以毫针轻轻刺入两侧内关穴约 lmin,然后针刺其他需要刺的穴位。在针刺过程中,一旦患者有先兆晕针症状,应立即处理。针灸拔罐后,令患者在诊室休息 5~10min 后方可离开,以防延迟晕针。

2.滞针 滞针指针刺后发生的针下滞涩而捻转提插不便等运针困难的现象。具体表现为在行针时或留针后医者感觉针下涩滞、捻转、提插、出针均感困难,而患者则痛剧

的状态。

滞针多因患者精神紧张,当针刺入腧穴后,患者肌肉强烈收缩,或行针不当,向单一方向捻转太过,以致肌肉组织缠绕针体,或留针时间过长而中间未行针。主要表现为,针在体内捻转不动,提插、出针均感困难,若勉强捻转,患者常痛不可忍。

发生滞针时,对精神紧张者,可延长留针时间,循按针穴周围皮肤,若仍不能缓解者可在针穴旁再进一针。单向捻转所致者,向相反方向捻回,并用刮柄、弹柄法,使缠绕的肌纤维回释,即可解除滞针。做好患者的解释工作,行针时避免单向捻转,若用搓法则应注意与提插配合,则可避免肌纤维缠绕针身而防止滞针的发生。

3.断针 断针即对患者实施针灸治疗时,针灸针折断于患者肌肤内的现象。

(1)原因:针具质量欠佳,针身或针根有剥蚀损坏;针刺时,针身全部刺入行针时,强力捻转提插,肌肉强烈收缩或患者改变体位;滞针和弯针现象未及时正确处理。

(2)现象:针身折断,残端留在患者体内。

(3)处理:嘱患者不要紧张,不要乱动,以防断端向肌肉深层陷入。如断端还在体外,可用手指或镊子取出;如断端与皮肤相平,可挤压针孔两旁使断端露出体外,用镊子取出;如针身完全陷入肌肉,应用 X 线定位,用外科手术取出。

(4)预防:认真检查针具,对不符合质量要求的应剥剔出不用。选针时,针身的长度要比准备刺入的深度长。针刺时,不要将针身全部刺入,应留一部分在体外。进针时,如发生弯针,应立即出针,不可强行刺入。对于滞针和弯针,应及时正确处理,不可强行拔出。

第4章　单病种细胞治疗临床研究方案

一、肝硬化

肝硬化是一种影响全身的慢性疾病，主要是肝实质细胞广泛破坏、变性、坏死与再生，纤维组织增生，以及正常的肝结构紊乱。由于瘢痕的收缩，导致肝脏质地变硬，形成肝硬化。肝功能在此过程中逐渐减退，肝脏生成的白蛋白、纤维蛋白原减少，进而出现一系列的症状和并发症。肝硬化的起病与病程发展一般均较缓慢，可隐伏3～5年或更长的时间，其临床表现可分为肝功能代偿期与失代偿期，但两期分界并不明显或有重叠现象。肝功能代偿期症状较轻，常缺乏特异性，以疲倦乏力、食欲减退及消化不良为主。可有恶心、厌油、腹部胀气、上腹不适、隐痛及腹泻等。肝功能失代偿期症状显著，以肝功能减退和门静脉高压两类临床表现为主，并可有全身多系统症状。

（一）诊断依据

1. 病因诊断

(1) 病毒性肝炎5年以上，病毒标记阳性。

(2) 长期饮酒，每日80g，10年以上。

(3) 有其他因素如胆汁淤积、血吸虫，循环障碍，代谢异常等。

2. 临床表现

(1) 肝功能减退：厌食、乏力、腹胀、消瘦、贫血、出血倾向、内分泌紊乱、黄疸。

(2) 门静脉高压症：脾大，侧支循环形成及开放，腹水。

(3) 肝功能检查异常

① 反映肝细胞损害：谷丙转氨酶（ALT）、腺苷脱氨酶、γ-谷氨酰转肽酶、白蛋白/球蛋白比值、胆红素、凝血酶原时间。

② 反映肝纤维化：层粘连蛋白、Ⅲ型前胶原、Ⅳ型胶原、透明质酸酶。

(4) 特殊检查

① B超检查：肝边界不齐、径线变小，光点粗细不一，左大右小，肝静脉变细，门静脉主干增宽，脾增大，有腹水。

② CT提示肝裂增宽，尾叶增大。

③ 食管钡餐透视或胃镜检查有食管静脉曲张。

④ 腹腔镜或病理活检有肝硬化表现。

（二）干细胞治疗指征

1. 年龄18—75岁，男女不限。

2. 根据《病毒性肝炎防治方案》（2000年版）对肝硬化的诊断标准为失代偿期肝硬化（任何原因导致者），肝功能中度异常，且Child-Turcotte-Pugh（CTP）评分为7～10分。

3. 患者或其家属、委托人自愿接受干细胞治疗，并已经签署治疗同意书。

4. 无干细胞治疗禁忌证。

（三）干细胞治疗禁忌证

1. 有严重的药物过敏病史或过敏体质者。

2. 有较严重的心血管和精神科疾病。

3. 有较严重的呼吸、内分泌疾病。

4. 严重的凝血机制障碍者[INR＞2.0，和（或）PLT＜40×10^9]。

5. 合并严重感染或恶病质者。

6. 6个月内可进行肝移植者。

7. 进行性的肝性脑病、肝性肾病。

8. 重度低蛋白血症及门静脉高压引起的顽固性腹水。

9. 自身免疫性肝病活动期（如丙种球蛋白超过 2 倍正常上限，ALT 超过 3 倍正常上限的自身免疫性肝炎）。

10. 3 个月内服用或正在服用肝脏毒性药物者。

11. 治疗前一个月内有自发性腹膜炎或静脉曲张引起消化道的出血。

12. 存在重大肝外胆管疾病（如胆总管结石，原发硬化性胆管炎等）。

13. 艾滋病毒抗体阳性。

14. 乙型或丙型肝炎活动期，血肌酐大于 1.8mg/dl（160μmol/L）。

15. 门静脉和（或）肝动脉血栓。

16. 有酗酒和药物滥用者。

17. 妊娠或有妊娠可能及哺乳期的女性。

（四）干细胞治疗前检查

1. 实验室检查，如血常规、尿常规、便常规、肝功能、肾功能、血糖、电解质、凝血四项、输血前检查七项。

2. 免疫学检查，如免疫五项（IgA、IgG、IgM、补体 C3 和 C4）及 T 细胞亚群（Tc、Th、Ts、CD4/CD8）。

3. 心电图。

4. 胸部 X 线检查。

5. 肝脏彩超。

6. 肝组织活检 (适合者)。

注：上述检查在患者出院前需全部复查一次。

（五）干细胞治疗流程

1. 治疗途径和方式

(1) 肝动脉或门静脉介入注射干细胞 1 次。

(2) 外周静脉输注干细胞 3～5 次。

2. 治疗操作规程

(1) 经静脉输注，可重复治疗 4～6 次；介入治疗应由临床医生根据实际情况选择合适的途径进行。

(2) 介入治疗需符合卫生主管部门及医院的相关管理规定。

(3) 治疗应在专用的细胞治疗室内进行；细胞治疗室要符合卫生部门的标准，日常要按照手术室的标准管理。

(4) 如在治疗过程中患者出现头痛、头晕等症状，应立即停止治疗，待观察并对症处理后，患者症状消失，生命体征平稳后，方可继续；治疗结束后应将患者平卧，测量心率、呼吸、血压，确定患者生命体征平稳，一般状态良好后，用平车将患者送回病房。

3. 治疗后护理

(1) 进行介入治疗的患者，应严格按照介入后护理要求进行护理。

(2) 监测患者的呼吸、心率和血压，注意意识状态。

(3) 测体温，每日 4 次，连续 3 日。

(4) 注意心理护理。

4. 不良反应的监测及处理

(1) 每次干细胞治疗后都必须密切观察有无不良反应，如有必须及时处理并填写《干细胞治疗不良反应监测表》。

(2) 干细胞治疗的并发症，目前仅发现有发热，一般不超过 38℃，经过对症处理，多在 3 日内好转。

(3) 无免疫排异反应和移植物抗宿主反应报道。

5. 辅助治疗　维持原有药物治疗，必需时对症治疗。

（六）治疗后效果评估

1. 有效性评价指标

(1) 终末期肝病模型（mold for end-stage liver disease，MELD）评分、Child-Turcotte-Pugh（CTP）评分及 Child 分级。

(2) 肝功能和凝血功能。

(3) 肝脏体积、腹水与门静脉压力变化。

(4) 生活质量问卷调查。

(5) 肝小结再生情况（仅部分患者）。

(6) 乙型肝炎病毒（HBV）DNA 水平。

2. 安全性评价指标

(1) 生命体征观察和实验室检查：于治疗前后 1h、4h、8h 记录患者的呼吸、心率和血压。治疗结束出院前复查所有治疗前的检查项目。

(2) 不良反应事件的评估。

（七）疗程

1. 一个疗程治疗 4～6 次，每次治疗间隔 5～7 天。

2. 原则上每个疗程间隔的时间为 3～6 个月。

3. 疗效明显可视病情连续做 2～3 个疗程。

（八）随访

1. 随访时间为治疗后 1 个月、3 个月、6 个月、12 个月和 2 年。

2. 有条件的患者，随访医生应将患者请回治疗中心进行系统的复诊；受条件所限不能来治疗中心复诊时，可在患者居住地的三级甲等医院或专科医院，按要求进行复诊，并将复诊资料寄回。

3. 通过电话或电子邮件进行的随访，应要求患者进行系统的医学检查和评估，逐项记录；不得有漏项，否则不得作为随诊资料。

4. 随访病历的检查资料，应与干细胞治疗前的临床检查资料保持一致。

5. 随访记录采用统一的记录单。

二、缺血性心脏病

缺血性心脏病又称冠状动脉粥样硬化性心脏病，是由于冠状循环改变引起冠状血流和心脏需求之间不平衡而导致的心肌损害。缺血性心脏病包括急性暂时性的和慢性的情况。可由功能性改变或器质性病变引起。非冠状动脉性血流动力学改变引起的缺血，如主动脉瓣狭窄则不包括在内。目前临床的主要治疗方法有药物治疗、介入治疗及手术治疗。

（一）诊断依据

各型缺血性心脏病的诊断可参考相关教材。

1. 急性心肌梗死 急性心肌梗死必须至少具备以下三条标准中的两条：①缺血性胸痛的临床病史。②心电图的动态演变。③心肌坏死的血清心肌标志物浓度的动态改变。

急性心肌梗死诊断时常规采用的血清心肌标志物及其检测时间如下（表 4-1）。

2. 缺血性心肌病 诊断标准：①有动脉粥样硬化的证据。②心电图检查可见心律失常和冠状动脉供血不足的变化，包括 ST 段压低、T 波低平或倒置、QT 间期延长、QRS 波群电压低等。③放射性核素检查和（或）二维超声心动图检查示心肌缺血和室壁运动异常。④心绞痛或心肌梗死史。⑤选择性冠状动脉造影和（或）冠状动脉内超声显像可确立诊断。

表 4-1 血清心肌标志物及其检测时间

	肌红蛋白	cTnI	CK	CK-MB	AST*
出现时间（h）	1～2	2～4	6	3～4	6～12
100% 敏感时间（h）	4～8	8～12		8～12	
峰值时间（h）	4～8	10～24	24	10～24	24～48
持续时间（d）	0.5～1	5～10	3～4	2～4	3～5

*. 应同时测定 ALT，AST＞ALT 方有意义

cTnI. 肌钙蛋白 I；CK. 肌酸激酶；CK-MB. 肌酸激酶同工酶；AST. 天冬氨酸转氨酶

（二）干细胞治疗指征

1. **纳入标准一**

(1) 年龄≤75 周岁。

(2) 符合 WHO 关于急性心肌梗死的诊断标准。

(3) 心肌梗死发病至入院时间>24h，且<21d。

(4) 不符合急诊溶栓及急诊经皮冠状动脉介入治疗（PCI）指征。

(5) 超声心动图（UCG）示左心室射血分数（LVEF）<50%。

(6) 左冠状动脉及其分支（前降支或回旋支）为梗死相关血管，且经 PCI 后梗死相关动脉再通者。

(7) 患者或其家属、委托人自愿接受干细胞治疗，并已经签署治疗同意书。

(8) 无干细胞治疗禁忌证。

2. **纳入标准二**

(1) 年龄≤75 周岁。

(2) 符合世界卫生组织（World Health Organization，WHO）关于急性心肌梗死的诊断标准。

(3) 心肌梗死急诊经皮冠状动脉介入术（PCI）后血管再通，且梗死相关血管为左冠状动脉及其分支。

(4) 在急诊 PCI 术后 14～21 天，患者愿意且医生认为可以行第二次 PCI 者。

(5) 患者或其家属、委托人自愿接受干细胞治疗，并已经签署干细胞治疗同意书。

(6) 无干细胞治疗禁忌证。

3. **排除标准**

(1) 冠状动脉慢性闭塞病变，≥2 次的心肌梗死。

(2) 非 ST 段抬高的急性心肌梗死。

(3) 伴有急性左侧心力衰竭。

(4) 伴有心源性休克。

(5) 有猝死和心肺复苏史。

(6) 伴有恶性室性心律失常。

(7) 合并严重的 II 型糖尿病。空腹血糖水平≥11mmol/L。

(8) 合并恶性肿瘤。

(9) 合并血液和造血系统疾病，有严重出血倾向者。

(10) 合并严重的肝、肾功能不全。

(11) 高血压患者，血压未控制 [收缩压≥160mmHg 和（或）舒张压≥100mmHg]。

（三）干细胞治疗前检查

1. 实验室检查，如血常规、尿常规、便常规、肝功能、肾功能、血糖、电解质、凝血四项、输血前检查七项。

2. 免疫学检查，如免疫五项（IgA、IgG、IgM、补体 C3 和 C4）及 T 细胞亚群（Tc、Th、Ts、CD4/CD8）。

3. 影像学检查，如胸部 X 线检查、CT 或 MRI 检查。

4. 肌钙蛋白 I（cTnI）测定、正电子发射体层心肌代谢显像、超声心动图检查（并测定左心室舒张末期内径、计算每搏输出量和左心室射血分数）、24h 动态心电图监测。

5. 采用 NYHA 心功能分级方法对患者进行临床心功能分级评定。

注：上述检查在患者出院前需全部复查一次。

（四）干细胞治疗流程

1. **治疗途径和方式**

(1) 原则上以静脉输注为主，符合介入治疗适应证且无禁忌证的患者，可考虑采用介入治疗方法。

(2) 用异体干细胞做介入治疗时，需先进行一次静脉干细胞治疗，无不良反应后，再进行介入治疗。

2. **治疗操作规程**

(1) 自体骨髓干细胞制备

① 自体骨髓干细胞的制备，应在专门的细胞制备室中进行。

② 患者取俯卧位，消毒、铺无菌巾。

③ 双侧髂后上棘，局部麻醉下，做骨髓穿刺。

④ 抽取骨髓血 400～500ml。

⑤ 由实验室制成干细胞悬液。

(2) 经静脉输注，可重复治疗 4～6 次；介入治疗应由临床医生根据实际情况选择合适的途径进行。

(3) 介入治疗需符合卫生部 2007 年颁布的《心血管疾病介入诊疗技术管理规范》的各项要求。

(4) 经介入途径治疗

① 超选择性治疗：常规冠状动脉造影，常规经皮冠状动脉腔内成形术（PTCA），扩张梗死相关动脉后将穿导丝球囊充盈闭塞相关冠状动脉，经球囊导管将干细胞 2ml 以高压注入心肌梗死相关动脉，气囊保存充盈 2min 后恢复灌注，2min 后再次重复上述方法注入干细胞，共注入 4～5 次。根据病变需要置入支架。

② 选择性治疗：不经球囊充盈闭塞相关冠状动脉，于梗死相关动脉入口或左冠状动脉入口处，直接高压注入干细胞。

(5) 治疗应在专用的细胞治疗室内进行；细胞治疗室要符合卫生部门的标准，日常要按照手术室的标准管理。

(6) 介入术中严密监测患者有无胸痛及心电图和腔内压力改变情况。介入术后 CCU 病房监护 24～48h，常规监护血压、心电图，密切观察心律失常等变化。

(7) 如在治疗过程中患者出现头痛、头晕等症状，应立即停止治疗，待观察并对症处理后，患者症状消失，生命体征平稳，方可继续治疗；治疗结束后应将患者平卧，测量心率、呼吸、血压，确定患者生命体征平稳，一般状态良好后，用平车将患者送回病房。

3. 治疗后护理

(1) 进行介入治疗的患者，应严格按照介入后护理要求进行护理。

(2) 监测患者的呼吸、心率和血压，注意意识状态。

(3) 测体温，每日 4 次，连续 3 日。

(4) 注意心理护理，鼓励患者积极配合康复治疗和功能锻炼。

4. 不良反应监测及其处理

(1) 每次干细胞治疗后都必须密切观察有无不良反应，如有必须及时处理并填写《干细胞治疗不良反应监测表》。

(2) 干细胞治疗的并发症，现在仅发现有发热，一般不超过 38℃，经过对症处理，多在 3 日内好转。

(3) 无免疫排异反应和移植物抗宿主反应报道。

（五）辅助治疗

1. 药物治疗 维持原有治疗，必要时进行对症治疗。包括血管扩张药、调血脂药、抗血小板药、溶栓药和抗凝药等。

2. 康复治疗 主要包括运动康复、危险因素控制、心理康复等。患者个性化运动康复处方由临床医生根据具体情况制定。

（六）治疗后效果评估

1. 有效性评价指标

(1) 24h 动态心电图检查，观察其变化；观察患者胸痛发作次数。

(2) cTnI 测定和血常规。

(3) 二维超声心动图检查。

(4) 正电子发射体层心肌代谢显像。

(5) 采用 NYHA 心功能分级方法对患者进行临床心功能分级评定。

2. 安全性评价指标

(1) 生命体征观察和实验室检查：于治疗前后 1h、4h、8h 记录患者的呼吸、心率和血压。治疗结束出院前复查所有治疗前的检查项目。

(2) 不良反应事件的评估。

（七）疗程

1. 一个疗程治疗 4～6 次，每次治疗间隔5~7天。

2. 原则上每个疗程间隔的时间为3~6个月。

3. 疗效明显可视病情连续做2~3个疗程。

4. 介入治疗后可视情况,给予2~3次静脉治疗。

（八）随访

1. 随访时间为治疗后1个月、3个月、6个月、12个月和2年。

2. 有条件的患者,随访医生应将患者请回治疗中心进行系统的复诊;受条件所限不能来治疗中心复诊时,可在患者居住地的三级甲等医院或专科医院,按要求进行复诊,并将复诊资料寄回。

3. 通过电话或电子邮件进行的随访,应要求患者进行系统的医学检查和评估,逐项记录;不得有漏项,否则不得作为随诊资料。

4. 随访病历的检查资料,应与干细胞治疗前的临床检查资料保持一致。

5. 随访记录采用统一的记录单。

三、脑性瘫痪

脑性瘫痪是指围产期各种原因所致的非进行性脑损伤。主要表现为中枢性运动障碍及姿势异常,可伴有智力发育障碍、癫痫、行为异常或感知觉障碍、语言障碍等。脑性瘫痪是小儿时期较常见的一种严重致残性疾病,其发病率为1.5‰~5‰。

（一）诊断依据

1. 临床表现

(1) 脑性瘫痪主要靠临床诊断,缺乏特异性诊断指标。我国1988年小儿脑性瘫痪会议拟订了三条诊断标准。

① 婴儿期出现中枢性瘫痪。

② 可伴有智力低下、惊厥、行为异常、感知障碍及其他异常。

③ 需除外进行性疾病所致的中枢性瘫痪及正常小儿一过性运动发育落后。

(2) 高度提示脑性瘫痪的临床表现

① 早产儿、低体重儿、出生时及新生儿期有严重缺氧、惊厥、颅内出血和核黄疸等。

② 有智力发育迟滞、情绪不稳定和易惊恐。运动发育迟缓,肌张力增高及痉挛的典型表现。

③ 锥体外系统症状伴双侧耳聋和上视麻痹。

(3) 应注意与以下疾病鉴别

① 遗传性痉挛性截瘫。

② 共济失调毛细血管扩张症。

③ 脑炎后遗症。

2. 诊断要点

(1) 出生后数月至一年内出现的双侧中枢性运动障碍和姿势异常。

(2) 病情平稳,非进行性发展。

(3) 具有不同的临床表现,是一组综合征,但具有一些共同的特点如肌张力异常、动作及姿势异常、反射异常、运动发育迟缓;可为双瘫、四肢瘫、三瘫和偏瘫;还可伴有其他障碍如癫痫、视力障碍、听力障碍、言语障碍、智力低下、知觉异常、情绪异常、行为异常和生长发育迟缓。

(4) 其他检查:CT或MRI可发现脑组织病变。IQ检测。

（二）干细胞治疗指征

1. 临床确诊,常规检查和特殊检查完备。

2. 患者一般生命体征平稳,无重要器官功能障碍;无呼吸、循环、代谢和消化系统疾病,无严重的脊柱畸形。

3. 患者或其家属、委托人自愿接受干细胞治疗,并已经签署治疗同意书。

4. 经其他治疗无效或效果不满意。

5. 无干细胞治疗禁忌证。

（三）干细胞治疗前检查

1. 实验室检查,如血常规、尿常规、便

常规、肝功能、肾功能、血糖、电解质、凝血四项，输血前检查七项。

2. 免疫学检查，如免疫五项（IgA、IgG、IgM、补体 C3 和 C4）及 T 细胞亚群（Tc、Th、Ts、CD4/CD8）。

3. 详细的病史询问与记录。

4. 临床查体应检查并详细记录患儿的一般体格发育情况、原始反射和自动反应、生理反射和病理反射、大运动和精细运动、平衡能力、智力发育状况、运动能力，以及有无姿势异常，肌张力是否增高及痉挛。

5. 小于 3 岁的患儿，依据其仰卧位、俯卧位、坐位、立位、手功能、反应（反射）、语言 7 项发育水平确定每项发育月龄；然后依公式：发育商（DQ）＝（平均发育月龄/生活月龄）×100。平均发育月龄＝各项发育月龄之和 /7。

6. 大于 3 岁的患儿，完成《脑瘫综合能力评定表》。

7. 智力发育评价（IQ 测试）：对不同年龄患儿采用婴幼儿智力发育测试（CDCC）及韦克斯勒儿童智力量表。

8. 影像学检查：胸部 X 线检查，MRI 检查。

9. 心电图检查，脑电图检查。

注：上述检查在患者出院前需全部复查一次。

（四）干细胞治疗流程

1. 治疗途径和方式 原则上以经腰穿蛛网膜下腔注射为主，每个疗程安排一次静脉输注。第一个疗程第一次必须安排静脉输注。如做过脑室分流术后的患者禁做经腰穿蛛网膜下腔注射。

2. 治疗操作规程

(1) 经腰穿蛛网膜下腔注射的操作按卫生主管部门和医院的操作规程要求进行。

(2) 治疗应在专用的细胞治疗室内进行，细胞治疗室要符合卫生部门的标准，日常要按照手术室的标准管理。

(3) 干细胞治疗经腰穿蛛网膜下腔注射时在局麻下进行。

(4) 经腰穿蛛网膜下腔注射治疗时应注意在腰穿成功后，首先测量并记录脑脊液压力，如果压力明显升高，应停止治疗；如略微升高或正常，应适量放出脑脊液，送常规和生化检查；还要注意脑脊液的颜色与性状；然后缓慢注入干细胞悬液，治疗完毕后，将穿刺针芯插入，停滞 2min 后，取出穿刺针。

(5) 如在治疗过程中患者出现头痛、头晕等症状，应立即停止治疗，待观察并对症处理后，患者症状消失，生命体征平稳后，方可继续。治疗结束后应将患者平卧，测量心率、呼吸、血压和脉搏，确定患者生命体征平稳后，用平车将患者送回病房。

3. 治疗后护理

(1) 监测患者的呼吸、心率和血压，注意意识状态。

(2) 测体温，每日 4 次，连续 3 日。

(3) 经腰穿蛛网膜下腔注射治疗后应去枕平卧 6h，并抬高床尾 15°；注意穿刺部位有无渗液。

(4) 注意心理护理，鼓励患者积极配合康复治疗和功能锻炼。

4. 不良反应监测及其处理

(1) 每次干细胞治疗后都必须密切观察有无不良反应，如有必须及时处理并填写《干细胞治疗不良反应监测表》。

(2) 经腰穿蛛网膜下腔注射的并发症及其处理见后文。

(3) 干细胞治疗后并发症，现在仅发现有发热，一般不超过 38℃，经对症处理，多在 3 日内好转。

(4) 无免疫排异反应和移植物抗宿主反应报道。

（五）辅助治疗

1. 药物治疗 必要时进行对症治疗。

2.**康复治疗**　制订严格的康复训练计划（康复处方）。

(1) 常规治疗：脑瘫综合训练 1～2 次 / 日；每次 40～50min。

(2) 选择性治疗：理疗 1 次 / 日。针灸 20～30min/d。

（六）治疗后效果评估

1.**有效性评价指标**

(1) 主要指标

① 小于 3 岁的患儿，测定并计算治疗前和治疗后 3 个月、6 个月、12 个月和 2 年的发育商（DQ）。大于 3 岁的患儿，测定治疗前和治疗后 3 个月、6 个月、12 个月和 2 年的《脑瘫综合能力评定表》。

② 智力发育评价（IQ 测试）：对不同年龄患儿采用婴幼儿智力发育测试（CDCC）及韦克斯勒儿童智力量表，测定治疗前和治疗后 3 个月、6 个月、12 个月和 2 年的患儿精神、运动及智力发育情况，对治疗前后的智力发育指数 (MDI)、父母养育方式量表（PBI）和 IQ 进行比较。

(2) 次要指标

① 肌张力测定：包括主动和被动肌张力，常用的方法有检查围巾征、内收肌角、腘窝角、足背屈角、足跟耳试验。

② 关节活动范围。

③ 反射情况：包括原始反射、平衡反应、肌腱反射、病理征。

④ 特殊感觉检查。

2.**安全性评价指标**

(1) 生命体征观察和实验室检查：于治疗前后 1h、4h、8h 记录患者的呼吸、心率和血压。治疗结束出院前复查所有治疗前的检查项目。

(2) 不良反应事件的评估。

（七）疗程

1. 一个疗程治疗 4～6 次，每次治疗间隔 5～7 天。

2. 原则上每个疗程间隔的时间为 3～6 个月。

3. 疗效明显可视病情连续做 2～3 个疗程。

（八）随访

1. 随访时间为治疗后 1 个月、3 个月、6 个月、12 个月和 2 年。

2. 有条件的患者，随访医生应将患者请回治疗中心进行系统的复诊；受条件所限不能来治疗中心复诊时，可在患者居住地的三级甲等医院或专科医院，按要求进行复诊，并将复诊资料寄回。

3. 通过电话或电子邮件进行的随访，应要求患者进行系统的医学检查和评估，逐项记录；不得有漏项，否则不得作为随诊资料。

4. 随访病历的检查资料，应与干细胞治疗前的临床检查资料保持一致。

5. 随访记录采用统一的记录单。

四、儿童自闭症

儿童自闭症又称儿童孤独症，1943 年美国医生、心理学家 Leo Kanner 首先提出"婴儿孤独症"的概念，并称之为"情感接触孤独障碍"。儿童自闭症是一种先天脑部功能受损伤而引起的发育障碍，通常在幼儿两岁半以前就可以被发现。儿童自闭症是以交流障碍、语言障碍和重复刻板行为三联征为特点的精神疾病。无论在成因、发展方式和治疗手段与成人的孤独症都有很大的区别。近年来研究认为，孤独症与脑部生理结构或神经病学有关，是多种因素导致的结果，与遗传因素、器质性因素以及环境因素等有关。该病男女发病率差异显著，在我国男女患病率比例为 6～9∶1。

（一）诊断依据

1994 年美国精神病学会发布的《精神障碍诊断统计手册（第 4 版）》（DSM—Ⅳ）孤独症诊断标准。

1. 在以下（1）、（2）、（3）3 个项目中符合6条，其中在（1）项符合至少2条，在（2）项和（3）项中至少符合1条。

（1）在社会交往方面存在质的缺损，表现为下列中的至少两条。

① 在诸如目光对视、面部表情、身体姿势和社交姿势等多种非语言交流行为方面存在显著缺损。

② 不能建立适合其年龄水平的伙伴关系。

③ 缺乏自发性地寻求与他人共享快乐、兴趣和成就的表现，例如不会向他人显示、携带或指向感兴趣的物品。

④ 与人的社会或感情交往缺乏，例如不会主动参与游戏活动，喜欢独自嬉玩。

（2）在交往方面存在质的缺陷，表现为以下至少1条。

① 口头语言发育延迟或完全缺乏，并且没有用其他交流形式，例如身体姿势和哑语来代替的企图。

② 在拥有充分语言能力的患者表现为缺乏主动发起或维持与他人对话的能力。

③ 语言刻板和重复或古怪语言。

④ 缺乏适合其年龄水平的装扮性游戏或模仿性游戏。

（3）行为方式、兴趣和活动内容狭隘、重复和刻板，表现为以下至少1条。

① 沉湎于一种或多种狭隘和刻板的兴趣中，在兴趣的强度或注意集中程度上是异常的。

② 固执地执行某些特别的无意义的常规行为或仪式行为。

③ 刻板重复的装相行为，例如手的挥动、手指扑动或复杂的全身动作。

④ 持久地沉湎于物体的部件。

2. 在以下三个方面至少有一方面的功能发育迟滞或异常，而且起病在3岁以前。

(1) 社会交往。

(2) 社交语言的运用。

(3) 象征性或想象性游戏。

（4）无法用雷特（Rett)综合征或童年瓦解性障碍(Heller 综合征）解释。

孤独症的早期诊断较为困难，尤其在2岁以前。其原因包括患儿的表现在2岁以前可能尚不明显；多数家长认为儿童的行为异常和语言落后会随着年龄增大而好转；非儿童精神专业的医务人员对本病认识不足。因此对于婴幼儿行为异常和语言落后者，家长和儿童保健人员可以使用孤独症婴幼儿筛查量表（CHAT）进行筛查，对可疑儿童应转到专业机构进一步确诊。

（二）干细胞治疗指征

1. 临床确诊为自闭症。

2. 经其他治疗无效或效果不满意。

3. 患者或其家属、委托人自愿接受干细胞治疗，并已经签署治疗同意书。

4. 无干细胞治疗禁忌证。

（三）干细胞治疗前检查

1. **实验室检查** 三大常规检查，肝功能，肾功能，血糖，电解质，凝血四项，输血前检查七项。

2. **免疫学检查** 免疫五项（IgA、IgG、IgM、补体C3和C4）及T细胞亚群（Tc、Th、Ts、CD4/CD8）。

3. **辅助检查** 胸部X线检查，CT检查，MRI检查，心电图检查，脑电图检查。

4. **孤独症儿童的行为评估**

（1）孤独症儿童行为量表（ABC量表）:本表供父母及抚养人使用，总分达67分以上其诊断阳性符合率达85%。

（2）儿童孤独症评定量表（CARS量表）:供专业人员评定用。总分大于30分可考虑为孤独症，30～36分为轻度至中度孤独症；大于36分并且5项以上达3分或大于3分时为重度孤独症。

（3）此外，还需要选择一种智力测评量表进行评估。

注：上述检查在患者出院前需全部复查

一次。

（四）干细胞治疗流程

1. 治疗途径和方式　原则上以静脉输注为主，每个疗程安排 1~2 次经腰穿蛛网膜下腔注射。

2. 治疗操作规程

(1) 经腰穿蛛网膜下腔注射干细胞治疗，应在局麻下进行。

(2) 经腰穿蛛网膜下腔注射或静脉输注；可重复治疗 4~6 次；经腰穿蛛网膜下腔注射的操作按卫生主管部门和医院的操作规程要求进行。

(3) 治疗应在专用的细胞治疗室内进行；细胞治疗室要符合卫生部门的标准，日常管理要按照手术室的标准进行。

(4) 经腰穿蛛网膜下腔注射治疗时应注意在腰穿成功后，首先测量并记录脑脊液压力，如果脑脊液压力明显升高，应停止治疗；如脑脊液压力略微升高或正常，应适量放出脑脊液，送常规和生化检查；还要注意脑脊液的颜色与性状；然后缓慢注入干细胞悬液，治疗完毕后，将穿刺针芯插入，停滞 2min 后，取出穿刺针。

(5) 治疗过程中，密切监测患者的呼吸、心率和血压，注意意识状态。

(6) 如在治疗过程中患者出现头痛、头晕等症状，应立即停止治疗，待观察并对症处理后，患者症状消失，生命体征平稳后，方可继续治疗；治疗结束后应将患者平卧，测量心率、呼吸、血压，确定患者生命体征平稳，一般状态良好后，用平车将患者送回病房。

3. 治疗后护理

(1) 经腰穿蛛网膜下腔注射治疗的患者，治疗后应去枕平卧 6h，并抬高床尾 15°；注意穿刺部位有无渗液。

(2) 监测患者的呼吸、心率和血压，注意意识状态。

(3) 测体温，每日 4 次，连续 3 日。

(4) 注意心理护理，鼓励患者积极配合康复治疗和功能锻炼。

4. 不良反应监测及其处理

(1) 每次干细胞治疗后都必须密切观察有无不良反应，如有不良反应必须及时处理并填写《干细胞治疗不良反应监测表》。

(2) 经腰穿蛛网膜下腔注射的并发症及其处理见后文。

(3) 干细胞治疗后的并发症，现在仅发现有发热，一般不超过 38℃，经过对症处理，多在 3 日内好转。

(4) 无免疫排异反应和移植物抗宿主反应报道。

（五）辅助治疗

1. 药物治疗　维持原有治疗，必要时进行对症治疗。

2. 康复治疗　教育训练及行为矫治。

(1) 针对孤独症儿童在人际关系、语言沟通、日常行为等方面的行为缺陷，做出弥补措施，促进认知能力的发展。

(2) 消除过分或不该有的行为，如莫名其妙地大笑、哭泣或害怕、自伤和暴怒等。

(3) 避免与消除固定僵化行为。常遵循的原则：专业指导、家长参与、结合生活、循序渐进、个体化以及避免一成不变。

（六）治疗后效果评估

1. 有效性评价指标

(1) ABC 量表评估。

(2) CARS 量表评估。

(3) 智力测试评估。

(4) 脑电图检查。

2. 安全性评价指标

(1) 生命体征观察和实验室检查：于治疗前后 1h、4h、8h 记录患者的呼吸、心率和血压。治疗结束出院前复查所有治疗前的检查项目。

(2) 不良反应事件的评估。

（七）疗程

1. 一个疗程治疗 4～6 次，每次治疗间隔 5～7 天。

2. 原则上每个疗程间隔的时间为 3～6 个月。

3. 疗效明显可视病情连续做 2～3 个疗程。

（八）随访

1. 随访时间为治疗后 1 个月、3 个月、6 个月、12 个月和 2 年。

2. 有条件的患者，随访医生应将患者请回治疗中心进行系统的复诊；受条件所限不能来治疗中心复诊时，可在患者居住地的三级甲等医院或专科医院，按要求进行复诊，并将复诊资料寄回。

3. 通过电话或电子邮件进行的随访，应要求患者进行系统的医学检查和评估，逐项记录；不得有漏项，否则不得作为随诊资料。

4. 随访病历的检查资料，应与干细胞治疗前的临床检查资料保持一致。

5. 随访记录采用统一的记录单。

五、股骨头缺血性坏死

股骨头缺血性坏死多由于外伤、酗酒、长期应用激素治疗某些疾病，和一些血液系统疾病引起，也有一些病例发病原因不明。临床多以髋关节疼痛、活动受限，主要是行走困难来就诊。现在临床的主要治疗方法为：服用非甾体抗炎药及中药、闭孔神经切断术、带血管肌瓣移植、介入治疗、髋关节置换术等。

（一）诊断依据

1. 病史。

2. 临床症状。

3. 查体时进行髋关节屈曲、伸直、内收、外展、内旋和外旋，托马斯征，骶髂关节分离试验（4 字试验）；记录六向活动度数总和，记录髋关节屈曲挛缩畸形度数。

4. 影像学检查时，X 线检查可见病变股骨头囊性变、硬化，变形、塌陷，出现节裂、骨性关节炎病变；CT 和（或）MRI 检查，并按照国际骨循环研究协会的分期方法（表 4-2）进行分期。

5. 治疗同时进行股骨头供血动脉（旋股内外侧动脉、闭孔动脉）造影，记录末梢血管状况。

表 4-2　2019 国际骨循环研究协会（ARCO）股骨头坏死分期

Ⅰ期	X 线正常，MRI 异常。MRI 带状低信号包绕坏死区，骨扫描中有冷区
Ⅱ期	X 线和 MRI 均异常。骨硬化、局灶性骨质疏松或股骨头囊性改变等细微表现，无软骨下骨折、坏死区骨折或股骨头塌陷
Ⅲ期	X 线或 CT 示软骨下骨折。软骨下骨折、坏死区骨折和（或）股骨头塌陷 Ⅲ A（早期），股骨头塌陷≤2mm Ⅲ B（晚期），股骨头塌陷>2mm
Ⅳ期	X 线示骨关节炎表现。关节间隙变窄，髋臼改变和关节破坏

（二）干细胞治疗指征

1. 临床确诊，常规检查和特殊检查完备。

2. 无心、脑、肾、肺、肝、脾、胰等重要脏器损伤；一般状况尚可，生命体征稳定。

3. 患者或其家属、委托人自愿接受干细胞治疗，并已经签署治疗同意书。

4. 患者经其他治疗无效或效果不满意。

5. 无股骨头供血动脉造影禁忌证。

6. 无髓蕊减压术禁忌证，无髋关节镜镜检术禁忌证。

7. 无干细胞治疗禁忌证。

（三）干细胞治疗前检查

1. 实验室检查，如血常规、尿常规、便常规、肝功能、肾功能、血糖、电解质、凝血四项、输血前检查七项。

2. 免疫学检查，如免疫五项（IgA、IgG、IgM、补体 C3 和 C4）及 T 细胞亚群

（Tc、Th、Ts、CD4/CD8）。

3. 心电图检查，胸部 X 线检查。

4. 查体记录患髋和（或）正常侧髋关节，六个方向的活动度数，及髋关节屈曲挛缩畸形度数。

5. X 线、CT 和 MRI 检查，按国际骨循环研究协会的分期方法确定分期。

注：上述检查在患者出院前需全部复查一次。

（四）干细胞治疗流程

1. 治疗途径和方式

(1) 用自体骨髓干细胞进行动脉介入或手术局部种植。

(2) 用异体干细胞进行动脉介入或手术种植时，需先进行一次静脉干细胞治疗，无不良反应后，再行动脉介入或手术局部种植治疗。

2. 治疗操作规程

(1) 严格执行股骨头供血动脉造影术操作规程。

(2) 严格执行髓蕊减压术操作规程。

(3) 严格执行关节镜检术操作规程。

3. 治疗后护理

(1) 治疗后患肢应行牵引（重量 2～3kg），3～7 天。

(2) 治疗后患者应卧床休息 3～7 天，1 个月内应减少行走及负重。

4. 不良反应监测及其处理

(1) 每次干细胞治疗后都必须密切观察有无不良反应，如有必须及时处理并填写《干细胞治疗不良反应监测表》。

(2) 干细胞治疗的手术后并发症，现在仅发现有发热，一般不超过 38℃，经过对症处理，多在 3 日内好转。

(3) 无免疫排异反应和移植物抗宿主反应报道。

（五）辅助治疗

1. 局部理疗，可在移植术后 7 天后实施。

2. 疼痛严重时可给予非甾体抗炎药及中药。

3. 适时、适度的功能锻炼，以不引起患者髋关节疼痛或疼痛加剧为原则。

（六）治疗后效果评估

1. 有效性评价指标

(1) 疗程内观察内容：干细胞治疗近期，无特异性观察指标；40 天后可了解患者局部疼痛情况有无减轻，行走能力有无改善，活动受限有无好转。

(2) 全疗程评估方法：6 个月后复诊患者，除了解上述情况外，要检查患髋的活动度，托马斯征，4 字试验；拍骨盆正位 X 线片，了解患侧股骨头病变有无变化，按照国际骨循环研究协会的分期方法，确定病变分期有无变化。

(3) 如治疗前有进行 CT 和（或）MRI 检查，应再行 CT 和（或）MRI 检查。

(4) 条件许可，再行股骨头供血动脉造影，了解干细胞治疗后局部的供血状况。

2. 安全性评价指标

(1) 生命体征观察和实验室检查：于治疗前后 1h、4h、8h 记录患者的呼吸、心率和血压。治疗结束出院前复查所有治疗前的检查项目。

(2) 不良反应事件的评估。

（七）疗程

1. 一个疗程，实施一次干细胞介入或局部种植治疗；有条件可配合 1～3 次静脉治疗。

2. 原则上每个疗程间隔的时间为 3～6 个月。

3. 疗效明显可视病情连续做 2～3 个疗程。

（八）随访

1. 随访时间为治疗后 1 个月、3 个月、6 个月、12 个月和 2 年。

2. 有条件的患者，随访医生应将患者请

回治疗中心进行系统的复诊；受条件所限不能来治疗中心复诊时，可在患者居住地的三级甲等医院或专科医院，按要求进行复诊，并将复诊资料寄回。

3. 通过电话或电子邮件进行的随访，应要求患者进行系统的医学检查和评估，逐项记录；不得有漏项，否则不得作为随诊资料。

4. 随访病历的检查资料，应与干细胞治疗前的临床检查资料保持一致。

5. 随访记录采用统一的记录单。

六、糖尿病足

糖尿病足又称为糖尿病坏疽（表4-3），是糖尿病最严重的慢性并发症之一，也是糖尿病患者致残、致死的重要原因。其发病机制为：中、晚期糖尿病患者下肢大、小和微血管病变；末梢神经病变（表4-4）；机械性足部外伤合并感染。

（一）诊断依据

1. 符合WHO糖尿病诊断标准。

2. 肢体冷感。

3. 患肢有静息痛，可分为5级：0级，无静息痛；1级，偶有静息痛；2级，经常有静息痛，但不需要或偶尔需要镇痛剂；3级，经常有静息痛，需要镇痛剂止痛；4级，疼痛影响睡眠，一般止痛剂无效，需用特殊的麻醉性镇痛剂。

4. 有间歇性跛行，可分为6级：1级，轻度间歇性跛行，跛行距离为500米以上；2级，中度间歇性跛行，跛行距离为300～500米；3级，重度间歇性跛行，跛行距离为300米以下；4级，出现静息痛，即静息状态下也可出现下肢沉重、麻木、疼痛的症状；5级，少量组织缺损或者活动性溃疡；6级，大面积组织坏疽或缺损。

5. 患足有肿胀、破溃、溃疡，严重者累及骨组织。

6. 存在足部或下肢感觉（包括温度觉、痛觉和震颤觉）的异常和神经传导速度的异常。

7. 足背动脉搏动减弱，踝肱指数（ABI）<1，彩色多普勒超声检查，发现血管硬化病变。

8. 经皮动脉血氧分压测定，足背部经皮动脉血氧分压<30mmHg。

9. 磁共振血管成像、选择性血管造影。

10. X线检查，观察有无骨组织感染、骨髓炎。

（二）干细胞治疗指征

1. 有糖尿病史，出现单侧或双侧足部疼痛，尤其是静息痛，或间歇性跛行，经相关检查确诊，除外其他病因，无论几级，均为干细胞治疗适应证。

2. 无局部和全身感染。

3. 患者或其家属、委托人自愿接受干细

表4-3 糖尿病足的Wagner分级法

分　级	临床表现
0级	有发生足溃疡危险的足，皮肤无开放性病灶
1级	表面有溃疡，临床上无感染
2级	较深的溃疡感染病灶，常合并软组织炎，无脓肿或骨的感染
3级	深度感染，伴有骨组织病变或脓肿
4级	骨质缺损，部分趾、足坏疽
5级	足的大部或全部坏疽

表 4-4　糖尿病足部神经病变评分方法

实验项目	评　分
128 双音叉振动试验	
正常（能分辨振动存在和消失）	0
异常	1
温度试验	
正常	0
异常	1
针刺试验	
正常	0
异常	1
跟腱反射	
存在（正常）	0
增强	1
消失	2

单足积分≥3，提示可能出现足部溃疡

胞治疗，并已经签署治疗同意书。

4. 无严重的其他组织器官并发症。

5. 无干细胞治疗禁忌证。

（三）干细胞治疗前检查

1. 实验室检查，如血常规、尿常规、便常规、肝功能、肾功能、血糖、电解质、凝血四项，输血前检查七项。

2. 免疫学检查，如免疫五项（IgA、IgG、IgM、补体 C3 和 C4）及 T 细胞亚群（Tc、Th、Ts、CD4/CD8）。

3. 心电图、胸部 X 线检查、MRI 检查。

4. 确诊并准确将糖尿病足病变进行分级，描述并记录溃疡范围、深度，检测并记录静息痛分级，检测并记录间歇性跛行的距离。

5. 测定经皮动脉血氧分压，踝肱指数（ABI）。

6. 彻底清理坏死变性的组织。

7. 局部或全身感染的患者，应进行抗炎治疗，直至炎症痊愈。

注：上述检查在患者出院前需全部复查一次。

（四）干细胞治疗流程

1. 治疗途径和方式

(1) 用自体骨髓干细胞在病变的肢体进行局部注射。

(2) 用异体干细胞在病变的肢体进行局部注射时，需先进行一次静脉干细胞治疗，无不良反应后，再在病变的肢体进行局部注射治疗。

2. 自体骨髓干细胞制备及治疗方式

(1) 自体骨髓干细胞的制备，应在专门的细胞制备室中进行。

(2) 患者取俯卧位，消毒、铺无菌巾。

(3) 双侧髂后上嵴，局部麻醉下，做骨髓穿刺。

(4) 抽取骨髓血 400～500ml。

(5) 由实验室制成干细胞悬液。

(6) 治疗应选用局部种植。

3. 治疗操作规程

(1) 硬膜外麻醉或腰麻。

(2) 将治疗肢体，由近端致远端，用酒精、碘酒、酒精依次消毒，或用碘伏消毒，用过氧化氢冲洗有溃疡的肢体部分 3 遍，铺无菌巾，并用无菌巾包裹有溃疡的肢体部分。

(3) 将干细胞悬液多点注射到病变的下肢肌肉。

(4) 注射时注意，每点 0.3～0.5ml，各点间距约 3cm × 3cm。

(5) 肌肉组织丰富的部位，应分层注射。

4. 治疗后护理

(1) 监测患者的呼吸、心率和血压，注意意识状态。

(2) 测体温，每日 4 次，连续 3 日。

(3) 将患肢垫高。

(4) 观察移植的局部有无红、肿、发热和剧烈疼痛。

(5) 观察治疗肢体远端的颜色和温度变化。

(6) 6h 内，患者禁食、禁水。

(7) 针对糖尿病患者，病程长、患足可能致残及其他特殊性问题，加强心理护理，鼓励治疗康复信心，配合治疗。

5. 不良反应监测及其处理

(1) 每次干细胞治疗后都必须密切观察有无不良反应，如有必须及时处理并填写《干细胞治疗不良反应监测表》。

(2) 干细胞治疗后的并发症，现在仅发现有发热，一般不超过 38℃，经过对症处理，多在 3 日内好转。

(3) 无免疫排异反应和移植物抗宿主反应报道。

（五）辅助治疗

1. 清创 去除无活力的感染组织。

2. 抗炎 针对溃疡坏死组织培养结果，治疗前后应用抗生素。

3. 减压 针对神经性溃疡，可用全接触性石膏支具（TCC）。

4. 高压氧治疗

（六）治疗后效果评估

1. 有效性评价指标

(1) 溃疡愈合情况，可在治疗前后，拍摄溃疡局部照片。

(2) 静息痛和间歇性跛行，按分级对比有无改善。

(3) 对比手术前后的经皮动脉血氧分压。

(4) 踝肱指数（ABI）有无变化。

(5) 磁共振血管造影。

2. 安全性评价指标

(1) 生命体征观察和实验室检查：于治疗前后 1h、4h、8h 记录患者的呼吸、心率和血压。治疗结束出院前复查所有治疗前的检查项目。

(2) 不良反应事件的评估。

（七）疗程

1. 每一个疗程，进行一次干细胞局部注射治疗。有条件可配合 1～3 次静脉治疗。

2. 3 个月后，依据情况，可进行第二个疗程的治疗。

（八）随访

1. 随访时间为治疗后 1 个月、3 个月、6 个月、12 个月和 2 年。

2. 有条件的患者，随访医生应将患者请回治疗中心进行系统的复诊；受条件所限不能来治疗中心复诊时，可在患者居住地的三级甲等医院或专科医院，按要求进行复诊，并将复诊资料寄回。

3. 通过电话或电子邮件进行的随访，应要求患者进行系统的医学检查和评估，逐项记录；不得有漏项，否则不得作为随诊资料。

4. 随访病历的检查资料，应与干细胞治疗前的临床检查资料保持一致。

5. 随访记录采用统一的记录单。

七、下肢动脉闭塞性疾病

下肢动脉闭塞性疾病又称周围动脉疾病，与糖尿病、高血压、高脂血症、动脉硬化和吸烟有密切关系。

（一）诊断依据

1. 患者有肢体冷感。

2. 患肢有静息痛。

3. 有间歇性跛行。

4. 患肢可有破溃、感染和溃疡，严重者累及骨组织，出现骨组织感染，甚至骨髓炎。

5. 存在足部或下肢感觉，包括温度觉、痛觉和震颤觉的异常，和神经传导速度的异常，足底深感觉减弱或消失。

6. 足背动脉搏动减弱或消失，踝肱指数（ABI）<1，彩色多普勒超声检查，发现血管硬化病变。

7. 经皮动脉血氧分压测定，足背部经皮动脉血氧分压<30mmHg。

8. MRI 检查，数字减影血管造影（DSA）检查。X 线检查，观察有无骨组织感染、骨髓炎。

（二）干细胞治疗指征

1. 有静息痛和（或）间歇性跛行，经相关检查确诊由下肢动脉闭塞引起，除外其他病因。

2. 血压指数（踝肱比 ABI）<0.8。

3. 已经有溃疡或坏疽。

4. 保守治疗无好转，且不适合外科搭桥手术的患者，或搭桥手术失败的患者。

5. 各种原因不能接受截肢手术的患者。

6. 患者或其家属、委托人自愿接受干细胞治疗，并已经签署治疗同意书。

7. 无严重的其他组织器官疾病。

8. 无干细胞治疗禁忌证。

（三）干细胞治疗前检查

1. 实验室检查，如血常规、尿常规、便常规、肝功能、肾功能、血糖、电解质、凝血四项、输血前检查七项。

2. 免疫学检查，如免疫五项（IgA、IgG、IgM、补体 C3 和 C4）及 T 细胞亚群（Tc、Th、Ts、CD4/CD8）。

3. 心电图检查、胸部 X 线检查、CT 或 MRI 检查。

4. 测定临床症状评分（表 4-3），测定经皮动脉血氧分压，测定踝肱指数（ABI）。

5. 彻底清理坏死变性的组织。

6. 局部或全身感染的患者，应行抗炎治疗，直至炎症痊愈。

7. 糖尿病患者，应控制好血糖。

（四）干细胞治疗流程

1. 治疗途径和方式

(1) 用自体骨髓干细胞在病变的肢体进行局部注射。

(2) 用异体干细胞在病变的肢体进行局部注射时，需先进行一次静脉干细胞治疗，无不良反应后，再在病变的肢体进行局部注射治疗。

2. 自体骨髓干细胞制备及治疗方式

(1) 自体骨髓干细胞的制备，应在专门的细胞制备室中进行。

(2) 患者取俯卧位，消毒、铺无菌巾。

(3) 双侧髂后上嵴，局部麻醉下，做骨髓穿刺。

(4) 抽取骨髓血 400～500ml。

(5) 由实验室制成干细胞悬液。

3. 治疗操作规程

(1) 硬膜外麻醉或腰麻。

(2) 将被移植肢体，由近端至远端，用酒精、碘酒、酒精依次消毒，或用碘伏消毒。用过氧化氢冲洗有溃疡的肢体部分 3 遍，铺无菌巾，并用无菌巾包裹有溃疡的肢体部分。

(3) 将干细胞悬液多点注射到病变的下肢肌肉。

(4) 注射时注意，每点 0.3～0.5ml，各点间距约 3cm×3cm，肌肉组织丰富的部位，应分层注射。

表 4-3　下肢动脉闭塞性疾病的临床症状评分表

评　分	静息痛	冷　感
0	无	无
1	偶有	偶有
2	经常发生可以忍受	经常发生
3	需用镇痛药	明显
4	用麻醉镇痛药甚至无效	冰冷

4. 治疗后护理

(1) 监测患者的呼吸、心率和血压，注意意识状态。

(2) 测体温，每日 4 次，连续 3 日。

(3) 抬高患肢。

(4) 观察移植的局部有无红、肿、发热和剧烈疼痛。

(5) 观察移植肢体远端的颜色和温度变化。

(6) 6h 内，患者禁食、禁水。

(7) 加强心理护理，使患者树立康复信心，配合治疗。

5. 不良反应监测及其处理

(1) 每次干细胞治疗后都必须密切观察有无不良反应，如有必须及时处理并填写《干细胞治疗不良反应监测表》。

(2) 干细胞治疗后的并发症，现在仅发现有发热，一般不超过 38℃，经过对症处理，多在 3 日内好转。

(3) 无免疫排异反应和移植物抗宿主反应报道。

（五）辅助治疗

1. 减压针对神经性溃疡，可用全接触性石膏支具（TCC）。

2. 清创去除无活力的感染组织。

3. 抗炎针对溃疡坏死组织培养结果，治疗前后应用抗生素。

4. 高压氧治疗。

（六）治疗后效果评估

1. 有效性评价指标

(1) 静息痛、肢体冷感和间歇性跛行，按分级对比有无改善。

(2) 足背动脉有无搏动。

(3) 对比治疗前后足背部的经皮动脉血氧分压。

(4) 踝肱指数（ABI）有无变化。

(5) 数字减影血管造影术。

(6) MRI。

2. 安全性评价指标

(1) 生命体征观察和实验室检查：于治疗前后 1h、4h、8h 记录患者的呼吸、心率和血压。治疗结束出院前复查所有治疗前的检查项目。

(2) 不良反应事件的评估。

（七）疗程

1. 每一个疗程，进行一次局部种植治疗；有条件可配合 1～3 次静脉治疗。

2. 3 个月后，依据情况，可进行第二个疗程的治疗。

（八）随访

1. 随访时间为治疗后 1 个月、3 个月、6 个月、12 个月和 2 年。

2. 有条件的患者，随访医生应将患者请回治疗中心进行系统的复诊；受条件所限不能来治疗中心复诊时，可在患者居住地的三级甲等医院或专科医院，按要求进行复诊，并将复诊资料寄回。

3. 通过电话或电子邮件进行的随访，应要求患者进行系统的医学检查和评估，逐项记录；不得有漏项，否则不得作为随诊资料。

4. 随访病历的检查资料，应与干细胞治疗前的临床检查资料保持一致。

5. 随访记录采用统一的记录单。

八、视神经发育不全

视神经发育不全（Optic Nerve Hypoplasia，ONH）是最常见的先天性视盘异常性疾病。由于胚胎发育 13～17mm 时因某种尚不清楚的原因，使视网膜神经节细胞层分化障碍所致。受累眼的视觉从正常到视觉丧失不等，通常为双侧受累。患者出生时即有高度视力障碍，多为单侧，也有双侧，常伴发散光；双侧患者常有遗传史。为儿童低视力的重要原因之一。目前 ONH 的病因尚不明确，从已有文献资料分析，视神经发育不全与多种因素有关。在视觉系统发育过程中各部位，从视网膜神经节细胞到视盘、视交叉以至枕叶皮质的发育畸形都可以导致视神经发育不全。有研究者认为 ONH 与非同源线粒体细胞病变可能有关。

ONH 患者的视觉功能从视力低下至无光感不等，并且视觉病变是非进展性的。据推测，这种视觉功能的差异与尚存的神经轴索数量直接相关。ONH 患者的视盘直径小（组织病理学显示轴索数量低于正常），仅达正常的 1/3～1/2，视网膜中央血管系统大多正常，视网膜大血管可以是弯曲形的，也可以有异常分支现象，有时管径略细或数量较少。

ONH 属先天性发育异常，目前无特殊治疗方法。应用较多的疗法包括生长激素疗法、健眼遮盖法等，用以纠正生长激素的缺乏和促进黄斑中心凹视神经的功能，未见确切的预后资料。

（一）诊断依据

1. 诊断标准 根据眼底，特别是视盘的改变；荧光色素眼底血管造影可辅助诊断。

2. 临床特点

(1) 症状：受累眼的视觉从正常到丧失不等，多数患者视力减退。视力很差的双眼患者有钟摆型眼球震颤。患者可有各种形态的视野缺损。

(2) 临床检查：①视盘小，仅为正常的 1/3～1/2，也可很小或正常。②视盘周围有双环征，即在视盘周围有一个清楚程度不等的灰黄色狭窄的环状区，也可为一不完全环，并且常在鼻侧或颞侧又有一黄色弧。

(3) 视觉功能：视觉功能从视力低下至无光感不等，视觉病变是非进展性的。这种视觉功能的差异与尚存的神经轴索数量直接相关。

(4) 视盘：发育不全视盘直径小（组织病理学显示轴索数量低于正常），通常颜色苍白，被一个以一道色素沉着环为边界的淡黄色晕圈包绕（双环现象）。淡黄色晕可能会被认为是视神经苍白，结果被误诊为视神经萎缩。视网膜大血管可以是弯曲形的，也可以有异常分支现象。极少数情况下，视神经发育不全也见于视盘未见弥漫性减小的情况。上部视盘发育不全可见于胰岛素依赖型母亲孕育的儿童。这种视盘有视网膜中央动脉的上部入口，上部视盘苍白，视盘周围晕圈和下方的视野缺损。怀孕期间传入视觉系统受到损伤可导致与视神经受累部位一致的节段性视盘发育不良。子宫后倾可产生视盘病变（同向偏盲性发育不良），据推测是由经突触传递变性造成的。

(5) 其他眼征：视神经发育不全可不伴有其他眼部异常体征，只有散光通常与之相关。如果怀疑患者同时患有不同程度的弱视，应进行遮盖试验。

(6) 全身系统症状：视神经发育不全往往与很多中枢神经系统和内分泌失常有关。视－隔发育不良（de Morsier 综合征）包括透明隔缺失、胼胝体发育不全和视神经发育不全。这些患者可能存在由于垂体前叶激素分泌不足导致的侏儒、甲状腺功能低下、尿崩症、肾上腺皮质功能减退和高催乳素血症。内分泌功能会逐渐进展，有必要重复评估。其他常见的中枢神经系统结构异常，包括半球偏移畸形，脑软化和垂体后叶异位，也可能影响预后。Brodsky 和 Glaser 发现视神经发育不全的患者垂体后叶异位提示垂体前叶激素分泌不足。他们也报道了在大脑半球异常和神经发育缺陷之间存在相关性。

（二）干细胞治疗指征

1. 临床确诊，常规检查和特殊检查完备。

2. 无心、脑、肾、肺、肝、脾、胰等重要脏器损伤；一般状况尚可，生命体征稳定。

3. 患者或其家属、委托人自愿接受干细胞治疗，并已经签署治疗同意书。

4. 经其他治疗无效或效果不满意。

5. 无干细胞治疗禁忌证。

（三）干细胞治疗前检查

1. 实验室检查，如血常规、尿常规、便常规、肝功能、肾功能、血糖、电解质、凝血四项、输血前检查七项。

2. 免疫学检查，如免疫五项（IgA、IgG、IgM、补体 C3 和 C4）及 T 细胞亚群（Tc、Th、Ts、CD4/CD8）。

3. 眼科检查，如验光、眼底检查、眼科 B 超、视网膜电图、视觉诱发电位（VEP）、荧光素眼底血管造影（FFA）。

4. 辅助检查，如心电图、脑电图检查，胸部 X 线、CT、MRI 检查。

5. 内分泌检查，如生长激素等测定。

注：上述检查在患者出院前需全部复查一次。

（四）干细胞治疗流程

1. 治疗途径和方式 治疗方式以静脉输注为主，可视患者情况给予 1～2 次经腰穿蛛网膜下腔注射。

2. 治疗操作规程

(1) 经腰穿蛛网膜下腔注射干细胞治疗，应在局麻下进行。

(2) 经腰穿蛛网膜下腔注射的操作按卫生主管部门和医院的操作规程要求进行。

(3) 治疗应在专用的细胞治疗室内进行；细胞治疗室要符合卫生部门的标准，日常要按照手术室的标准管理。

(4) 经腰穿蛛网膜下腔注射治疗时应注意在腰穿成功后，首先测量并记录脑脊液压力，如果压力明显升高，应停止治疗；如略微升高或正常，应适量放出脑脊液，送常规和生化检查；还要注意脑脊液的颜色与性状；然后缓慢注入干细胞悬液，治疗完毕

后，将穿刺针芯插入，停滞 2min 后，取出穿刺针。

(5) 治疗过程中，密切监测患者的呼吸、心率和血压，注意意识状态。

(6) 如在治疗过程中患者出现头痛、头晕等症状，应立即停止治疗，待观察并对症处理后，患者症状消失，生命体征平稳后，方可继续治疗；治疗结束后应将患者平卧，测量心率、呼吸、血压，确定患者生命体征平稳，一般状态良好后，用平车将患者送回病房。

3. 治疗后护理

(1) 测体温，每日 4 次，连续 3 日。

(2) 监测患者的呼吸、心率和血压，注意意识状态。

(3) 经腰穿蛛网膜下腔注射治疗的患者，治疗后应去枕平卧 6h，并抬高床尾 15°；注意穿刺部位有无渗液。

(4) 注意心理护理，鼓励患者积极配合康复治疗和功能锻炼。

4. 不良反应监测及其处理

(1) 每次干细胞治疗后都必须密切观察有无不良反应，如有必须及时处理并填写《干细胞治疗不良反应监测表》。

(2) 经腰穿蛛网膜下腔注射的并发症及其处理见后文。

(3) 干细胞治疗后的并发症，现在仅发现有发热，一般不超过 38℃，经过对症处理，多在 3 日内好转。

(4) 无免疫排异反应和移植物抗宿主反应报道。

（五）辅助治疗

1. 药物治疗 在常规治疗 ONH 及其并发症中所用的药物均可继续使用。

2. 康复治疗 针灸：眼针每日 1 次，每次 25～30min。

3. 心理治疗 包括支持疗法、行为疗法、疏利通泻法等。

4.并发症的治疗

(1) 生长激素缺乏症：基因重组生长激素替代治疗。

(2) 甲状腺功能低下：左甲状腺素钠、干甲状腺片等。

(3) 尿崩症：氯磺丙脲、氯贝丁酯、卡马西平等。

(4) 肾上腺皮质功能减退：肾上腺皮质激素等。

(六)治疗后效果评估

1.有效性评价指标

(1) 主要指标：患者的视力检查。

(2) 次要指标：验光，眼底检查，眼科 B 超，视网膜电图，视觉诱发电位（VEP），荧光素眼底血管造影（FFA），MRI 检查，临床表现，病情进展情况等。

2.安全性评价指标

(1) 生命体征观察和实验室检查：于治疗前后 1h、4h、8h 记录患者的呼吸、心率和血压。治疗结束出院前复查所有治疗前的检查项目。

(2) 不良反应事件的评估。

(七)疗程

1.一个疗程治疗 4～6 次，每次治疗间隔 5～7 天。

2.原则上每个疗程间隔的时间为 3～6 个月。

3.疗效明显可视病情连续做 2～3 个疗程。

(八)随访

1.随访时间为治疗后 1 个月、3 个月、6 个月、12 个月和 2 年。

2.有条件的患者，随访医生应将患者请回治疗中心进行系统的复诊；受条件所限不能来治疗中心复诊时，可在患者居住地的三级甲等医院或专科医院，按要求进行复诊，并将复诊资料寄回。

3.通过电话或电子邮件进行的随访，应要求患者进行系统的医学检查和评估，逐项记录；不得有漏项，否则不得作为随诊资料。

4.随访病历的检查资料，应与干细胞治疗前的临床检查资料保持一致。

5.随访记录采用统一的记录单。

九、进行性肌营养不良

进行性肌营养不良（progressive muscular dystrophy，PMD）是一组以缓慢进行性加重的对称性肌无力和肌萎缩为特点的遗传性肌肉改变。大多数病例有明确的家族史，约 1/3 的患儿为散发病例。病变累及肢体肌、躯干肌和头面肌，少数累及心肌。根据遗传方式、发病年龄、受累肌肉分布、有无肌肉假性肥大、病程及预后等分为不同的临床类型。

(一)诊断依据

1.根据临床表现和遗传方式，尤其基因及抗肌萎缩蛋白检测，配合肌电图、肌肉病理检查及肌酸磷酸激酶（CK）检测，一般均能确诊。

2.临床表现及诊断要点

假肥大型

① 假肥大型肌营养不良（Duchenne muscular dystrophy，DMD）：为最常见的类型，是主要影响男性的确性连锁隐性遗传病。发病率约为 1/3600 男婴。临床表现如下。

男性患儿 5 岁时开始出现症状，早期表现为踮步、鸭步、跑步不稳和易跌倒；肌无力自四肢近端和躯干缓慢进展，下肢较重，骨盆带无力则走路向两侧摇摆，呈典型鸭步；髂腰肌和股四头肌无力则登楼和蹲位站立困难，且腰椎前凸；腹肌和髂腰肌无力使患儿从仰卧位站起时必须先转为俯卧位，再用双手顺次攀附，身体方能直立（Gower 征），为本病的特征性表现。

肢体近端肌萎缩明显，90% 的患儿可见肌肉脂肪浸润引起腓肠肌肥大，体积增大、坚硬，但无力等。

女性为基因携带者，有些携带者可有肢体无力、腓肠肌假肥大、肌酸磷酸激酶（CK）增高等。

本型在 PMD 中病情最严重，并与患儿家庭遗传代数成反比，家族受累代数愈多，病情愈轻；散发病例最严重，预后不良。

肌电图为典型肌源性损害，肌酸磷酸激酶（CK）、乳酸脱氢酶（LDH）、谷草转氨酶（GOT）、谷丙转氨酶（GPT）和醛缩酶等增高，CK 水平异常增高，可达正常 50 倍以上；尿中肌酸增加，肌酐减少；病程晚期心脏可受累，可见心电图异常。

② Becker 型肌营养不良（Becker muscular dystrophy，BMD）。

③ 面肩肱型肌营养不良。

④ 肢带型肌营养不良。

（二）干细胞治疗指征

1. 临床确诊。

2. 患者经其他治疗无效或效果不满意。

3. 患者或其家属、委托人自愿接受干细胞治疗，并已经签署治疗同意书。

4. 无严重的其他组织器官并发症。

5. 无干细胞治疗禁忌证。

（三）干细胞治疗前检查

1. 实验室检查，如血常规、尿常规、便常规、肝功能、肾功能、血糖、电解质、凝血四项、输血前检查七项。

2. 免疫学检查，如免疫五项（IgA、IgG、IgM、补体 C3 和 C4）及 T 细胞亚群（Tc、Th、Ts、CD4/CD8）。

3. 心电图、肌电图、胸部 X 线检查，最好有基因检查。

4. 手法肌力检测。

注：上述检查在患者出院前需全部复查一次。

（四）干细胞治疗流程

1. 治疗途径和方式

（1）用自体骨髓干细胞在病变的肢体进行局部注射。

（2）用异体干细胞在病变的肢体进行局部注射时，需先进行一次静脉干细胞治疗，无不良反应后，再在病变的肢体进行局部注射治疗。

2. 自体骨髓干细胞制备及治疗方式

（1）自体骨髓干细胞的制备，应在专门的细胞制备室中进行。

（2）患者取俯卧位，消毒、铺无菌巾。

（3）双侧髂后上嵴，局部麻醉下，做骨髓穿刺。

（4）抽取骨髓血 400～500ml。

（5）由实验室制成干细胞悬液。

（6）治疗应选用局部注射。

3. 治疗操作规程

（1）硬膜外麻醉或腰麻。

（2）将被移植肢体，由近端至远端，用酒精、碘酒和酒精依次消毒 3 遍，或用碘伏消毒，铺无菌巾。

（3）将干细胞悬液多点注射到上肢和（或）下肢各屈伸肌群。各点间距约 3cm×3cm。每点注射 0.3～0.5ml。

4. 治疗后护理

（1）监测患者的呼吸、心率和血压，注意意识状态。

（2）测体温，每日 4 次，连续 3 日。

（3）将患肢垫高。

（4）观察种植的局部有无红、肿、发热和剧烈疼痛。

（5）观察种植肢体远端的颜色和温度变化。

（6）6h 内，患者禁食、禁水。

5. 不良反应监测及其处理

（1）每次干细胞治疗后都必须密切观察有无不良反应，如有必须及时处理并填写《干细胞治疗不良反应监测表》。

(2) 干细胞治疗后的并发症，现在仅发现有发热，一般不超过 38℃，经过对症处理，多在 3 日内好转。

(3) 无免疫排异反应和移植物抗宿主反应报道。

（五）辅助治疗

1. 药物治疗应维持原有治疗，必要时进行对症治疗。

2. 心理治疗。

（六）治疗后效果评估

1. 有效性评价指标

(1) 肌力的恢复。

(2) 肌电图检查。

2. 安全性评价指标

(1) 生命体征观察和实验室检查：于治疗前后 1h、4h、8h 记录患者的呼吸、心率和血压。治疗结束出院前复查所有治疗前的检查项目。

(2) 不良反应事件的评估。

（七）疗程

1. 每一个疗程，进行一次干细胞局部注射治疗。有条件可配合 1～3 次静脉治疗。

2. 3 个月后，依据情况，可进行第二个疗程的治疗。

（八）随访

1. 随访时间为治疗后 1 个月、3 个月、6 个月、12 个月和 2 年。

2. 有条件的患者，随访医生应将患者请回治疗中心进行系统的复诊；受条件所限不能来治疗中心复诊时，可在患者居住地的三级甲等医院或专科医院，按要求进行复诊，并将复诊资料寄回。

3. 通过电话或电子邮件进行的随访，应要求患者进行系统的医学检查和评估，逐项记录；不得有漏项，否则不得作为随诊资料。

4. 随访病历的检查资料，应与干细胞治疗前的临床检查资料保持一致。

5. 随访记录采用统一的记录单。

十、脑损伤后遗症

颅脑损伤（或称为创伤性脑损伤）是一组用来描述由外在机械力或子弹对脑的损伤，从而导致意识丧失、创伤后记忆缺失和神经功能缺损的术语。分为脑震荡、脑挫裂伤和弥漫性轴索损伤。主要由于交通事故、工业和运动意外、暴力等引起。常遗留有比较严重的神经系统后遗症。

（一）诊断依据

1. 头部外伤史。

2. 可有意识障碍，与其损伤的部位和程度有关，多为伤后立即昏迷，也有患者伤后呈持续昏迷状态。

3. 局灶性神经功能症状和体征，如偏瘫、失语、锥体束征、视野缺损、感觉障碍以及癫痫发作等。

4. 可有肢体功能障碍，四肢肌张力增高，锥体束征，也可呈去大脑强直。

5. 可出现脑干生理反射消失，包括头眼垂直反射、头眼反射、角膜反射、嚼肌反射等。

6. 可出现掌颏反射、角膜下颌反射。

7. 腰穿颅压可正常。

8. 头颅 CT 可见脑组织呈混杂密度改变，低密度区内有斑片状高密度出血区，呈"胡椒面"样，周围可有水肿，脑室、脑池受压变窄等痕迹，也可有中线移位或蛛网膜下腔出血征象。

9. 头颅 MRI 可进一步了解受损脑组织部位、范围和周围血肿情况。

10. 脑电生理检查出现与损伤部位吻合的改变。

（二）干细胞治疗指征

1. 不建议在早期和急性期应用干细胞治疗，应在患者病情稳定后，尤其是神经系统损伤的临床症状和体征趋于稳定之后的慢性期或后遗症期，经其他治疗手段患者病情无明显改善，可考虑干细胞治疗。

2.患者残留有脑损伤后造成的意识丧失、创伤后记忆缺失和神经功能缺损等中枢神经功能缺损的临床症状和体征。

3.经其他治疗无效或效果不满意。

4.患者或其家属、委托人自愿接受干细胞治疗，并已经签署治疗同意书。

5.无严重的高血压病和冠状动脉粥样硬化性心脏病、肺部感染和肾功能障碍，无重症糖尿病，无精神障碍。

6.无干细胞治疗禁忌证。

（三）干细胞治疗前检查

1.实验室检查，如血常规、尿常规、便常规、肝功能、肾功能、血糖、电解质、凝血四项、输血前检查七项。

2.免疫学检查，如免疫五项（IgA、IgG、IgM、补体C3和C4）及T细胞亚群（Tc、Th、Ts、CD4/CD8）。

3.胸部X线、CT、MRI检查，心电图、脑电图、肌电图。

4.完成有关评测检查，并记录完整。

注：上述检查在患者出院前需全部复查一次。

（四）干细胞治疗流程

1.治疗途径和方式 治疗原则上以经腰穿蛛网膜下腔注射为主，每个疗程安排一次静脉输注。如有手术指征者，手术同时可以做一次局部原位种植。

2.治疗操作规程

(1) 经腰穿蛛网膜下腔注射干细胞治疗，应在局麻下进行。

(2) 经腰穿蛛网膜下腔注射的操作按卫生主管部门和医院的操作程序要求进行。

(3) 治疗应在专用的细胞治疗室内进行；细胞治疗室要符合卫生部门的标准，日常要按照手术室的标准管理。

(4) 经腰穿蛛网膜下腔注射治疗时应注意在腰穿成功后，首先测量并记录脑脊液压力，如果压力明显升高，应停止治疗；如略微升高或正常，应适量放出脑脊液，送常规和生化检查；还要注意脑脊液的颜色与性状；然后缓慢注入干细胞悬液，治疗完毕，将穿刺针芯插入，停滞 2 min 后，取出穿刺针。

(5) 治疗过程中，密切监视患者的呼吸、心率和血压，注意意识状态。

(6) 如在治疗过程中患者出现头痛、头晕等症状，应立即停止治疗，待观察并对症处理后，患者症状消失，生命体征平稳后，方可继续；治疗结束后应将患者平卧，测量心率、呼吸、血压，确定患者生命体征平稳，一般状态良好后，用平车将患者送回病房。

3.治疗后护理

(1) 腰穿治疗的患者，治疗后应去枕平卧 6h，并抬高床尾 15°；注意穿刺部位有无渗液。

(2) 监视患者的呼吸、心率和血压，注意意识状态。

(3) 测体温，每日 4 次，连续 3 日。

(4) 注意偏瘫患者肢体的痉挛状态和感觉、运动情况。

(5) 注意心理护理，鼓励患者积极配合康复治疗和功能锻炼。

4.不良反应监测及其处理

(1) 每次干细胞治疗后都必须密切观察有无不良反应，如有必须及时处理并填写《干细胞治疗不良反应监测表》。

(2) 经腰穿蛛网膜下腔注射的并发症及其处理见后文。

(3) 干细胞治疗后的并发症，现在仅发现有发热，一般不超过 38℃，经过对症处理，多在 3 日内好转。

(4) 无免疫排异反应和移植物抗宿主反应报道。

（五）辅助治疗

1. 药物治疗，必要时进行对症治疗。

2. 康复治疗，应注意认知障碍、语言障碍、运动功能障碍、知觉障碍的治疗。

3. 心理治疗。

4. 日常生活护理。

（六）治疗后效果评估

1. 有效性评价指标

(1) CT 检查及 MRI 检查对照。

(2) 脑损伤严重程度的评定，格拉斯哥昏迷量表、认知功能的评定；语言功能的评定；运动功能的评定；知觉功能的评定、情绪障碍的评定。治疗前后、3 个月、6 个月、1 年、2 年进行跟踪评估，做好视频对照。

2. 安全性评价指标

(1) 生命体征观察和实验室检查：于治疗前后 1h、4h、8h 记录患者的呼吸、心率和血压。治疗结束出院前复查所有治疗前的检查项目。

(2) 不良反应事件的评估。

（七）疗程

1. 一个疗程治疗 4～6 次，每次治疗间隔 5～7 天。

2. 原则上每个疗程间隔的时间为 3～6 个月。

3. 疗效明显可视病情连续做 2～3 个疗程。

（八）随访

1. 随访时间为治疗后 1 个月、3 个月、6 个月、12 个月和 2 年。

2. 有条件的患者，随访医生应将患者请回治疗中心进行系统的复诊；受条件所限不能来治疗中心复诊时，可在患者居住地的三级甲等医院或专科医院，按要求进行复诊，并将复诊资料寄回。

3. 通过电话或电子邮件进行的随访，应要求患者进行系统的医学检查和评估，逐项记录；不得有漏项，否则不得作为随诊资料。

4. 随访病历的检查资料，应与干细胞治疗前的临床检查资料保持一致。

5. 随访记录采用统一的记录单。

十一、脊髓损伤

脊髓损伤是脊柱骨折的严重并发症，由于椎体的移位或碎骨片突出于椎管内，造成脊髓或马尾神经产生不同程度的损伤。胸腰段损伤使下肢的感觉和运动产生障碍，括约肌功能障碍，称为截瘫；而颈段脊髓损伤后，双上肢也有神经功能障碍，为四肢瘫痪。

（一）诊断依据

1. 有明确的外伤史。

2. 脊柱活动受限，局限性棘突压痛、可见畸形。

3. 有颈、胸、腰段脊髓或神经根损伤的表现；胸腰段损伤使躯干和下肢的感觉产生障碍，双下肢运动功能障碍，括约肌功能障碍；而颈段脊髓损伤后，双上肢也有神经功能障碍。

4. 肌电图检查，符合脊髓损伤表现。

5. X 线检查可见椎体骨折或脱位。

6. CT 和 MRI 检查可发现脊髓受损病变。

（二）干细胞治疗指征

1. 临床确诊，常规检查和特殊检查完备。

2. 无心、脑、肾、肺、肝、脾、胰等重要脏器损伤；一般状况尚可，生命体征稳定。

3. 患者或其家属、委托人自愿接受干细胞治疗，并已经签署治疗同意书。

4. 非急症患者（受伤半年以上）经其他治疗无效或效果不满意。

5. 无干细胞治疗禁忌证。

（三）干细胞治疗前检查

1. 实验室检查，如血常规、尿常规、便常规、肝功能、肾功能、血糖、电解质、凝血四项、输血前检查七项。

2. 免疫学检查，如免疫五项（IgA、IgG、IgM、补体 C3 和 C4）及 T 细胞亚群（Tc、Th、Ts、CD4/CD8）。

3. 辅助检查，如胸部 X 线检查可见椎体骨折或脱位，CT 和 MRI 可发现脊髓受损病变。心电图、肌电图检查。

4. 脊髓损伤水平评分（ASIA 评分）。

注：上述检查在患者出院前需全部复查一次。

（四）干细胞治疗流程

1. 治疗途径和方式 原则上以经腰穿蛛网膜下腔注射为主，每个疗程安排一次静脉输注。如有手术指征者，手术同时可以做一次局部原位种植。

(1) 急症脊髓损伤的患者，如进行脊柱椎板减压，脊髓探查和内固定手术，可在手术的同时进行受损病变部位的局部种植；间隔 7 天后，经腰穿或静脉再次移植；可重复移植 4~6 次。

(2) 非急症脊髓损伤的患者，经腰穿或静脉治疗；可重复治疗 4~6 次；腰穿的操作按卫生主管部门和医院的操作程序要求进行。

(3) 经静脉治疗应在经多次腰穿后或腰穿失败后选用。

2. 手术操作规程

(1) 急症脊髓损伤的患者，进行脊柱手术治疗时，采用全身麻醉或硬膜外麻醉，椎板减压、脊髓探查后，确定脊髓损伤部位，将干细胞种植至损伤部位。种植时应采用专用注射器将干细胞注入损伤部位的边缘及中央有血液供应区域；或采用特殊生物支架，支撑并保护种植的干细胞。

(2) 手术 7 天后，可在局麻下经腰穿蛛网膜下腔注射，或经静脉再次治疗；应重复治疗 4~6 次。

(3) 非急症脊髓损伤的患者，经腰穿蛛网膜下腔注射或静脉治疗；可重复治疗 4~6 次；经腰穿蛛网膜下腔注射的操作按卫生主管部门和医院的操作规程要求进行。

(4) 治疗应在专用的细胞治疗室内进行；细胞治疗室要符合卫生部门的标准，日常要按照手术室的标准管理。

(5) 经腰穿蛛网膜下腔注射治疗时应注意在腰穿成功后，首先测量并记录脑脊液压力，如果压力明显升高，应停止治疗；如略微升高或正常，应适量放出脑脊液，送常规和生化检查；还要注意脑脊液的颜色与性状；然后缓慢注入干细胞悬液，治疗完毕后，将穿刺针芯插入，停滞 2min 后，取出穿刺针。

(6) 如在治疗过程中患者出现头痛、头晕等症状，应立即停止治疗，待观察并对症处理后，患者症状消失，生命体征平稳后，方可继续。治疗结束后应将患者平卧，测量心率、呼吸、血压，确定患者生命体征平稳，一般状态良好后，用平车将患者送回病房。

3. 治疗后护理

(1) 经手术治疗的患者，如采用全身麻醉，应按全麻后护理常规执行，监护基本生命体征。注意禁食、禁水 8h，去枕平卧，注意头部的位置，注意并保障静脉和给氧通道的通畅，如有局部引流，注意引流管的通畅以及引流量的多少及性状，注意伤口渗血情况；如有保留尿管导尿，按相关护理规定执行；注意观察肢体的颜色、温度、感觉和运动情况。

(2) 经腰穿蛛网膜下腔注射治疗的患者，手术后应去枕平卧 6h，并抬高床尾 15°；注意穿刺部位有无渗液。

(3) 注意心理护理，鼓励患者积极配合康复治疗和功能锻炼。

4. 不良反应监测及其处理

(1) 每次干细胞治疗后都必须密切观察有无不良反应，如有必须及时处理并填写《干细胞治疗不良反应监测表》。

(2) 干细胞治疗后的并发症，现在仅发现有发热，一般不超过 38℃，经过对症处理，多在 3 日内好转。

(3) 无免疫排异反应和移植物抗宿主反应报道。

（五）辅助治疗

1. 药物治疗　必要时进行对症治疗。

2. 康复治疗　制订严格的康复训练计划（康复处方）。

(1) 常规治疗：运动疗法，每日 1～2 次，每次 40～50min。

(2) 选择性治疗：①作业疗法（OT），每日 1 次，每次 30min。②中医传统治疗：针灸，每日 20～30min。③理疗，每日 1 次。

(3) 心理治疗。

（六）治疗后效果评估

1. 有效性评价指标

(1) 主要指标

① ASIA 残损分级（2006 年修订）。

A 级：完全性损伤，在骶段 S_4～S_5 无任何感觉或运动功能保留。

B 级：不完全性损伤，在损伤平面以下包括骶段 S_4～S_5 存在感觉功能，但无运动功能。

C 级：不完全性损伤，在损伤平面以下存在运动功能，且平面以下一半以上的关键肌肌力小于 3 级（0～2 级）。

D 级：不完全性损伤，在神经平面以下存在运动功能，且平面以下至少一半的关键肌肌力大于或等于 3 级。

E 级：正常，感觉和运动功能正常。

注：当患者被评为 C 级或 D 级时，必须是不完全性损伤，即在骶段 S_4～S_5 有感觉或运动功能存留。此外该患者必须具备如下两者之一：肛门括约肌有自主收缩；运动平面以下有 3 个节段以上有运动功能保留。

② 运动评分：采用 ASIA 国际标准（2006 年修订）。

运动检查的必查项目为检查身体两侧 10 对肌节关键肌，左右侧各选一块关键肌，检查顺序为从上而下。肌力分为 6 级。

0 级：完全瘫痪。

1 级：可触及或可见肌肉收缩。

2 级：在无重力下全关节范围的主动活动。

3 级：对抗重力下全关节范围的主动活动。

4 级：在中度阻力下进行全关节范围的主动活动。

5 级：（正常肌力）对抗完全阻力下全关节范围的主动活动。

NT：无法检查，患者不能够可靠地进行用力或因制动、疼痛、挛缩等导致无法进行肌力检查。

选择 10 对肌节关键肌是因为它们与相应节段的神经支配相一致，并且脊髓损伤时更适合于做仰卧位检查。俯卧位是被禁止的。必查项目是指各肌节按左右两侧做运动评分。将两侧肌节得分相加，得出一个总的运动评分并用这一评分量化评定运动功能的变化。

③ 感觉评分：采用 ASIA 国际标准（第 6 版，2006）。感觉检查的必查部分是身体两侧各自的 28 个皮节关键点。每个关键点要检查 2 种感觉，即针刺觉和轻触觉，并按 3 个等级分别评定打分。0 分，缺失；1 分，障碍（部分障碍或感觉改变，包括感觉过敏）；2 分，正常；NT，无法检查。

针刺觉检查时常用一次性安全针。轻触觉检查时用棉花。在针刺觉检查时，不能区别钝性和锐性刺激的感觉应评为 0 级。两侧感觉关键点的检查部位如图 4-1。除对这些两侧关键点进行检查外，还要求检查者做肛门指检测试肛门外括约肌。感觉分级为存在或缺失（即在患者的总表上记录有或无）。鞍

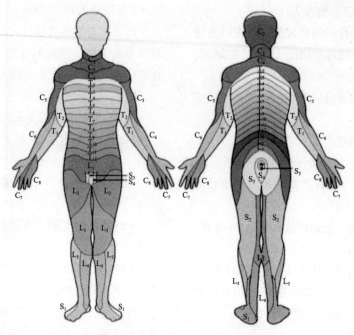

▲ 图 4-1 感觉平面检查关键点示意图

C_2. 枕骨粗隆；C_3. 锁骨上窝；C_4. 肩锁关节的顶部；C_5. 肘前窝外侧；C_6. 拇指近节背侧皮肤；C_7. 中指近节背侧皮肤；C_8. 小指近节背侧皮肤；T_1. 肘前窝内侧；T_2. 腋窝顶部；T_3. 第 3 肋间 *；T_4. 第 4 肋间（乳线）*；T_5. 第 5 肋间（在 $T_4 \sim T_6$ 的中点）*；T_6. 第 6 肋间（剑突水平）*；T_7. 第 7 肋间（在 $T_6 \sim T_8$ 的中点）*；T_8. 第 8 肋间（在 $T_6 \sim T_{10}$ 的中点）*；T_9. 第 9 肋间（在 $T_8 \sim T_{10}$ 的中点）*；T_{10}. 第 10 肋间（脐）*；T_{11}. 第 11 肋间（在 $T_{10} \sim T_{12}$ 的中点）*；T_{12}. 腹股沟韧带中点；L_1.T_{12} 与 L_2 中点；L_2. 大腿前中部；L_3. 股骨内踝；L_4. 内踝；L_5. 第 3 跖趾关节足背侧；S_1. 足跟外侧；S_2. 腘窝中点；S_3. 坐骨结节；$S_4 \sim S_5$ 肛门周围（作为一个平面）。*.指位于锁骨中线上的关键点

区存在任何感觉，都说明患者的感觉是不完全性损伤。

每个皮节感觉必查项目有 4 种情况：右侧针刺觉、右侧轻触觉、左侧针刺觉和左侧轻触觉。如图 4-1 所示，把身体每侧的皮节评分相加，即产生 2 个总的感觉评分，即针刺觉评分和轻触觉评分，并用感觉评分量化评定感觉功能的变化。

(2) 次要指标：日常生活能力的功能性分级。

2. 安全性评价指标

(1) 生命体征观察和实验室检查：于治疗前后 1h、4h、8h 记录患者的呼吸、心率和血压。治疗结束出院前复查所有治疗前的检查项目。

(2) 不良反应事件的评估。

（七）疗程

1. 一个疗程治疗 4～6 次，每次治疗间隔 5～7 天。

2. 原则上每个疗程间隔的时间为 3～6 个月。

3. 疗效明显可视病情连续做 2～3 个疗程。

（八）随访

1. 随访时间为治疗后 1 个月、3 个月、6 个月、12 个月和 2 年。

2. 有条件的患者，随访医生应将患者请回治疗中心进行系统的复诊；受条件所限不能来治疗中心复诊时，可在患者居住地的三级甲等医院或专科医院，按要求进行复诊，并将复诊资料寄回。

3. 通过电话或电子邮件进行的随访，应

要求患者进行系统的医学检查和评估，逐项记录；不得有漏项，否则不得作为随诊资料。

4.随访病历的检查资料，应与干细胞治疗前的临床检查资料保持一致。

5.随访记录采用统一的记录单。

十二、共济失调

共济失调是一组肌力没有明显减退的情况下以四肢和躯干活动功能不协调而引起的走路不稳、持物不稳、口齿不清为主要临床表现的中枢神经系统疾病。呈进展性，病因复杂多样，其中以遗传因素为主。目前临床上根据脑部受损部位可分为感觉性共济失调、小脑性共济失调、前庭性共济失调、额叶性共济失调等。而临床上"共济失调"多指遗传性共济失调，在人群患病率为2/10万。

（一）诊断依据、临床表现及诊断要点

Harding 在 1993 年提出根据发病年龄、临床特征、遗传方式和生化改变的分类方法已被广泛接受并得到公认。遗传性共济失调主要有两大类。

1. Friedreich 型共济失调（FRDA）

(1) 常染色体隐性遗传：由于 9 号染色体长臂基因缺陷所致。

(2) 发病年龄早：通常在 4—15 岁起病，偶见婴儿和 50 岁以后发病。

(3) 主要症状：先有双下肢共济失调，行走不稳、步态蹒跚、左右摇晃、易跌倒；继而发展到双上肢共济失调、动作笨拙、取物不准、意向震颤；常有语言不清及爆发性语言、听视力减退、反应迟钝。

(4) 体征：可见眼球水平眼震、跟 - 膝 - 胫试验和 Romberg 征阳性、腱反射消失；75% 有上胸段脊柱畸形、25% 有视神经萎缩、50% 有弓形足、85% 有心律失常及心脏杂音、20% 有糖尿病。

(5) 辅助检查：①影像学检查：X 线可见脊柱和骨骼畸形；MRI 可见脊髓变细，小脑和脑干受损少见。②电生理检查：心电图有 T 波倒置、心律失常及传导阻滞；超声心动图示心室肥大、流出道梗阻；视觉诱发电位波幅下降。③脑脊液检查：正常。④ DNA 分析：FRDA 基因 18 号内含子 GAA 大于 66 次重复。

2. 脊髓小脑性共济失调（SCA）

(1) 常染色体显性遗传：SCA 可以分多个亚型。

(2) 发病年龄迟：通常在 30—40 岁隐袭起病，进展缓慢，但也有在儿童期和 70 岁以后发病者。

(3) 主要症状：首发为下肢共济失调，走路摇晃、突然跌倒、发音困难；继而出现双手笨拙及意向震颤、眼球震颤、痴呆及远端肌萎缩等。各亚型有各自特点。

(4) 体征：肌张力障碍、腱反射亢进、病理征阳性、痉挛步态、音叉振动感及本体感觉丧失等。

(5) 辅助检查：①影像学检查：CT 及 MRI 示小脑明显萎缩，有时可见脑干萎缩。②电生理检查：脑干诱发电位可异常，肌电图显示周围神经损害。③脑脊液检查正常。④ DNA 分析：确诊及区分亚型可用外周血白细胞进行 PCR 分析。

（二）干细胞治疗指征

1.临床确诊，常规检查和特殊检查完备。

2.一般状况尚可，生命体征稳定，无严重的脊柱畸形。

3.患者或其家属、委托人自愿接受干细胞治疗，并已经签署治疗同意书。

4.患者经其他治疗无效或效果不满意。

5.无干细胞治疗禁忌证。

（三）干细胞治疗前检查

1.实验室检查，如血常规、尿常规、便常规、肝功能、肾功能、血糖、电解质、凝血四项、输血前检查七项。

2.免疫学检查，如免疫五项（IgA、IgG、IgM、补体C3和C4）及T细胞亚群（Tc、Th、Ts、CD4/CD8）。

3.辅助检查，如胸部X线、MRI、心电图、脑电图、肌电图检查。

4.必要的基因检测。

5.严密和完善的神经系统临床检查。

6. Berg平衡量表评分。

注：上述检查在患者出院前需全部复查一次。

（四）干细胞治疗流程

1.**治疗途径和方式** 原则上以经腰穿蛛网膜下腔注射为主，每个疗程安排一次静脉输注。

2.**治疗操作规程**

(1) 经腰穿蛛网膜下腔注射的操作按卫生主管部门和医院的操作规程要求进行。

(2) 治疗应在专用的细胞治疗室内进行；细胞治疗室要符合卫生部门的标准，日常要按照手术室的标准管理。

(3) 干细胞治疗经腰穿蛛网膜下腔注射时在局麻下进行。

(4) 经腰穿蛛网膜下腔注射治疗时应注意在腰穿成功后，首先测量并记录脑脊液压力，如果压力明显升高，应停止治疗；如略微升高或正常，应适量放出脑脊液，送常规和生化检查；还要注意脑脊液的颜色与性状；然后缓慢注入干细胞悬液，治疗完毕后，将穿刺针芯插入，停滞2min后，取出穿刺针。

(5) 如在治疗过程中患者出现头痛、头晕等症状，应立即停止治疗，待观察并对症处理后，患者症状消失，生命体征平稳后，方可继续治疗。治疗结束后应将患者平卧，测量心率、呼吸、血压和脉搏，确定患者生命体征平稳后，用平车将患者送回病房。

3.**治疗后护理**

(1) 监测患者的呼吸、心率和血压，注意意识状态。

(2) 测体温，每日4次，连续3日。

(3) 经腰穿蛛网膜下腔注射治疗后应去枕平卧6h，并抬高床尾15°；注意穿刺部位有无渗液。

(4) 注意心理护理，鼓励患者积极配合康复治疗和功能锻炼。

(5) 进食困难的患者可给予流食，必要时鼻饲饮食或全胃肠外营养；呼吸困难的患者可给予辅助呼吸；呼吸肌麻痹的患者应进行气管切开，必要时使用呼吸机维持生命。

4.**不良反应监测及其处理**

(1) 每次干细胞治疗后都必须密切观察有无不良反应，如有必须及时处理并填写《干细胞治疗不良反应监测表》。

(2) 经腰穿蛛网膜下腔注射的并发症及其处理见后文。

(3) 干细胞治疗后的并发症，现在仅发现有发热，一般不超过38℃，经过对症处理，多在3日内好转。

(4) 无免疫排异反应和移植物抗宿主反应报道。

（五）辅助治疗

1.**药物治疗** 维持原有的治疗，必要者进行对症治疗。

2.**康复治疗** 制订合适的康复训练计划（康复处方）。

(1) 常规治疗：平衡训练每日1～2次，每次40～50min。

(2) 选择性治疗：①运动疗法（PT），每日1～2次，每次40～50min。②作业疗法（OT），每日1次，每次30min。③中医传统治疗。④理疗。

(3) 心理治疗。

（六）治疗后效果评估

1.**有效性评价指标** 根据Berg平衡量表进行评估，做好视频对照。

2.**安全性评价指标**

(1) 生命体征观察和实验室检查：于治疗

前后 1h、4h、8h 记录患者的呼吸、心率和血压。治疗结束出院前复查所有治疗前的检查项目。

(2) 不良反应事件的评估。

（七）疗程

1. 一个疗程治疗 4～6 次，每次治疗间隔 5～7 天。

2. 原则上每个疗程间隔的时间为 3～6 个月。

3. 疗效明显可视病情连续做 2～3 个疗程。

（八）随访

1. 随访时间为治疗后 1 个月、3 个月、6 个月、12 个月和 2 年。

2. 有条件的患者，随访医生应将患者请回治疗中心进行系统的复诊；受条件所限不能来治疗中心复诊时，可在患者居住地的三级甲等医院或专科医院，按要求进行复诊，并将复诊资料寄回。

3. 通过电话或电子邮件进行的随访，应要求患者进行系统的医学检查和评估，逐项记录；不得有漏项，否则不得作为随诊资料。

4. 随访病历的检查资料，应与干细胞治疗前的临床检查资料保持一致。

5. 随访记录采用统一的记录单。

十三、帕金森病

帕金森病（Parkinson disease，PD）又称为震颤麻痹，是多发生于中老年人群的进展性神经系统变性病变。世界各国帕金森病的患病率变动在（10～405）/10 万人口之间，平均约为 103/10 万人口。帕金森病的患病率随年龄增长而增加，60 岁以上的老年人中大约 1% 患有此病。

（一）诊断依据

1. 最常见的首发症状是一侧上肢的静止性震颤（60%～70%），其与肌张力增高、运动迟缓并称三大主症，病程缓慢或症状体征的不对称性，以及对左旋多巴治疗反应良好，均对诊断有帮助，病程的中后期，患者可出现平衡障碍。

2. 无特异性的影像学（CT、MRI）和生物学指标改变。

3. 英国帕金森病协会脑库（The UK Parkinson's Disease Society Brain Bank）临床诊断标准。

(1) 诊断帕金森综合征：运动减少（自主运动的启动变慢以及重复动作的速度和幅度进行性下降）以及下列症状之一。①肌僵直；②4～6Hz 静止性震颤；③非视觉、前庭、小脑或本体感觉障碍所致的姿势不稳。

(2) 帕金森病的排除标准：①反复脑卒中发作史伴帕金森症状阶梯式进展；②反复头部外伤史；③肯定的脑炎史；④动眼危象；⑤起病前服用过抗精神病药物；⑥亲属中有一人以上同患此病；⑦持续不进展；⑧症状和体征局限于一侧超过 3 年；⑨核上性凝视麻痹；⑩小脑征；⑪早期出现严重的自主神经受累；⑫早期出现严重的痴呆，影响运动、语言和运用能力；⑬Babinski 征阳性；⑭头部影像学发现脑肿瘤或交通性脑积水；⑮大剂量左旋多巴治疗无效（除外吸收不良）；⑯1- 甲基 -4- 苯基 -1,2,3,6- 四氢吡啶（MPTP）暴露史。

(3) 支持帕金森病诊断的阳性标准（具备下列 3 条以上可诊断为临床肯定的帕金森病）。①单侧起病；②存在静止性震颤；③不对称性特征持续存在，起病侧受累严重；④病程呈进行性；⑤左旋多巴治疗反应良好（70%～100%）；⑥严重的、左旋多巴所致的舞蹈动作，左旋多巴疗效持续 5 年以上；⑦临床病程 10 年以上。

(4) Hoehn-Yahr 分级：最简便、最常用的帕金森病严重程度定性分级量表。① 0 级，无症状；② 1 级，单侧疾病；③ 1.5 级，单侧＋躯干受累；④2级，双侧疾病，无平衡障碍；⑤2.5级，轻微双侧疾病，后拉实验可恢复；⑥3级，轻-中度双侧疾病，某种姿势不稳，独立生活；⑦4级，严重残疾，仍可独自行走或站立；⑧5级，无帮助时只能坐轮椅或卧床。

（二）干细胞治疗指征

1. 临床确诊。

2. 经其他治疗无效或效果不满意。

3. 一般状况尚可，生命体征稳定。

4. 患者或其家属、委托人自愿接受干细胞治疗，并已经签署治疗同意书。

5. 无干细胞治疗禁忌证。

（三）干细胞治疗前检查

1. 实验室检查，如血常规、尿常规、便常规、肝功能、肾功能、血糖、电解质、凝血四项、输血前检查七项。

2. 免疫学检查，如免疫五项（IgA、IgG、IgM、补体C3和C4）及T细胞亚群（Tc、Th、Ts、CD4/CD8）。

3. 辅助检查，如心电图、胸部X线、CT、MRI检查。

4. 改良Webster症状评分量表检测。

注：上述检查在患者出院前需全部复查一次。

（四）干细胞治疗流程

1. 治疗途径和方式　原则上以经腰穿蛛网膜下腔注射为主，每个疗程安排一次静脉输注。

2. 治疗操作规程

(1) 经腰穿蛛网膜下腔注射的操作按卫生主管部门和医院的操作规程要求进行。

(2) 治疗应在专用的细胞治疗室内进行；细胞治疗室要符合卫生部门的标准，日常要按照手术室的标准管理。

(3) 干细胞治疗经腰穿蛛网膜下腔注射时在局麻下进行。

(4) 经腰穿蛛网膜下腔注射治疗时应注意

在腰穿成功后，首先测量并记录脑脊液压力，如果压力明显升高，应停止治疗；如略微升高或正常，应适量放出脑脊液，送常规和生化检查；还要注意脑脊液的颜色与性状；然后缓慢注入干细胞悬液，治疗完毕后，将穿刺针芯插入，停滞2min后，取出穿刺针。

(5) 如在治疗过程中患者出现头痛、头晕等症状，应立即停止治疗，待观察并对症处理后，患者症状消失，生命体征平稳后，方可继续治疗。治疗结束后应将患者平卧，测量心率、呼吸、血压和脉搏，确定患者生命体征平稳后，用平车将患者送回病房。

3. 治疗后护理

(1) 监测患者的呼吸、心率和血压，注意意识状态。

(2) 测体温，每日4次，连续3日。

(3) 经腰穿蛛网膜下腔注射治疗后应去枕平卧6h，并抬高床尾15°；注意穿刺部位有无渗液。

(4) 注意心理护理，鼓励患者积极配合康复治疗和功能锻炼。

4. 不良反应监测及其处理

(1) 每次干细胞治疗后都必须密切观察有无不良反应，如有必须及时处理并填写《干细胞治疗不良反应监测表》。

(2) 干细胞治疗后的并发症，现在仅发现有发热，一般不超过38℃，经过对症处理，多在3日内好转。

(3) 无免疫排异反应和移植物抗宿主反应报道。

（五）辅助治疗

1. 药物治疗　维持原有的治疗，必要者进行对症治疗。

2. 康复治疗　如有运动功能、认知功能、平衡功能障碍，应进行相应的康复锻炼。

（六）治疗后效果评估

1. 有效性评价指标

(1) 震颤、肌僵直、运动迟缓和平衡障碍有无缓解。

(2) 改良 Webster 症状评分量表检测。

2. 安全性评价指标

(1) 生命体征观察和实验室检查：于治疗前后 1h、4h、8h 记录患者的呼吸、心率和血压。治疗结束出院前复查所有治疗前的检查项目。

(2) 不良反应事件的评估。

（七）疗程

1. 一个疗程治疗 4～6 次，每次治疗间隔 5～7 天。

2. 原则上每个疗程间隔的时间为 3～6 个月。

3. 疗效明显可视病情连续做 2～3 个疗程。

（八）随访

1. 随访时间为治疗后 1 个月、3 个月、6 个月、12 个月和 2 年。

2. 有条件的患者，随访医生应将患者请回治疗中心进行系统的复诊；受条件所限不能来治疗中心复诊时，可在患者居住地的三级甲等医院或专科医院，按要求进行复诊，并将复诊资料寄回。

3. 通过电话或电子邮件进行的随访，应要求患者进行系统的医学检查和评估，逐项记录；不得有漏项，否则不得作为随诊资料。

4. 随访病历的检查资料，应与干细胞治疗前的临床检查资料保持一致。

5. 随访记录采用统一的记录单。

十四、癫痫

癫痫是由多种病因引起的慢性脑部疾患，以脑部神经元过度放电所致的突然、反复和短暂的中枢神经系统功能失常为特征。世界各国流行病学调查显示其发病率约为每年 35/10 万，患病率约为 0.5%。

（一）诊断依据

1. 癫痫的临床诊断　主要根据癫痫患者发作的病史，特别是可靠目击者所提供的详细发作过程和表现，辅以脑电图痫性放电即可确诊。

2. 发作性症状应符合癫痫的基本特点　发作性和重复性，发作性指症状的出现和消失均为非常突然，持续时间短，数秒至数分钟；重复性指的是第一次发作后，经过不固定的间隔会有第二次以至多次相同的发作。

3. 脑电图　是癫痫诊断最常用的一种辅助检查方法。

4. 神经影像学检查　可确定脑结构性异常或损害，MRI 较 CT 更敏感。

5. 颞叶癫痫　是一个综合征，有不同的病因、多样的临床表现和病情经过。海马硬化是其主要病理特征之一，表现为海马或杏仁核的神经细胞变性、萎缩消失和胶质增生；此外还有颞叶其他部分的小血管病变、微小脓肿、局部萎缩、瘢痕、脑质细胞增生及神经细胞变性等。

(1) 具有诊断意义的临床表现特征：①单纯部分发作的典型特点是具有自主神经和（或）精神的症状及某些特殊感觉（如嗅觉、听觉）现象（包括错觉在内）。最常见的是上腹部一股气往上冲的感觉。②复杂部分发作往往以停止运动开始，随后出现口－消化道自动症的典型症状，也经常随之发生其他自动症。时程往往大于 1min。经常出现发作后意识混乱，发作后遗忘症，恢复是逐渐的。

(2) 脑电图是诊断本病及定位的主要手段。一般头皮电极脑电图只能使 1/4 患者得到确诊，应加用咽部或蝶骨电极。皮质脑描记是痫性定位最精确的方法。发作时的脑电图：①单侧或双侧背景活动中断。②颞叶或多叶低幅快活动、节律性棘波或节律性慢波，但脑电图的起始与临床起病并不一致。

(3) 其他辅助检查，如颅骨 X 线平片、脑血管造影及 CT、MRI 检查可发现各种病变。此外 SPECT、PET 也能提供有价值的定位诊断资料。

6. 婴儿痉挛（West 综合征） 婴儿痉挛不是一种单独的疾病，许多因素都可以引起本病，包括产前因素、围生期因素、产后因素等，其也并不与任何病原有特定关联。

(1) 绝大多数病例在 1 岁以内发病，惊厥表现为突然快速的颈部、躯干及肢体肌肉对称性收缩。肌肉收缩过程很快，短于 2s，肌肉收缩形成姿势持续 2～10s，然后肌肉放松恢复原来状态。患儿在一次强直阵挛后缓解数秒钟，可再次发作，形式同前，形成一连串的抽搐发作。

(2) 发作间期脑电图为高节律失调，这是本病的重要特征之一。

7. Lennox-Gastaut 综合征 Lennox-Gastaut 综合征是一种年龄相关性癫痫，以往又称为小发作变异型癫痫。

(1) 发作形式多样，包括短时间的强直发作，失张力发作和不典型失神发作。

(2) 发作间期脑电图表现为慢的棘慢复合波。

(3) 大多数伴有智力发育落后。

（二）干细胞治疗指征

1. 临床确诊。

2. 已经确诊，经其他治疗无效或效果不满意。

3. 患者或其家属、委托人自愿接受干细胞治疗，并已经签署治疗同意书。

4. 无严重的高血压病和冠状动脉粥样硬化性心脏病、肺部感染和肾功能障碍，无重症糖尿病，无精神障碍。

5. 无干细胞治疗禁忌证。

（三）干细胞治疗前检查

1. 实验室检查，如血常规、尿常规、便常规、肝功能、肾功能、血糖、电解质、凝血四项、输血前检查七项。

2. 免疫学检查，如免疫五项（IgA、IgG、IgM、补体 C3 和 C4）及 T 细胞亚群（Tc、Th、Ts、CD4/CD8）。

3. 辅助检查，如胸部 X 线、CT、MRI、心电图、脑电图检查。

（四）干细胞治疗流程

1. 治疗途径和方式

(1) 经腰穿蛛网膜下腔注射治疗为首选的治疗途径。

(2) 经周围静脉治疗。

(3) 颞叶癫痫具有颅内病灶定位技术，可向病灶周围直接种植。

2. 治疗操作规程

(1) 经腰穿蛛网膜下腔注射干细胞治疗在局麻下进行。

(2) 经腰穿蛛网膜下腔注射的操作按卫生主管部门和医院的操作规程要求进行。

(3) 治疗应在专用的细胞治疗室内进行；细胞治疗室要符合卫生部门的标准，日常要按照手术室的标准管理。

(4) 经腰穿蛛网膜下腔注射治疗时应注意在腰穿成功后，首先测量并记录脑脊液压力，如果压力明显升高，应停止治疗；如略微升高或正常，应适量放出脑脊液，送常规和生化检查；还要注意脑脊液的颜色与性状；然后缓慢注入干细胞悬液，治疗完毕，将穿刺针芯插入，停滞 2min 后，取出穿刺针。

(5) 治疗过程中，密切监视患者的呼吸、心率和血压，注意意识状态。

(6) 如在治疗过程中患者出现头痛、头晕等症状，应立即停止治疗，待观察并对症处理后，患者症状消失，生命体征平稳后，方可继续；治疗结束后应将患者平卧，测量心率、呼吸、血压，确定患者生命体征平稳，一般状态良好后，用平车将患者送回病房。

3. 治疗后护理

(1) 经腰穿蛛网膜下腔注射治疗的患者，治疗后应去枕平卧 6h，并抬高床尾 15°；注意穿刺部位有无渗液。

(2) 监测患者的呼吸、心率和血压，注意意识状态。

(3) 测体温，每日 4 次，连续 3 日。

(4) 注意心理护理，鼓励患者积极配合康复治疗和功能锻炼。

4. 不良反应监测及其处理

(1) 每次干细胞治疗后都必须密切观察有无不良反应，如有必须及时处理并填写《干细胞治疗不良反应监测表》。

(2) 经腰穿蛛网膜下腔注射的并发症及其处理见后文。

(3) 干细胞治疗后的并发症，现在仅发现有发热，一般不超过 38℃，经过对症处理，多在 3 日内好转。

(4) 无免疫排异反应和移植物抗宿主反应报道。

（五）辅助治疗

1. 药物治疗为维持原有治疗，必要者进行对症治疗。

2. 心理治疗。

（六）治疗后效果评估

1. **有效性评价指标**　根据癫痫发作的频率与脑电图的改变来评估。

2. **安全性评价指标**

(1) 生命体征观察和实验室检查　于治疗前后 1h、4h、8h 记录患者的呼吸、心率和血压。治疗结束出院前复查所有治疗前的检查项目。

(2) 不良反应事件的评估。

（七）疗程

1. 一个疗程治疗 4～6 次，每次治疗间隔 5～7 天。

2. 原则上每个疗程间隔的时间为 3～6 个月。

3. 疗效明显可视病情连续做 2～3 个疗程。

（八）随访

1. 随访时间为治疗后 1 个月、3 个月、6 个月、12 个月和 2 年。

2. 有条件的患者，随访医生应将患者请回治疗中心进行系统的复诊；受条件所限不能来治疗中心复诊时，可在患者居住地的三级甲等医院或专科医院，按要求进行复诊，并将复诊资料寄回。

3. 通过电话或电子邮件进行的随访，应要求患者进行系统的医学检查和评估，逐项记录；不得有漏项，否则不得作为随诊资料。

4. 随访病历的检查资料，应与干细胞治疗前的临床检查资料保持一致。

5. 随访记录采用统一的记录单。

十五、运动神经元病

运动神经元病是一组病因未明，选择性侵犯脊髓前角细胞、脑干运动神经元、大脑皮质锥体细胞和锥体束的慢性进行性变性病变。临床上兼有上和（或）下运动神经元受损的体征，表现为肌无力、肌萎缩和锥体束征的不同组合，感觉和括约肌功能一般不受影响。

（一）诊断依据

1. 肌萎缩侧索硬化（ALS）

(1) 临床特点

① 多在 40 岁以后发病，男性多于女性。

② 上、下运动神经元损害同时并存为特征。

③ 首发症状常为手指运动不灵活和力弱，随后手部小肌肉如大、小鱼际肌和蚓状肌萎缩，渐向前臂、上臂和肩胛带肌群发展，萎缩肌群出现粗大的肌束颤动。

④ 可有主观感觉异常如麻木感、痛感等，无客观感觉异常。

⑤ 病程持续发展，晚期出现延髓麻痹，最终因呼吸肌麻痹或并发呼吸道感染死亡。

⑥ 肌电图呈典型神经源性改变，主动收缩时运动单位时限增加，有时可见束颤或纤

颤电位，神经传导速度正常。

(2) 诊断标准

① 肯定 ALS：全身 4 个区域 (脑、颈、胸、腰骶神经支配区) 的肌群中，3 个区域有上、下运动神经元病损的症状和体征。

② 拟诊 ALS：在 2 个区域有上、下运动神经元病损的症状和体征，伴有上运动神经元损害并向上端发展。

③ 可能 ALS：在 1 个区域有上、下运动神经元病损的症状和体征，或在 2~3 个区域有上运动神经元病损的体征。

④ 下列依据支持 ALS 诊断。

一处或多处肌束震颤；肌电图提示前角细胞损害；运动神经传导速度（MCV）及感觉神经传导速度（SCV）正常，但远端潜伏期可以延长，波幅低；无传导阻滞。

ALS 不应有的症状和体征：感觉、括约肌、视觉和眼肌、自主神经、锥体外系、阿尔茨海默病，可由其他疾病解释的类 ALS 症状和体征。

2. 进行性脊髓性肌萎缩

(1) 发病年龄稍早于 ALS，多在 30 岁左右，男性多见。

(2) 隐袭发病，首发症状常为一手或双手小肌肉萎缩、无力，逐渐累及前臂、上臂和肩胛带肌群，也有下肢萎缩开始者，但少见。

(3) 有肌束颤动。

(4) 远端萎缩明显，肌无力及腱反射减低。

(5) 累及延髓出现延髓麻痹者存活时间短，常死于肺感染。

(6) 肌电图检查。

3. 进行性延髓麻痹

(1) 多在中年以后发病，主要表现构音不清、饮水呛咳、吞咽困难和咀嚼无力，舌肌萎缩明显，伴肌束震颤，咽反射消失。

(2) 皮质延髓束受损出现下颌反射亢进，

后期伴有强哭强笑，呈真性与假性延髓麻痹并存表现。

(3) 进展较快，预后不良，多在 1~3 年死于呼吸肌麻痹和肺感染。

4. 原发性侧索硬化

(1) 极少见，中年或更晚发病。

(2) 首发症状为双下肢对称性强直无力，痉挛步态。

(3) 进展缓慢，渐及双上肢。

(4) 四肢肌张力增高，腱反射亢进，病理征阳性，下肢明显，无肌萎缩，感觉正常。

(5) 皮质延髓束变性可出现假性延髓麻痹，伴情绪不稳、强哭强笑。

（二）干细胞治疗指征

1. 临床确诊，常规检查和特殊检查完备。

2. 一般状况尚可，生命体征稳定。

3. 患者或其家属、委托人自愿接受干细胞治疗，并已经签署治疗同意书。

4. 患者经其他治疗无效或效果不满意。

5. 无干细胞治疗禁忌证。

（三）干细胞治疗前检查

1. 实验室检查，如血常规、尿常规、便常规、肝功能、肾功能、血糖、电解质、凝血四项、输血前检查七项。

2. 免疫学检查，如免疫五项（IgA、IgG、IgM、补体 C3 和 C4）及 T 细胞亚群（Tc、Th、Ts、CD4/CD8）。

3. 辅助检查，如胸部 X 线检查、心电图检查、肌电图检查（详细记录双胸锁乳突肌和舌肌的改变）。

4. 严密和完善的神经系统临床检查。

注：上述检查在患者出院前需全部复查一次。

（四）干细胞治疗流程

1. 治疗途径和方式 原则上以经腰穿蛛网膜下腔注射为主，每个疗程安排一次静脉输注。

2. 治疗操作规程

(1) 经腰穿蛛网膜下腔注射的操作按卫生主管部门和医院的操作规程要求进行。

(2) 治疗应在专用的细胞治疗室内进行；细胞治疗室要符合卫生部门的标准，日常要按照手术室的标准管理。

(3) 干细胞治疗经腰穿蛛网膜下腔注射时在局麻下进行。

(4) 经腰穿蛛网膜下腔注射治疗时应注意在腰穿成功后，首先测量并记录脑脊液压力，如果压力明显升高，应停止治疗；如略微升高或正常，应适量放出脑脊液，送常规和生化检查；还要注意脑脊液的颜色与性状；然后缓慢注入干细胞悬液，治疗完毕后，将穿刺针芯插入，停滞2min后，取出穿刺针。

(5) 如在治疗过程中患者出现头痛、头晕等症状，应立即停止治疗，待观察并对症处理后，患者症状消失，生命体征平稳后，方可继续。治疗结束后应将患者平卧，测量心率、呼吸、血压和脉搏，确定患者生命体征平稳后，将患者送回病房。

3. 治疗后护理

(1) 监测患者的呼吸、心率和血压，注意意识状态。

(2) 测体温，每日4次，连续3日。

(3) 经腰穿蛛网膜下腔注射治疗后应去枕平卧6h，并抬高床尾15°；注意穿刺部位有无渗液。

(4) 注意心理护理，鼓励患者积极配合康复治疗和功能锻炼。

(5) 进食困难的患者可给予流食，必要时鼻饲饮食或全胃肠外营养；呼吸困难的患者可给予辅助呼吸；呼吸肌麻痹患者应气管切开，必要时使用呼吸机维持生命。

4. 不良反应监测及其处理

(1) 每次干细胞治疗后都必须密切观察有无不良反应，如有必须及时处理并填写《干细胞治疗不良反应监测表》。

(2) 干细胞治疗后的并发症，现在仅发现有发热，一般不超过38℃，经过对症处理，多在3日内好转。

(3) 无免疫排异反应和移植物抗宿主反应报道。

（五）辅助治疗

1. 药物治疗，可维持原有的治疗，必要时进行对症治疗。

2. 康复治疗时，应制订合适的康复训练计划（康复处方）。选择性治疗：①运动疗法（PT）。②作业疗法（OT）。③中医传统治疗：针灸，每日20~30min。④理疗。

3. 心理治疗。

（六）治疗后效果评估

1. 有效性评价指标

(1) 疗程内观察内容：患者临床表现、四肢肌张力，病情进展情况等。

(2) 评估方法：患者临床症状、体征进展情况，有无并发症的出现，生存时间；双胸锁乳突肌和舌肌的肌电图有无变化。

2. 安全性评价指标

(1) 生命体征观察和实验室检查：于治疗前后1h、4h、8h记录患者的呼吸、心率和血压。治疗结束出院前复查所有治疗前的检查项目。

(2) 不良反应事件的评估。

（七）疗程

1. 一个疗程治疗4~6次，每次治疗间隔5~7天。

2. 原则上每个疗程间隔的时间为3~6个月。

3. 疗效明显可视病情连续做2~3个疗程。

（八）随访

1. 随访时间为治疗后1个月、3个月、6个月、12个月和2年。

2. 有条件的患者，随访医生应将患者请

回治疗中心进行系统的复诊；受条件所限不能来治疗中心复诊时，可在患者居住地的三级甲等医院或专科医院，按要求进行复诊，并将复诊资料寄回。

3.通过电话或电子邮件进行的随访，应要求患者进行系统的医学检查和评估，逐项记录；不得有漏项，否则不得作为随诊资料。

4.随访病历的检查资料，应与干细胞治疗前的临床检查资料保持一致。

5.随访记录采用统一的记录单。

十六、脑血管病

脑血管病常常导致神经功能的缺损，如感觉、运动和括约肌功能的障碍，甚至意识异常、认知和情感异常，严重影响患者的生存质量，给家庭和社会带来沉重的负担。

（一）诊断依据

1.脑血栓形成

(1) 多在安静状态下发病。

(2) 有颈内动脉系统和（或）椎-基底动脉系统的症状和体征。

(3) 多缓慢或阶梯性进展。

(4) 无明显头痛、呕吐和意识障碍。

(5) 脑脊液不含血液。

(6) 有脑动脉硬化或脑膜炎等疾病。

(7) 脑血管造影和 CT 检查可明确诊断。

具有（1）至（6）项可做临床诊断，兼有第（7）项可确诊。

2.脑栓塞

(1) 发病急剧。

(2) 意识清楚或短暂障碍。

(3) 有颈内动脉系统和（或）椎-基底动脉系统的症状和体征。

(4) 多见于冠状动脉粥样硬化性心脏病、心房纤颤或心肌梗死等患者。

(5) 脑脊液不含血液。

(6) CT 检查可见梗死灶。

具有（1）至（4）项可做临床诊断，第（5）、（6）项可做辅助诊断。

3.腔隙性脑梗死

(1) 高血压动脉硬化病史。

(2) 急性或亚急性发病。

(3) 多无意识障碍，症状不严重，常表现为：①纯运动性轻偏瘫；②纯感觉性卒中；③感觉运动性脑卒中；④共济失调性轻偏瘫综合征；⑤构音障碍手笨拙综合征；⑥偏侧舞蹈症；⑦眼肌麻痹伴小脑共济失调；⑧外展麻痹伴纯运动性轻偏瘫；⑨对侧注视麻痹，核间性眼肌麻痹及轻偏瘫；⑩构音困难，小脑性共济失调及核间性眼肌麻痹。

(4) CT 检查常见梗死灶。

具有（1）至（3）项可做临床诊断，兼有第（4）项可确诊。

4.脑出血

(1) 常在活动或情绪激动时发病。

(2) 头痛、呕吐和血压升高较显著。

(3) 进展迅速，意识障碍逐渐加深，并有内囊、丘脑、脑干和小脑等出血好发部位的局灶症状。

(4) 多有高血压病史。

(5) 脑脊液多含血液。

(6) CT 检查可发现出血灶。

具有（1）至（4）项可做临床诊断，兼有第（5）、（6）项可确诊。

5.脑出血性梗死

(1) 脑栓塞后症状又突然加重，多在数日或数周后。

(2) 常见于使用抗凝治疗，或血压下降致脑梗死，或血压升高致脑出血。

(3) CT 检查见梗死灶内有出血。

具有（1）和（2）项可做临床诊断，兼有第（3）项可确诊。

（二）干细胞治疗指征

1.临床确诊，急性期后，生命体征稳定。

2.患者残留有脑血管疾病造成的中枢神

经功能缺损。

3. 经其他治疗无效或效果不满意。

4. 患者或其家属、委托人自愿接受干细胞治疗，并已经签署治疗同意书。

5. 无干细胞治疗禁忌证。

（三）干细胞治疗前检查

1. 实验室检查，如血常规、尿常规、便常规、肝功能、肾功能、血糖、电解质、凝血四项、输血前检查七项。

2. 免疫学检查，如免疫五项（IgA、IgG、IgM、补体 C3 和 C4）及 T 细胞亚群（Tc、Th、Ts、CD4/CD8）。

3. 辅助检查，如胸部 X 线、CT、MRI、心电图、脑电图、肌电图检查。

4. 详细的病史询问与记录。

5. 改良 Ashworth 痉挛量表，记录痉挛程度。

6.Fugl-Meyer 运动功能评定量表记录患者的运动功能水平。

7.Barthel 指数评分评价日常生活活动能力。

注：上述检查在患者出院前需全部复查一次。

（四）干细胞治疗流程

1. 治疗途径和方式　原则上以经腰穿蛛网膜下腔注射为主，每个疗程安排一次静脉输注。如有手术指征者，手术同时可以做一次局部原位种植。

2. 治疗操作规程

(1) 经腰穿蛛网膜下腔注射干细胞治疗应在局麻下进行。

(2) 经腰穿蛛网膜下腔注射的操作按卫生主管部门和医院的操作程序要求进行。

(3) 治疗应在专用的细胞治疗室内进行；细胞治疗室要符合卫生部门的标准，日常要按照手术室的标准管理。

(4) 经腰穿蛛网膜下腔注射治疗时应注意在腰穿成功后，首先测量并记录脑脊液压

力，如果压力明显升高，应停止治疗；如略微升高或正常，应适量放出脑脊液，送常规和生化检查；还要注意脑脊液的颜色与性状；然后缓慢注入干细胞悬液，治疗完毕后，将穿刺针芯插入，停滞 2min 后，取出穿刺针。

(5) 治疗过程中，密切监视患者的呼吸、心率和血压，注意意识状态。

(6) 如在治疗过程中患者出现头痛、头晕等症状，应立即停止治疗，待观察并对症处理后，患者症状消失，生命体征平稳后，方可继续；治疗结束后应将患者平卧，测量心率、呼吸、血压，确定患者生命体征平稳，一般状态良好后，用平车将患者送回病房。

3. 治疗后护理

(1) 腰穿蛛网膜下腔注射治疗的患者，治疗后应去枕平卧 6h，并抬高床尾 15°；注意穿刺部位有无渗液。

(2) 监测患者的呼吸、心率和血压，注意意识状态。

(3) 测体温，每日 4 次，连续 3 日。

(4) 注意偏瘫患者，肢体的痉挛状态和感觉、运动情况。

(5) 注意心理护理，鼓励患者积极配合康复治疗和功能锻炼。

4. 不良反应监测及其处理

(1) 每次干细胞治疗后都必须密切观察有无不良反应，如有必须及时处理并填写《干细胞治疗不良反应监测表》。

(2) 经腰穿蛛网膜下腔注射的并发症及其处理见后文。

(3) 干细胞治疗后的并发症，现在仅发现有发热，一般不超过 38℃，经过对症处理，多在 3 日内好转。

(4) 无免疫排异反应和移植物抗宿主反应报道。

（五）辅助治疗

1. 药物治疗，必要时进行对症治疗。

2. 康复治疗，可制订严格的康复训练计划（康复处方）。

(1) 常规治疗：运动疗法（PT），每日1～2次，每次40～50min。

(2) 选择性治疗：①作业疗法（OT），每日1次，每次30min。②中医传统治疗：针灸，每日20～30min。③理疗，每日1次。

3. 心理治疗。

4. 日常生活护理。

（六）治疗后效果评估

1. 有效性评价指标

(1) CT 检查及 MRI 检查对照。

(2) 改良 Ashworth 痉挛量表，记录痉挛程度；Fugl-Meyer 运动功能评定量表记录患者的运动功能水平；Barthel 指数评分评价日常生活活动能力；治疗前后、一个疗程后评估；3 个月、6 个月、1 年、2 年进行跟踪评估，做好视频对照。

2. 安全性评价指标

(1) 生命体征观察和实验室检查：于治疗前后1h、4h、8h记录患者的呼吸、心率和血压。患者治疗结束出院前复查所有治疗前的检查项目。

(2) 不良反应事件的评估。

（七）疗程

1. 一个疗程治疗 4～6 次，每次治疗间隔5～7 天。

2. 原则上每个疗程间隔的时间为 3～6个月。

3. 疗效明显可视病情连续做 2～3 个疗程。

（八）随访

1. 随访时间为治疗后 1 个月、3 个月、6个月、12 个月和 2 年。

2. 有条件的患者，随访医生应将患者请回治疗中心进行系统的复诊；受条件所限不能来治疗中心复诊时，可在患者居住地的三级甲等医院或专科医院，按要求进行复诊，并将复诊资料寄回。

3. 通过电话或电子邮件进行的随访，应要求患者进行系统的医学检查和评估，逐项记录；不得有漏项，否则不得作为随诊资料。

4. 随访病历的检查资料，应与干细胞治疗前的临床检查资料保持一致。

5. 随访记录采用统一的记录单。

十七、多发性硬化

多发性硬化（multiple selerosis，MS）是一种以中枢神经系统（central nervous system，CNS）白质脱髓鞘病变为特点，遗传易感个体和环境因素作用发生的自身免疫性疾病。中枢神经系统散在分布的多数病灶与病程中呈现的缓解复发，症状和体征的空间多发性和病程的时间多发性构成了 MS 的主要临床特点。由于发病率较高，呈慢性病程和倾向于年轻人罹患。

（一）诊断依据

1. 临床表现及诊断要点 多发性硬化主要发生于中青年，女性略多于男性，病因及发病机制至今不明，临床表现十分复杂，几乎所有的神经症状均可包括，而且多变，由于症状多种多样，临床上容易误诊。根据Poser 在 1983 年提出的诊断标准具体如下。

MS 的病理特点是局灶性、多位于脑室周围的散在的脱髓鞘斑块，伴有反应性神经胶质增生，病变可累及大脑白质、脊髓、脑干、小脑和视神经。

首发症状常包括一个或多个肢体麻木无力、刺痛、发凉；视力下降、视物模糊、复视；平衡障碍；排便功能障碍等多种功能性病变。还有些患者表现为急性或渐进性的痉挛性轻截瘫和感觉缺失。初发后可有一定时间的缓解期，再复发可为原有症状也可出现新的症状。

常见症状体征：①肢体瘫痪多见，常见不对称性痉挛性轻截瘫，下肢无力、沉重。②感觉障碍：包括深感觉和 Romberg 征。③可见共济失调、平衡失调。④视力障碍，一侧障碍开始随后侵犯另一侧，眼球震颤及复视等。⑤进行性无力。⑥急性脊髓炎。⑦疼痛。⑧束带感。⑨局部发凉。⑩情绪异常。⑪Lhermitte 征。⑫面部感觉障碍。⑬阵发性瘙痒。⑭构音障碍。

2. 辅助检查

(1) 脑脊液（CSF）检查：①可见单核细胞轻度增高或正常，一般不超过 50×10^6/L，过高应考虑其他疾病，蛋白轻度增高。② CSF-IgG 指数：MS 的 CSF-IgG 增高主要为 CNS 合成，CSF-IgG 指数＞1.7 则提示鞘内合成，见于约 70% 以上 MS 患者。③脑脊液中 IgG 和寡克隆带：MS 的阳性率可达 95% 以上。

(2) 诱发电位检查：包括视觉诱发电位（VEP）、脑干听觉诱发电位（BAEP）和体感诱发电位（SEP）等，50%～90% 的患者可有一项或多项异常。

(3) MRI：可见大小不一，类似圆形的 T_1 低信号、T_2 高信号；常见于侧脑室前角与后角周围、半卵圆中心及胼胝体，或为融合斑，多位于侧脑室体部；脑干、小脑和脊髓可见斑点状不规则 T_1 低信号及 T_2 高信号斑块；病程长的患者多数可伴有脑室系统扩张、脑沟增宽等白质萎缩征象。

注意：缓解 - 复发的病史及症状体征提示中枢神经系统有一个以上的分离病灶，是长期以来指导临床医生确诊的标准，应注意不能根据任何单一症状或体征诊断 MS，应以提示中枢神经系统不同时间、不同部位病变的全部临床表现作为诊断依据。

（二）干细胞治疗指征

1. 临床确诊，常规检查和特殊检查完备。

2. 一般状况尚可，生命体征稳定，无严重的脊柱畸形。

3. 患者或其家属、委托人自愿接受干细胞治疗，并已经签署治疗同意书。

4. 患者经其他治疗无效或效果不满意。

5. 无干细胞治疗禁忌证。

（三）干细胞治疗前检查

1. 实验室检查，如血常规、尿常规、便常规、肝功能、肾功能、血糖、电解质、凝血四项、输血前检查七项。

2. 免疫学检查，如免疫五项（IgA、IgG、IgM、补体 C3 和 C4）及 T 细胞亚群（Tc、Th、Ts、CD4/CD8）。

3. 辅助检查，如脑脊液检查 [脑膜炎球菌血清群 C（MNC）、CSF-IgG 指数、寡克隆带]，诱发电位检查，胸部 X 线、MRI 检查，心电图、脑电图、肌电图检查。

4. MS 日常生活功能评定表评分。

注：上述检查在患者出院前需全部复查一次。

（四）干细胞治疗流程

1. 治疗途径和方式　原则上以经腰穿蛛网膜下腔注射为主，每个疗程安排一次静脉输注。

2. 治疗操作规程

(1) 经腰穿蛛网膜下腔注射治疗，操作按卫生主管部门和医院的操作规程要求进行。

(2) 治疗应在专用的细胞治疗室内进行；细胞治疗室要符合卫生部门的标准，日常要按照手术室的标准管理。

(3) 干细胞治疗经腰穿蛛网膜下腔注射时在局麻下进行。

(4) 经腰穿蛛网膜下腔注射治疗时应注意在腰穿成功后，首先测量并记录脑脊液压力，如果压力明显升高，应停止治疗；如略微升高或正常，应适量放出脑脊液，送常规和生化检查；还要注意脑脊液的颜色与性状；然后缓慢注入干细胞悬液，治疗完毕后，将穿刺针芯插入，停滞2min后，取出穿刺针。

(5) 如在治疗过程中患者出现头痛、头晕等症状，应立即停止治疗，待观察并对症处理后，患者症状消失，生命体征平稳后，方可继续治疗。治疗结束后应将患者平卧，测量心率、呼吸、血压和脉搏，确定患者生命体征平稳后，将患者送回病房。

3. 治疗后护理

(1) 监测患者的呼吸、心率和血压，注意意识状态。

(2) 测体温，每日4次，连续3日。

(3) 经腰穿蛛网膜下腔注射治疗后应去枕平卧6h，并抬高床尾15°；注意穿刺部位有无渗液。

(4) 注意心理护理，鼓励患者积极配合康复治疗和功能锻炼。

(5) 对进食困难患者可给予流食，必要时鼻饲饮食或全胃肠外营养；对呼吸困难患者给予辅助呼吸、对呼吸肌麻痹患者应气管切开，必要时使用呼吸机维持生命。

4. 不良反应监测及其处理

(1) 每次干细胞治疗后都必须密切观察有无不良反应，如有必须及时处理并填写《干细胞治疗不良反应监测表》。

(2) 经腰穿蛛网膜下腔注射的并发症及其处理见后文。

(3) 干细胞治疗后的并发症，现在仅发现有发热，一般不超过38℃，经过对症处理，多在3日内好转。

(4) 无免疫排异反应和移植物抗宿主反应报道。

（五）辅助治疗

1. 药物治疗，可维持原有的治疗，必要者进行对症治疗。

2. 康复治疗，应制订合适的康复训练计划（康复处方）。选择性治疗：①运动疗法（PT）。②作业疗法（OT）。③中医传统治疗：针灸，每日20~30min。④理疗。

3. 心理治疗。

（六）治疗后效果评估

1. 有效性评价指标 根据MS日常生活功能评定表进行评估。

2. 安全性评价指标

(1) 生命体征观察和实验室检查：于治疗前后1h、4h、8h记录患者的呼吸、心率和血压。治疗结束出院前复查所有治疗前的检查项目。

(2) 不良反应事件的评估。

（七）疗程

1. 一个疗程治疗4~6次，每次治疗间隔5~7天。

2. 原则上每个疗程间隔的时间为3~6个月。

3. 疗效明显可视病情连续做2~3个疗程。

（八）随访

1. 随访时间为治疗后1个月、3个月、6个月、12个月和2年。

2. 有条件的患者，随访医生应将患者请回治疗中心进行系统的复诊；受条件所限不能来治疗中心复诊时，可在患者居住地的三级甲等医院或专科医院，按要求进行复诊，并将复诊资料寄回。

3. 通过电话或电子邮件进行的随访，应要求患者进行系统的医学检查和评估，逐项记录；不得有漏项，否则不得作为随诊资料。

4. 随访病历的检查资料，应与干细胞治疗前的临床检查资料保持一致。

5. 随访记录采用统一的记录单。

第5章 常用功能评定量表

一、脑瘫综合功能评定表

姓名＿＿＿＿＿＿＿＿＿ 性别＿＿＿＿＿＿＿＿＿ 年龄＿＿＿＿＿＿＿＿＿

总分＿＿＿＿＿＿＿＿＿ 评定者＿＿＿＿＿＿＿＿＿ 日期＿＿＿＿＿＿＿＿＿

评定项目		得分（分）	评定项目		得分（分）
认知功能	1. 认识常见形状		自理动作	1. 开水龙头	
	2. 分辨常见概念			2. 洗脸、洗手	
	3. 基本空间概念			3. 刷牙	
	4. 认识四种颜色			4. 端碗	
	5. 认识画上东西			5. 用手或勺进食	
	6. 能画圆、竖线、横线、斜线			6. 脱穿上衣	
	7. 注意力可集中瞬间			7. 脱穿裤子	
	8. 对经过事情的记忆			8. 脱穿鞋袜	
	9. 寻求帮助表达意思			9. 解系扣子	
	10. 能数数和加减法			10. 便前、便后处理	
言语功能	1. 理解如冷、热、饿		社会适应	1. 认识家庭成员	
	2. 有沟通的愿望			2. 尊敬别人，见人打招呼	
	3. 能理解别人的表情动作			3. 参与集体性游戏	
	4. 能表达自己的需求			4. 自我称谓和所有关系	
	5. 能说 2～3 个字的句子			5. 能与母亲离开	
	6. 能模仿口部动作			6. 认识注意安全不动电火	
	7. 能发 b、p、a、o、ao 等音			7. 认识所在环境	
	8. 遵从简单指令			8. 能与家人亲近	
	9. 能简单复述			9. 懂得健康与生病	
	10. 能看图说话			10. 能简单回答社会性问题	

（续表）

评定项目		得分（分）	评定项目	得分（分）
运动能力	1. 头部控制		评定表的使用方法	
	2. 翻身		1. 评分标准（百分制）	
	3. 坐		每项完成 2 分	
	4. 爬		每项大部分完成 1.5 分	
	5. 跪		每项完成一半 1 分	
	6. 站		每项小部分完成 0.5 分	
	7. 走		不能完成 0 分	
	8. 上下楼梯		2. 残疾程度标准	
	9. 伸手取物		轻度：总分>75 分	
	10. 拇指、食指取物		中度：总分 25～75 分 　重度：总分<25 分 3. 疗效评定标准 　显效：总分提高 20% 或以上 　有效：总分提高 1%～19% 　无效：总分未提高，甚至减少	

二、Ashworth 痉挛评定级

姓名＿＿＿＿＿＿＿＿＿＿　性别＿＿＿＿＿＿＿＿＿＿　年龄＿＿＿＿＿＿＿＿＿＿
分级＿＿＿＿＿＿＿＿＿＿　评定者＿＿＿＿＿＿＿＿＿　日期＿＿＿＿＿＿＿＿＿＿

0　无肌张力的增加
I　肌张力轻度增加：受累部位被动屈伸时，在关节活动范围（range of motion，ROM）之末时呈现最小阻力或出现
　　突然卡住和释放
I⁺　肌张力轻度增加：在 ROM 后 50% 范围内出现突然卡住，然后在 ROM 的后 50% 均呈现最小阻力
II　肌张力较明显地增加：通过 ROM 的大部分时，肌张力均较明显地增加，但受累部分仍能较易被移动
III　肌张力严重增高：被动运动困难
IV　僵直：受累部位被动屈伸时，呈现僵直状态而不能动

三、手法肌力检查 (manual muscle test，MMT)

姓名＿＿＿＿＿＿＿＿＿＿　性别＿＿＿＿＿＿＿＿＿＿　年龄＿＿＿＿＿＿＿＿＿＿
分级＿＿＿＿＿＿＿＿＿＿　评定者＿＿＿＿＿＿＿＿＿　日期＿＿＿＿＿＿＿＿＿＿

分　级	描　述
0 级	受试肌肉无收缩。代表符号（zero, Z），评定结果：全瘫，肌力为正常肌力 0%
1 级	肌肉有收缩，但不能使关节活动。代表符号（trace, T），评定结果：微有收缩，肌力为正常肌力的 10%
2 级	肌肉收缩能使肢体在去除重力条件下做关节全范围活动。代表符号（poor, P），评定结果：差，肌力为正常肌力的 25%
3 级	肌肉收缩能使肢体抵抗重力做关节全范围活动，但不能抵抗外加阻力。代表符号（fair, F），评定结果：尚可，肌力为正常肌力的 50%

（续表）

分 级	描 述
4 级	肌肉收缩能使肢体抵抗重力和部分外加阻力。代表符号 (good, G)，评定结果：良好，肌力为正常肌力的 75%
5 级	肌肉收缩能使肢体活动抵抗重力及充分抵抗外加阻力。代表符号 (normal, N)，评定结果：正常，肌力为正常肌力的 100%

说明：以上为肌力检查的六级评分法。虽然此方法较为粗糙，并带有一定的主观性，但现实仍被认为是最方便可靠的肌力评定方法而被广泛应用

四、脑瘫儿童粗大运动功能测试（GMFM）

姓名_____ 性别_____ 年龄_____
日期_____ 诊断_____ 总分_____

	项 目	得分（分）
	仰 卧	
1	头在中线位，双手对称于身体两侧，转动头部	
2	把手放在中线位，双手合拢	
3	抬头 45°	
4	屈曲右侧髋、膝关节	
5	屈曲左侧髋、膝关节	
6	伸出右手越过中线	
7	伸出左手越过中线	
8	从右侧翻身到俯卧位	
9	从左侧翻身到俯卧位	
	俯 卧	
10	抬头向上	
11	直臂支撑，抬头，抬起胸部	
12	右前臂支撑，左前臂伸直向前	
13	左前臂支撑，右前臂伸直向前	
14	从右侧翻身到仰卧位	
15	从左侧翻身到仰卧位	
16	用上肢向右水平转动 90°	

（续表）

	项　目	得分（分）
17	用上肢向左水平转动 90°	
坐　位		
18	抓住双手，从仰卧位到坐位，头与身体呈直线	
19	向右侧翻身到坐位	
20	向左侧翻身到坐位	
21	检查者支撑胸部，保持头直立 3s	
22	检查者支撑胸部，保持头直立在中线位 10s	
23	双臂撑地坐，保持 5s	
24	双臂游离坐，保持 3s	
25	前倾，拾起玩具后恢复坐位，不用手支撑	
26	触到在右后方 45° 的玩具后恢复坐位	
27	触到在左后方 45° 的玩具后恢复坐位	
28	右侧坐，双臂游离，保持 5s	
29	左侧坐，双臂游离，保持 5s	
30	从坐位慢慢回到俯卧位	
31	从坐向右侧转到四点跪位	
32	从坐向左侧转到四点跪位	
33	不用双臂协助，向左、右水平转动 90°	
34	坐在小凳上，不需任何帮助，保持 10s	
35	从站位到坐在小凳上	
36	从地上坐到小凳上	
37	从地上坐到大椅子上	
爬和跪		
38	俯卧位，向前爬行 1.8m	
39	手膝负重，保持四点跪位 10s	
40	从四点跪位到坐位，不用手协助	
41	从俯卧位到四点跪位，手膝负重	

（续表）

	项 目	得分（分）
42	四点跪位，右臂前伸，手比肩高	
43	四点跪位，左臂前伸，手比肩高	
44	爬行或蛙跳 1.8m	
45	交替性四点爬行 1.8m	
46	用手和膝／脚爬行上 4 级台阶	
47	用手和膝／脚后退爬行下 4 级台阶	
48	用手臂协助从坐位到直跪，双手放开，保持 10s	
49	用手协助从直跪到右膝半跪，双手放开，保持 10s	
50	用手协助从直跪到左膝半跪，双手放开，保持 10s	
51	双膝行走 10 步，双手游离	
站 立		
52	从地上扶着高凳站起	
53	站立，双手游离 3s	
54	一手扶着椅子，抬起右脚 3s	
55	一手扶着椅子，抬起左脚 3s	
56	站立，双手游离 20s	
57	站立，双手游离，抬起右脚 10s	
58	站立，双手游离，抬起左脚 10s	
59	从坐在小凳上到站起，不用手协助	
60	从跪立位通过右膝半跪到站立，不用手协助	
61	从跪立位通过左膝半跪到站立，不用手协助	
62	从站立位慢慢坐回到地上，不用手协助	
63	从站立位蹲下，不用手协助	
64	从地下拾起物品后恢复站立	
走、跑、跳		
65	双手扶着栏杆，向右侧行走 5 步	
66	双手扶着栏杆，向左侧行走 5 步	

（续表）

	项　目	得分（分）
67	双手扶持，前行 10 步	
68	单手扶行，前行 10 步	
69	不用扶持，前行 10 步	
70	前行 10 步，停下，转身 180°，走回	
71	退行 10 步	
72	双手携带物品，前行 10 步	
73	在 20cm 间隔的平衡线间连续行走 10 步	
74	在 2cm 宽的直线上连续行走 10 步	
75	右脚先行，跨过平膝高的障碍	
76	左脚先行，跨过平膝高的障碍	
77	前行跑 4.5m，停下，跑回	
78	右脚踢球	
79	左脚踢球	
80	双脚同时向上跳 30cm 高	
81	双脚同时向前跳 30cm 远	
82	在直径 60cm 的圆圈内，右脚跳 10 次	
83	在直径 60cm 的圆圈内，左脚跳 10 次	
84	单手扶持，上 4 级台阶，一步一级	
85	单手扶持，下 4 级台阶，一步一级	
86	不用扶持，上 4 级台阶，一步一级	
87	不用扶持，下 4 级台阶，一步一级	
88	双脚同时从 15cm 高的台阶跳下	

总分：　　　　测评医生：

注：此法采用 4 级计分评定

　　0 分：完全不能做

　　1 分：开始做（完成不到 10%）

　　2 分：部分完成（完成 10%～99%）

　　3 分：全部完成

附　脑瘫儿童粗大运动功能测试（GMFM）填写说明

A　卧位与翻身	
1.仰卧位：头正中位，在四肢保持对称的情况下旋转头部 　0　不能使头保持在中线 　1　保持头在中线 1~3s 　2　保持头位于中线，转头时姿势不对称 　3　完成	位置：头于中线，有可能的话手臂放松或对称放置 方法：引导儿童的头从一侧转向另一侧或跟随物体从一边转至另一边。儿童能在指导时保持手臂原状，或在一个较小儿童尽力去得到物体时，观察其上肢运动是否对称
2.仰卧位：双手于正中位，手指相接触 　0　开始时双手不能过中线 　1　开始时双手能过中线 　2　手放在身体前面，但不能手指相对 　3　完成	位置：头位于中线且手臂放松 方法：指导儿童将手放在一起或模仿你的示范、较小的儿童常常会将手自然地放在一起。"手指相对"指儿童必须保持两手在一起足够长的时间，从而显示手指尖接触（可以是两手手指接触，但不可以是两拳的短暂接触）
3.仰卧位：抬头 45° 　0　开始颈部不屈曲 　1　开始颈部屈曲，但不抬头 　2　抬头小于 45° 　3　完成	位置：头位于中线 方法：试用小儿感兴趣的玩具来吸引他们、当他们把注意力放在玩具上时，渐渐地将玩具朝他们脚的方向移动并离开他们的视线、希望他们为追逐玩具而试看抬头，也可以假装抱小儿期望他能抬头
4.仰卧位：右侧髋、膝关节在正常范围内屈曲 　0　右侧髋、膝关节最初没有屈曲 　1　右侧髋、膝关节最初有屈曲 　2　局部屈曲右髋、膝关节 　3　完成	位置：头位于中线、腿舒适地伸展 方法：年龄较大的儿童要求其将膝靠近胸部。年龄较小的儿童将在玩耍时自然地完成，指导者拿一个有趣的玩具放在 1 只脚或 2 只脚上从而诱导年龄较小的儿童屈髋或膝。正常范围是指膝触及胸，大腿触及小腿
5.仰卧位：左侧髋、膝关节在正常范围内屈曲 　0　左侧髋、膝关节最初没有屈曲 　1　左侧髋、膝关节最初有屈曲 　2　局部屈曲左髋、膝关节 　3　完成	位置：头位于中线、腿舒适地伸展 方法：年龄较大的儿童要求其将膝靠近胸部。年龄较小的儿童将在玩耍时自然地完成，指导者拿一个有趣的玩具放在 1 只脚或 2 只脚上从而诱导年龄较小的儿童屈髋或膝。正常范围是指膝触及胸，大腿触及小腿
6.仰卧位：右上肢过中线抓玩具 　0　首先不能到达中线 　1　首先能到达中线 　2　伸出右臂，但不能过中线 　3　完成	位置：头位于中线、手臂放松（只要双手不过中线任何位置都可以）玩具放置于胸部水平使儿童容易得到且又离胸部足够远，从而使儿童用手得到空中的玩具 方法：将玩具从儿童右侧移向左侧尽量吸引其双臂伸出，并希望达到右手过中线的目的
7.仰卧位：左上肢过中线抓玩具 　0　首先不能到达中线 　1　首先能到达中线 　2　伸出左臂，但不能过中线 　3　完成	位置：头位于中线、手臂放松（只要双手不过中线，任何位置都可以），玩具放置于胸部水平使儿童容易得到且又离胸部足够远，从而使儿童用手得到空中的玩具 方法：将玩具从儿童左侧移向右侧尽量吸引其双臂伸出，并希望达到左手过中线的目的
8.仰卧位：向右翻身成俯卧位 　0　不翻 　1　开始翻 　2　部分翻，不成俯卧 　3　完成	位置：头位于中线、手臂、腿舒适地放置 方法：年龄较大的儿童简单地要求他们翻身俯卧，年龄较小的儿童将经常朝玩具方向翻身。如果儿童完全翻身至俯卧、但右手臂仍停留在下面，可以评为 3 分

（续表）

9. 仰卧位：向左翻身成俯卧位 　0　不翻 　1　开始翻 　2　部分翻，不成俯卧 　3　完成	位置：头位于中线、手臂、腿舒适地放置 方法：年龄较大的儿童简单地要求他们翻身俯卧，年龄较小的儿童将经常朝玩具方向翻身。如果儿童完全翻身至俯卧、但右手臂仍停留在下面，可以评为 3 分
10. 仰卧位：竖直抬头 　0　不抬头 　1　头抬起、下巴不能离垫 　2　抬头、下巴离垫、不能竖起 　3　完成	位置：头在垫子上，手臂、腿舒适地放置（腹部、骨盆必须与垫子接触），头可以面朝下或转向一边 方法：年龄较大的儿童可要求其抬头并朝前看。年龄较小的儿童可以在他们面前放一些玩具或叫其名字来吸引其注意力。并不要求头位于正中线
11. 肘支撑成俯卧位：头抬高，肘部伸展，胸部离开床面 　0　最初不抬头 　1　抬头、下巴不能离垫 　2　抬头、没有竖起、前臂支撑 　3　完成	位置：前臂承受重量、腿舒适地伸展 方法：鼓励儿童抬头至垂直位并伸手臂。年龄较大的儿童可以对言语的要求或示范有反应。年龄较小的儿童则更喜欢对他面前一件逐渐抬高的玩具有反应
12. 肘支撑俯卧位：右肘支撑躯体，朝前完全伸展左臂 　0　最初右前臂不承重 　1　右前臂承重、左臂不向前伸展 　2　右前臂承重、左臂部分向前伸展 　3　完成	位置：头可以处于任何位置、前臂负重、腿舒适地伸展 方法：在儿童面前约一手臂长度的位置放一个玩具大约与眼水平，鼓励其伸出左臂离开垫子向前取玩具。完全伸展是指肘部完全伸展且肩向前臂屈曲
13. 肘支撑俯卧位：左肘支撑躯体，朝前完全伸展右臂 　0　最初左前臂不承重 　1　左前臂承重、右臂不向前伸展 　2　左前臂承重、右臂部分向前伸展 　3　完成	位置：头可以处于任何位置、前臂负重、腿舒适地伸展 方法：在儿童面前约一手臂长度的位置放一个玩具大约与眼水平，鼓励其伸出右臂离开垫子向前取玩具。完全伸展是指肘部完全伸展且肩向前臂屈曲
14. 俯卧位：向右翻身成仰卧位 　0　没有翻身 　1　最初有翻身 　2　部分翻身至仰卧位 　3　完成	位置：手臂、腿舒适地放置，最好头向下 方法：鼓励儿童在要求或示范下向右翻至仰卧。年龄较小的儿童可以朝玩具或亲人处翻身。不可通过摆放儿童的手臂使儿童抬头轻轻用力即可翻至仰卧位。虽然下肢保持交叉但能完全翻身者给 3 分
15. 俯卧位：向左翻身成仰卧位 　0　没有翻身 　1　最初有翻身 　2　部分翻身至仰卧位 　3　完成	位置：手臂、腿舒适地放置，最好头向下 方法：鼓励儿童在要求或示范下向左翻至仰卧。年龄较小的儿童可以朝玩具或亲人处翻身。不可通过摆放儿童的手臂使儿童抬头轻轻用力即可翻至仰卧位。虽然下肢保持交叉但能完全翻身者给 3 分
16. 俯卧位：使用四肢向右侧旋转 90° 　0　最初不向右旋转 　1　开始用肢体向右旋转 　2　用四肢向右旋转小于 90° 　3　完成	位置：儿童位于舒适的俯卧位，头朝下 方法：用玩具吸引儿童面向右侧并鼓励其旋转。如果想要儿童转动 90° 则玩具应放在 90° 以外处。如儿童通过爬或翻身来完成此测试的话，可以在开始阶段将玩具放在儿童的前方，通过引导来完成

（续表）

17. 俯卧位：使用四肢向左侧旋转 90° 　　0　最初不向左旋转 　　1　开始用肢体向左旋转 　　2　用四肢向左旋转小于 90° 　　3　完成	位置：儿童位于舒适的俯卧位，头朝下 方法：用玩具吸引儿童面向左侧并鼓励其旋转。如果想要儿童转动 90° 则玩具应放在 90° 以外处。如儿童通过爬或翻身来完成此测试的话，可以在开始阶段将玩具放在儿童的前方，通过引导来完成
B　坐位	
18. 仰卧位：检查者握儿童双手，通过头部控制自己用 　　手牵拉成坐位 　　0　拖起坐时，头不能控制 　　1　拖起坐时，头能控制 　　2　拖起坐时，头能控制部分时间 　　3　完成（自己牵拉成坐位，头始终在脊柱线上或微 　　　　屈曲）	位置：头放于中线，手臂和腿自然伸展 方法：检查者的位置应给予儿童坐起所需足够的空间，同时抓住儿童的手使之安全。和年龄较大的儿童在一起检查者可以位于其一侧，但同其在一起时需叉开他们的腿（小心不能固定他们的腿）
19. 仰卧位：向右侧翻身成坐位 　　0　没有向右侧翻身坐起（通过翻成俯卧位达到坐位 　　　　不给分） 　　1　向右侧翻身，开始有坐起的动作 　　2　向右侧翻身，部分坐起 　　3　完成	位置：儿童位于舒适的坐位，头屈曲向前 方法：指导儿童通过首次翻至右侧而获得坐，对于那些已经用这种方法来坐的儿童来说这题将是容易明白。但对于那些不用这种方法坐起的儿童来说需要更多的解释
20. 仰卧位：向左侧翻身成坐位 　　0　没有向左侧翻身坐起（通过翻成俯卧位达到坐位 　　　　不给分） 　　1　向左侧翻身，开始有坐起的动作 　　2　向左侧翻身，部分坐起 　　3　完成	位置：儿童位于舒适的坐位，头屈曲向前 方法：指导儿童通过首次翻至左侧而获得坐，对于那些已经用这种方法来坐的儿童来说这题将是容易明白。但对于那些不用这种方法坐起的儿童来说需要更多的解释
21. 坐于垫子上：检查者支撑儿童胸部，头部正中位保 　　持 3s 　　0　没有最初的抬头 　　1　头抬起 　　2　抬头但不能竖直 　　3　完成（头部达到垂直位）	位置：儿童位于舒适的坐位，头屈曲向前 方法：检查者位于儿童后面，将双手放在胸前，另一人站在儿童前面举一个玩具在儿童眼睛水平处。如果可能的话可以用一面墙镜来帮助引起儿童的注意
22. 坐于垫子上：检查者支撑儿童胸部，头正中位保持 　　10s 　　0　头不能抬起 　　1　头抬起，但不能位于中线 　　2　头抬起位于中线，保持小于 10s 　　3　完成	位置：儿童位于舒适的坐位，头屈曲向前 方法：指导儿童抬头向前看玩具，希望儿童抬头位于中线，"中线"是指头位于中间，即与矢状面和额状面都垂直
23. 坐于垫子上：用上肢支撑，保持 5s 　　0　手臂不能支撑 　　1　保持小于 1s 　　2　保持 1～4s 　　3　完成	位置：儿童坐垫子上位于任何舒适位，手臂放于最有利于支撑的地方。包括前面、旁边或放在身体上如大腿 方法：检查者位于能使儿童最能用力的地方，对于年龄较小或较重的儿童，检查者站在儿童的后面，另一个人在其前面鼓励儿童，或让儿童面对一面镜子也是有帮助的。年龄较大的儿童可以简单保持姿势达到要求的时间

（续表）

24. 坐于垫子上：不用上肢支撑保持坐位 3s
  0 不能保持，除非手臂支撑
  1 保持，单个手臂支撑
  2 保持，手臂支撑
  3 完成
	位置：舒适地坐在垫子上，手臂任意放置
	方法：检查者可以位于儿童前面或后面。许多儿童可以在开始时选择用手臂支撑，随后依据动作要求或示范抬起一个或双手臂。儿童可以开始手臂支撑，然后诱导其为得到他们前面举着的玩具而抬起一个或双手臂或通过游戏。"手臂放松"是指手臂上不受力而达到或保持坐位

25. 坐于垫子上：前面放置小玩具，身体前倾触摸玩具，没有上肢支持返回直立坐位
  0 没有向前倾
  1 倾向前，但不返回
  2 倾向前，可返回坐直但需手臂支持
  3 完成
	位置：舒适地坐在垫子上，手的位置可以根据儿童能力而变化但儿童必须合理地稳定于坐位从而完成该题
	方法：放置一个玩具离儿童足够远以致必须倾斜向前触摸。这将取决于许多因素（如最初坐的位置、伸臂后运动范围等）

26. 坐于垫子上：触摸右后方 45° 放置的玩具，返回开始姿势
  0 最初不触及玩具
  1 可触及，但不能达到后面
  2 达到后面，但不触及玩具或回到原地（手伸到大转子外）
  3 完成
	位置：儿童舒适地坐在垫子上（包括双腿跪地坐法），手臂的位置可以变化，但儿童必须合理地坐稳尝试该题
	方法：在儿童右后方 45° 处放置玩具，距离等于儿童张开手触其臀部的长度。检查者尽量在儿童右面放置玩具来引起其注意，然后将其停放于上述的位置，引诱儿童得到它，使儿童的注意力在玩具上很重要

27. 坐于垫子上：触摸左后方 45° 放置的玩具，返回开始姿势
  0 最初不触及玩具
  1 可触及，但不能达到后面
  2 达到后面，但不触及玩具或回到原地（手伸到大转子外）
  3 完成
	位置：儿童舒适地坐在垫子上（包括双腿跪地坐法），手臂的位置可以变化，但儿童必须合理地坐稳尝试该题
	方法：在儿童左后方 45° 处放置玩具，距离等于儿童张开手触其臀部的长度。检查者尽量在儿童右面放置玩具来引起其注意，然后将其停放于上述的位置，引诱儿童得到它，使儿童的注意力在玩具上很重要

28. 右侧横坐：没有上肢支撑保持 5s
  0 不能保持右侧横坐
  1 能保持，双手支撑 5s（肘部必须离开垫子）
  2 能保持，右臂支撑 5s（肘部必须离开垫子）
  3 完成
	位置：儿童右侧坐位于垫子上，开始时可以双臂支撑，然后尽力右手臂或双臂放松
	方法：指导儿童抬起左臂或双臂。一旦确定其达到三种姿势之一时就计时 5s，如果儿童不能保持姿势 5s，则尽量在低一级水平计 5s

29. 左侧横坐：没有上肢支撑保持 5s
  0 不能保持左侧横坐
  1 能保持，双手支撑 5s
  2 能保持，左臂支撑 5s
  3 完成
	位置：儿童左侧坐位于垫子上，开始时可以双臂支撑，然后尽力左手臂或双臂放松
	方法：指导儿童抬起右臂或双臂。一旦确定其达到三种姿势之一时就计时 5s，如果儿童不能保持姿势 5s，则尽量在低一级水平计 5s

30. 坐于垫子上：有控制地从低位成俯卧位
  0 最初在控制下没有从低位至俯卧位
  1 最初在控制下有从低位至俯卧位的迹象
  2 从低位至俯卧位，但不能控制，有碰撞
  3 完成
	位置：舒适地坐在垫子上
	方法：引诱儿童在控制下将他们的手臂放低。"控制下"暗示动作是规则的或有方向性的。年龄较大的儿童可以简单地要求其躺下

（续表）

31. 足向前坐于垫子上：身体向右侧旋转成四点支撑位 　　0　没有引起向右 　　1　有向右旋转成四点位的动作 　　2　部分完成向右翻成四点位 　　3　完成	位置：坐在垫子上，腿舒适地放在前面（不允许 W 坐） 方法：引诱儿童通过右侧坐位的一些变化移动或向前移动，通过他们右腿向右翻，也希望他们通过施重于手臂来完成这项。不可以由俯卧位转换成四点位
32. 足向前坐于垫子上：身体向左侧旋转成四点支撑位 　　0　没有引起向左 　　1　有向右旋转成四点位的动作 　　2　部分完成向左翻成四点位 　　3　完成	位置：坐在垫子上，腿舒适地放在前面（不允许 W 坐） 方法：引诱儿童通过左侧坐位的一些变化移动或向前移动，通过他们左腿向左翻，也希望他们通过施重于手臂来完成这项。不可以由俯卧位转换成四点位
33. 坐于垫子上：不使用上肢 90° 旋转 　　0　不旋转 　　1　开始旋转 　　2　靠手臂帮助旋转 90° 　　3　完成	位置：儿童可以以任何坐姿坐在垫子上 方法：指导儿童向左或向右旋转（任何方向都可以）。儿童可在追逐玩具中旋转，像在俯卧位旋转一样。将玩具放置于 90° 以外但仍在儿童的视线之中。不幸的是许多儿童将呈四点位而非旋转
34. 坐于小凳上：上肢及双足不支撑保持 10s 　　0　不能保持坐在小凳上 　　1　保持，手臂支撑，脚支撑 10s 　　2　保持，手臂放松，脚支撑 10s 　　3　完成	位置：儿童坐在小凳上，膝盖在边缘，脚悬空，手臂的姿势和脚的支撑依赖于儿童的能力 方法：放置儿童在小凳上（脚悬着无支撑）如果达到坐稳则要求儿童抬起手臂，达到手臂放松的姿势，当儿童呈现（手臂放松）之前或之后，计时 10s
35. 站立位：落坐小凳 　　0　开始不坐小凳 　　1　开始坐小凳（有上小凳的企图） 　　2　部分坐小凳 　　3　完成	位置：儿童站在小凳前，面朝小凳或背朝或平行。手抓住小凳，但躯体不能靠凳可以无支撑或用 1~2 只手抓住小凳 方法：希望儿童可以选择任何方式坐在小凳上，一些可以爬至小凳上并转身或可以下蹲至坐位，指导年龄较大的儿童坐在小凳上，可用玩具进行激励
36. 从地面：落坐小凳 　　0　不坐小凳 　　1　开始坐小凳（有上小凳的企图） 　　2　部分坐小凳（靠小凳站立） 　　3　完成	位置：儿童可以面朝小凳。开始的姿势可以包括卧、坐、四点位或跪等任何姿势，只要不是站立位 方法：与第 35 项不同，本项测试打算证明儿童是否能从地板上起来坐在小凳上，和第 35 项一样可以让他们选择任何方式坐在小凳上
37. 从地面：落坐大椅子 　　0　不坐大椅子 　　1　开始坐大椅子 　　2　部分坐大椅子 　　3　完成	位置：将儿童放在大椅子前的地板上，在地板上呈不同于站的任何姿势，包括躺、坐、四点位或跪 方法：儿童是否能从地板起来而坐在大椅子上与第 35、36 项一样，儿童可以选择任何方式。要求儿童爬到大椅子上采取任何坐姿
C　爬和跪	
38. 俯卧位：向前方腹爬 1.8m 　　0　不向前匍匐 　　1　向前匍匐小于 0.6m 　　2　向前匍匐小于 0.6~1.5m 　　3　完成	位置：将儿童舒适地俯卧在一块 2.4m 的垫子上 方法：指导儿童腹部贴地靠手臂及腿向前移。放置一件玩具在垫子上，从而为儿童爬的方向提供一个目标，将玩具放在 6 步以外以免使儿童没爬到 6 步就能得到，用儿童身体的某一部分来判断其移动的距离。建立一个较低的通道可以阻止儿童使用四点爬来完成测试

39. 四点位：用手与膝支撑身体 10s
  0 不能持续施力于手和膝
  1 保持施力于手和膝小于 3s（有企图保持姿势现象）
  2 保持施力于手和膝 3～9s
  3 完成
	位置：儿童舒适地在垫子上呈四点位
	方法：指导儿童保持姿势至所要求的时间。用引起注意的玩具帮助其完成测试

40. 四点位：不用上肢支撑成坐位
  0 不坐
  1 试图坐
  2 成坐位，但需手臂支撑（需 1～2 个手臂支撑）
  3 完成
	位置：将儿童舒适地置于四点位，放在垫子上（儿童必须保持四点位并试图完成测试）
	方法：指导儿童去坐。儿童在自己尝试前的过渡期中需要示范或身体的帮助。达到坐，手臂放松可以要求在手游戏中完成

41. 俯卧位：成四点位
  0 开始不成四点位
  1 开始有成四点位的动作（<10%）
  2 部分成四点位（10%～90%）
  3 完成
	位置：儿童在垫子上，舒适地俯卧
	方法：指导儿童采取四点位，记住四点位的排列可多样化，年龄较小的儿童可以经常自然地采取四点位，但其他儿童可能需要言语的鼓励或放置玩具来诱导

42. 四点位：右上肢向前伸出，手的位置高于肩部
  0 右手臂没有伸出向前
  1 右手臂抬起，没有伸出
  2 右手臂伸出，没有到达肩胛水平
  3 完成
	位置：儿童跪在垫子上，舒适地位于四点位，儿童必须保持四点位并尝试该测试
	方法：年龄较大的儿童可以简单要求其伸出右手向前在肩水平之上，许多儿童需要鼓励其向前伸向治疗者的手或玩具。当指导儿童伸展右臂向前到达肩水平以上时，在适当高度放置玩具是必要的

43. 四点位：左上肢向前伸出，手的位置高于肩部
  0 左手臂没有向前伸出
  1 左手臂抬起，没有伸出
  2 左手臂伸出，没有到达肩胛水平
  3 完成
	位置：儿童跪在垫子上，舒适地位于四点位，儿童必须保持四点位并尝试该测试
	方法：年龄较大的儿童可以简单要求其伸出左手向前在肩水平之上，许多儿童需要鼓励其向前伸向治疗者的手或玩具。当指导儿童伸展左臂向前到达肩水平以上时，在适当高度放置玩具是必要的

44. 四点位：向前爬或蛙跳 1.8m
  0 不能爬或蹒跚
  1 爬或蹒跚小于 0.6m
  2 爬或蹒跚 0.6～1.5m
  3 完成
	位置：将儿童放于 2.4m 垫子一端，呈四点位，儿童至少能保持四点位片刻从而尝试此测试
	方法：指导儿童用他的手和膝朝前爬或蹒跚至垫子的尽头。"爬"是指用手、膝移动，手臂和腿不能替代。"蛙跳"是指"突然地移动"，可以包括"兔子跳"或"臂部急动"。可以用玩具接近儿童逐步诱导

45. 四点位：向前交替性四点爬 1.8m
  0 不能爬或蹒跚
  1 爬或蹒跚向前小于 0.6m
  2 爬或蹒跚向前小于 0.6～1.5m
  3 完成
	位置：将儿童四点位放在 2.4m 垫子的一端
	方法：指导儿童向前交互爬至尽头。"交替爬"是指当手和膝向前移动时交替为双手臂及腿的运动。这些交替运动不必需协调

46. 四点位：用手和膝 / 脚爬上 4 级台级
  0 不爬
  1 爬 1 级
  2 爬 2～3 级
  3 完成
	位置：四点位。4～6 级（18cm）高的台阶，可以从站立开始
	方法：指导儿童向上爬，年龄较小的儿童可要求示范或进一步用玩具来引导。检查者应在儿童后面从而减少摔下受伤的可能。向上移动时儿童向后坐下是不可以的。双手臂和腿必须达到第 4 级才能得 3 分

47. 四点位：用手和膝 / 脚退着爬下 4 级台级 　　0　不爬 　　1　爬 1 级 　　2　爬 2～3 级 　　3　完成	位置：将儿童取四点位放于 4 级台阶的顶端 方法：指导孩子一步一格向下爬
48. 坐垫子上：先帮助儿童使用上肢成跪立位，然后不用上肢支撑保持 10s 　　0　需支撑，不能保持 　　1　需手臂支撑，保持小于 10s（从跪立位并抓住椅子开始） 　　2　需手臂支撑，保持 10s（从坐于垫子上，前面放椅子开始） 　　3　完成（从垫子上的任何坐姿开始）	位置：各级评分的开始位置不相同 方法：先测试儿童是否能从坐位到跪立位及是否需要使用椅子。指导儿童用手臂来协助完成跪立位。在椅子上放置玩具有助于达到要求时间。臀部与小腿或垫子相接触是不标准的
49. 跪立位：使用上肢支持成右膝半跪位，不用上肢支撑保持 10s 　　0　不能保持 　　1　被放置成半跪位，能抓着椅子维持 10s（从右膝半跪位并抓住椅子开始） 　　2　抓着椅子成半跪位，并维持 10s（从跪于垫子上，前面放置椅子开始） 　　3　完成（从垫子上成跪立位开始）	位置：各级评分的开始位置不相同 方法：先测试儿童是否能从跪立位到右膝半跪及是否需要使用椅子。然后可以进行三个评分的试验。半跪是指重量位于一侧膝和对侧的脚上，臀部接触小腿或垫子是不标准的
50. 跪立位：使用上肢支持成左膝半跪位，不用上肢支撑保持 10s 　　0　不能保持 　　1　被放置成半跪位，能抓着椅子维持 10s（从左膝半跪位并抓住椅子开始） 　　2　抓着椅子成半跪位，并维持 10s（从跪于垫子上，前面放置椅子开始） 　　3　完成（从垫子上成跪立位开始）	位置：各级评分的开始位置不相同 方法：先测试儿童是否能从跪立位到左膝半跪以及是否需要使用椅子。然后可以进行三个评分的试验。半跪是指重量位于一侧膝和对侧的脚上，臀部接触小腿或垫子是不标准的
51. 跪立位：不用上肢支撑向前跪走 10 步 　　0　跪着不向前 　　1　需支持两手向前跪走 10 步（可以使用任何装置，但不包括人） 　　2　需支持一手向前跪走 10 步 　　3　完成	位置：让儿童跪在垫子上 方法：指导儿童用他们的膝盖向前至少走 10 步，向前一步包括一条腿从离开地板到与之接触的运动
D　站立位	
52. 从地面：抓椅子站立 　　0　不能 　　1　完成 10% 　　2　完成 10%～90% 　　3　完成	位置：儿童位于椅子前 方法：可以使用示范、言语鼓励、玩具诱导等方法。主要测试儿童站起来的能力，而不是站的质量
53. 站立：不用上肢支持保持 3s 　　0　支持下，不能站立 　　1　两手支持保持 3s（可以前臂靠器械或躯体碰到器械） 　　2　一手支持保持 3s（任何部分不能靠器械） 　　3　完成	位置：儿童舒适地站立在地板上（不同姿势开始） 方法：指导儿童起来丢开任何支撑并站立、手臂放开达 3s

（续表）

54. 站立：单手抓住椅子、右脚抬起，保持3s 　0　不能 　1　两手支持右脚抬起小于3s 　2　两手支持右脚抬起3s 　3　完成	位置：儿童位于椅子的旁边、面对椅子（不同姿势开始） 方法：儿童开始时是否能用一只手或两只手抓住椅子，抬起的腿必须完全靠近地板。儿童也可以通过站在一件玩具上，也可穿裤子使其抬腿。前臂可以靠器械
55. 站立：单手抓住椅子、左脚抬起，保持3s 　0　不能 　1　两手支持，左脚抬起小于3s 　2　两手支持，左脚抬起3s 　3　完成	位置：儿童位于椅子的旁边、面对椅子（不同姿势开始） 方法：儿童开始时是否能用一只手或两只手抓住椅子，抬起的腿必须完全靠近地板。儿童也可以通过站在一件玩具上，也可穿裤子使其抬腿。前臂可以靠器械
56. 站立：不用上肢支持保持20s 　0　手臂放松，不能保持站立 　1　保持手部放松，站立小于3s 　2　保持手臂放松，站立3~19s 　3　保持手臂放松，站立20s	位置：儿童舒适地站立在地板上，可以有支持或没有支持 方法：此题主要观察儿童站立的时间。儿童可以调节他们的姿势。但不可以向任何方向跨步，可以使用言语鼓励或玩具诱导的方法
57. 站立：右脚抬起，不用上肢支持保持10s 　0　手臂放松，不能抬右脚 　1　手臂放松，抬右脚小于3s 　2　手臂放松，抬右脚3~9s 　3　完成	位置：儿童站立在地板上 方法：指导儿童抬右脚并保持右腿站立10s。使用垫子可以减少摔伤的可能
58. 站立：左脚抬起，不用上肢支持保持10s 　0　手臂放松，不能抬左脚 　1　手臂放松，抬左脚小于3s 　2　手臂放松，抬左脚3~9s 　3　完成	位置：儿童站立在地板上 方法：指导儿童抬左脚并保持左腿站立10s。使用垫子可以减少摔伤的可能
59. 坐在小凳子上：不用上肢支持站起 　0　不站 　1　有站起的迹象 　2　通过上肢支持站起 　3　完成	位置：儿童坐在小凳子上，如果小凳子高度合适儿童坐位时，脚平放在地板上，膝盖屈曲90° 方法：指导儿童站起，可以用玩具鼓励其站立
60. 跪立位：从右侧半跪位站起，不用上肢 　0　不站 　1　有站起的动作 　2　上肢支持下站起 　3　完成（手臂不能放在垫子或身体上来协助）	位置：儿童舒适地跪于垫子上、手臂放松 方法：指导儿童从跪立位到站立不利用外来支撑如家具或地板，可能需要示范。观察儿童是否从跪立位至站立转变过程采用手臂以及半跪
61. 跪立位：从左侧半跪位站起，不用上肢 　0　不站 　1　有站起的动作 　2　上肢支持下站起 　3　完成	位置：儿童舒适地跪于垫子上、手臂放松 方法：指导儿童从跪立位到站立不利用外来支撑如家具或地板，可能需要示范。观察儿童是否从跪立位至站立转变过程采用手臂以及半跪
62. 站立位：有控制地从低位落坐地面，不用上肢 　0　不能 　1　坐下，重心偏失 　2　手臂支持坐下 　3　完成（运动有规律，有方向性）	位置：儿童站在地板上，手臂放松 方法：指导儿童降低身体坐在地板上，可以包括任何坐的姿势。可能需要预测儿童是否需要手臂的帮助或抓住器械。坐下后可以抓住任何器械

（续表）

63. 站立位：成蹲位，不用上肢 　0　不能 　1　开始蹲（可以依靠器械帮助） 　2　手臂支持蹲 　3　完成	位置：儿童站立在地板上，儿童必须在手臂不支撑的情况 　　　下站立 方法：指导儿童降低身体至蹲位，"蹲"是指接近地面的屈 　　　膝，或弯膝坐在脚后跟上。目的是臀部、腰部和膝 　　　必须屈曲超出 90°
64. 站立位：不用上肢帮助，从地面取物返回成站立位 　0　不从地面上拾物 　1　开始从地面上拾物（可以依靠器械帮助） 　2　手臂支持，从地面上拾物 　3　完成	位置：儿童站立，手臂放松 方法：指导儿童拾起玩具并重新站立
E　行走、跑、跳	
65. 站立：扶栏杆，向右侧横走 5 步 　0　不走 　1　开始走 　2　能走小于 4 步 　3　完成	位置：儿童面对栏杆站立并用双手抓住 方法：指导儿童朝一边走至 5 步到右侧。前臂可以斜靠或 　　　躯体触及器械。必须向一个方向横走
66. 站立：扶栏杆，向左侧横走 5 步 　0　不走 　1　开始走 　2　能走小于 4 步 　3　完成	位置：儿童面对栏杆站立并用双手抓住 方法：指导儿童朝一边走至 5 步到左侧。前臂可以斜靠或 　　　躯体触及器械。必须向一个方向横走
67. 站立：牵两手向前走 10 步 　0　不走 　1　向前走小于 3 步 　2　向前走 3～9 步 　3　完成	位置：儿童与检查者面对面站立，抓住检查者双手 方法：指导儿童尽可能地向前走，直至 10 步。检查者双手 　　　可以提供支撑和平衡。行走中可以有 1～2s 的停顿， 　　　但不可以更长
68. 站立：牵一只手向前走 10 步 　0　不走 　1　向前走小于 3 步 　2　向前走 3～9 步 　3　完成	位置：儿童站立，一只手被检查者抓住 方法：指导儿童尽可能地向前走直至 10 步，行走中可以有 　　　1～2s 的停顿
69. 站立：向前走 10 步 　0　不走 　1　向前走小于 3 步 　2　向前走 3～9 步 　3　完成	位置：儿童站立，手臂放松 方法：指导儿童尽可能向前走 10 步。脚步必须连贯，之间 　　　可有 1～2s 的停顿，但过长则考虑测试结果
70. 站立：向前走 10 步，停止，转 180°，返回 　0　向前走 10 步，不停没有摔倒 　1　向前走 10 步，停下没有转身 　2　前走 10 步，停下转身小于 180° 　3　完成	位置：儿童站立在地板上 方法：强调顺序，儿童必须停下来后转身。3 分要强调转身 　　　180° 和转身后返回，返回后不必计算步数
71. 站立：后退 10 步 　0　不后退 　1　后退 3 步 　2　后退 3～9 步 　3　完成	位置：儿童站立，手臂放松 方法：指导儿童尽可能后退 10 步。后退时步伐的大小并不 　　　重要，步伐必须连贯，走时可有 1～2s 的停顿。但 　　　太长则要考虑测试结果

（续表）

72. 站立：两手提大物向前走 10 步 　0　拿大物，不走 　1　单手拿小物走 10 步 　2　双手拿小物走 10 步 　3　完成	位置：儿童站立，手臂放松 方法：大物体是指必须用两只手才能搬运的东西（足球或一样大小的气球），指导儿童在向前走时搬运物体，要求向前走 10 步。小物是指小娃娃等
73. 在 20cm 间隔的平行线之间向前走 10 步 　0　不走 　1　向前走，连续小于 3 步 　2　向前走，连续 3～9 步 　3　完成	位置：儿童站立在两条平行线的起始端，2cm 宽，24cm 间隔，6m 长 方法：儿童必须朝前走，在两线之间走，脚可以碰到线，但不能越过线，脚步必须连贯，如果之间停顿没有超过 2s 可要求其继续，一旦越过线要重新开始
74. 站立：在 2cm 宽的直线上向前走 10 步 　0　不走 　1　连续向前走 3 步 　2　连续向前走 3～9 步 　3　完成	位置：儿童站立在一条 2cm 宽、6m 长的直线的起始端 方法：儿童向前走，按规则在线上走，脚的一部分必须在线上，脚步连贯，当停顿没有超过 2s，可继续走并使部分脚在线上，一旦越过线要重新开始
75. 站立：右脚领先跨越膝盖高度的木棒 　0　不跨过木棒 　1　右脚领先跨过 5～8cm 高度的木棒 　2　右脚领先跨过齐小腿中间水平的木棒 　3　完成	位置：儿童站在地板上，检查者将在儿童前面或旁边拿着木棒放平 方法：指导儿童右脚起步跨越木棒，双腿必须指定水平靠近木棒，儿童必须靠近木棒，手臂放松，完成且不摔倒。最初可以从较低的高度开始
76. 站立：左脚领先跨越膝盖高度的木棒 　0　不跨过木棒 　1　左脚领先跨过 5～8cm 高度的木棒 　2　左脚领先跨过齐小腿中间水平的木棒 　3　完成	位置：儿童站在地板上，检查者将在儿童前面或旁边拿着木棒放平 方法：指导儿童左脚起步跨越木棒，双腿必须指定水平靠近木棒，儿童必须靠近木棒，手臂放松，完成且不摔倒。最初可以从较低的高度开始
77. 站立：跑 4.5m，停下，跑回 　0　不跑 　1　开始快走 　2　跑小于 4.5m 　3　完成	位置：站在地板上 方法：儿童必须能朝前走。指导儿童跑向一个 4.5m 远的目的地，停下并往回跑至起点。在评估中可以选择较低的分数来描述儿童完成的情况
78. 站立：右脚踢球 　0　不踢 　1　抬右脚，不踢 　2　用右脚踢球，但跌倒 　3　完成（踢球时不跌倒）	位置：儿童站在地板上 方法：放一个球在儿童前面的地板上，球的位置不必很刻意，只要在儿童脚前。指导儿童用右脚踢球。在球被接触时，脚必须离开地面才被认为是踢
79. 站立：左脚踢球 　0　不踢 　1　抬左脚，不踢 　2　用左脚踢球，但跌倒 　3　完成（踢球时不跌倒）	位置：儿童站在地板上 方法：放一个球在儿童前面的地板上，球的位置不必很刻意，只要在儿童脚前。指导儿童用左脚踢球。在球被接触时，脚必须离开地面才被认为是踢
80. 站立：双脚同时跳高 30cm 　0　不跳 　1　双脚同时跳小于 5cm 高 　2　双脚同时跳 5～28cm 高 　3　完成	位置：儿童站在地板上 方法：指导儿童两脚尽可能地跳高，"双脚同时"的标准是指双脚同时离开地板，可以不必同时落地，指定高度是从地板至脚的距离

（续表）

81. 站立：双脚同时跳远 30cm 　0　不跳 　1　双脚同时向前跳小于 5cm 　2　双脚同时向前跳 5～28cm 　3　完成	位置：儿童站在地板上、脚尖触及地板上一条看得见的线 方法：可以放置两条间隔 30cm 的线，可以使儿童易于理解，指导儿童双脚一齐尽其可能朝前跳，跳的距离即双脚离开的距离
82. 右脚单立：60cm 直径的圈内，右脚跳 10 次 　0　右脚不跳 　1　在 60cm 圈内右脚跳小于 3 次 　2　在 60cm 圈内右脚跳 3～9 次 　3　完成	位置：儿童站在一个标志清楚的直径为 60cm 的圈内 方法：指导儿童站在圈里时尽可能多跳（直至 10 次），右脚部分必须在圈内。跳必须连贯，之间的停顿没有超过 2s，没有到圈外，左脚没有触及地板
83. 左脚单立：60cm 直径的圈内，左脚跳 10 次 　0　左脚不跳 　1　在 60cm 圈内左脚跳小于 3 次 　2　在 60cm 圈内左脚跳 3～9 次 　3　完成	位置：儿童站在一个标志清楚的直径为 60cm 的圈内 方法：指导儿童站在圈里时尽可能多跳（直至 10 次）左脚部分必须在圈内。跳必须连贯，之间的停顿没有超过 2s，没有到圈外，右脚没有触及地板
84. 站立：抓住扶手上 4 级台阶，交替出步 　0　抓住扶手，不向上跨步 　1　抓住扶手，同一只脚向上走 2 步 　2　抓住扶手，同一只脚向上走 4 步 　3　完成	位置：儿童站在楼梯的底部，一只手或两只手抓住栏杆 方法：儿童必须一次移动一条腿。两条腿必须向上移一步，从而按所要求步数计分
85. 站立：抓住扶手下 4 级台阶，交替出步 　0　抓住扶手，不向下跨步 　1　抓住扶手，同一只脚向下走 2 步 　2　抓住扶手，同一只脚向下走 4 步 　3　完成	位置：儿童站在楼梯的顶部，一只手或两只手抓住栏杆 方法：儿童必须一次移动一条腿。两条腿必须向下移一步，从而按所要求步数计分
86. 站立：自由上 4 级台阶 　0　站立手臂放松，不向上跨步 　1　站立手臂放松，同一只脚向上走 2 步 　2　站立手臂放松，同一只脚向上走 4 步 　3　完成	位置：儿童站在楼梯的底部，手臂放松，自然放好 方法：儿童必须一次移动一条腿。两条腿必须向上移一步，从而按所要求步数计分
87. 站立：自由下 4 级台阶 　0　站立手臂放松，不向下跨步 　1　站立手臂放松，同一只脚向下走 2 步 　2　站立手臂放松，同一只脚向下走 4 步 　3　完成	位置：儿童站在楼梯的顶部，手臂放松，自然放好 方法：儿童必须一次移动一条腿。两条腿必须向下移一步，从而按所要求步数计分
88. 站在 15cm 高的台阶上：双脚同时跳下 　0　双脚不同时往下跳 　1　双脚同时跳下，但跌倒 　2　双脚同时跳下不跌倒，但需用手支撑 　3　完成	位置：儿童站在 15cm 高的台阶上或者楼梯的最后一级 方法：指导儿童双脚同时从台阶上跳下

先按功能区记分，然后分别求出：

功能区得分＝每一功能区得分之和 / 最大评分数 ÷100

总分＝每一功能区得分相加 / 检查功能区总数

目标得分＝相应功能区得分之和 / 检查功能区数

五、功能综合评定量表（FCA 量表）

医院＿＿＿＿＿＿＿＿ 姓名＿＿＿＿＿＿＿＿ 性别＿＿＿＿＿＿＿＿ 年龄＿＿＿＿＿＿＿＿

诊断＿＿＿＿＿＿＿＿ 日期＿＿＿＿＿＿＿＿ 总分＿＿＿＿＿＿＿＿

评测内容	治疗前	治疗后	月　日
自我照料			
进食			
修饰			
沐浴			
穿上衣			
穿下衣			
如厕			
括约肌控制			
排尿管理			
排便管理			
转移			
床椅转移			
卫生间			
浴池 / 浴室			
行走			
步行 / 轮椅			
上下楼梯			
运动功能评分合计			
交流			
视听理解			
语言表达			
社会认知			
社会往来			
解决问题			
记忆能力			
认知功能评定合计			
总分			

评价者签名＿＿＿＿＿＿＿ 时间＿＿＿＿＿＿＿

功能综合评定量表（FCA）评估指南

功能综合评定量表（functional comprehensiveassessment，FCA）的内容主要包括两大类：躯体功能：①自我照料，如进食、穿衣、梳洗、沐浴、如厕；②括约肌功能；③转移；④行走。认知：①交流，如视听理解、语言表达；②社会认知，如社会交往、解决问题、记忆能力。共分为18个小项。

评分标准为每个项目最高评分6分，最低评分1分，总分108分。6分表示患者能完全独立完成项目，不需要帮助；5分能独立完成，不需帮助，但需要借助一定器械，或仅需监护、提示、哄劝等不接触身体的帮助；4分需要较少的帮助（患者能完成75%或以上）；3分需要中等程度的帮助（患者能完成50%或以上）；2分需要最大限度的帮助（患者只能完成25%或以上）；1分完全依赖帮助或无法进行测试（患者只能完成25%以下）。

评分特点

躯体功能项评分方法

1. 自我照料

(1) 进食：包括取碗、用筷子调羹、将饭菜送入口、咀嚼、吞咽等5个步骤（每个步骤占评分的20%）。

(2) 修饰：包括洗脸、洗手、刷牙、梳头、修面或化妆等5个步骤（每个步骤占评分的20%）。

(3) 沐浴：包括洗头、洗颈、洗胸、洗腋部、洗腹部、洗背部、洗上肢、洗下肢、洗阴部、洗肛门等10个步骤（每个步骤占评分的10%）。

(4) 穿上身衣：包括取衣服、穿一侧袖、穿另一侧袖、整理妥当（穿入头部），解、系纽扣（整理妥当）等5个步骤（每个步骤占评分的20%）。

(5) 穿下身衣：包括取裤裙、穿裤裙、系腰带或系纽扣（整理妥当）等3个步骤（每个步骤占评分的33%）。

(6) 如厕：包括脱裤、便后处理、穿裤等3个步骤（每个步骤占评分的33%）。

2. 括约肌功能

在膀胱和大肠括约肌控制方面，其评定内容和方法如下。

(1) 膀胱括约肌控制评分（依情况从下列两类中选一种）。

(2) 肛门括约肌控制评分（依情况从下列两类中选一种）。

3. 转移

在转移方面，评定的内容和方法如下。床至椅（轮椅）间转移，坐厕至轮椅间转移，进出浴盆、淋浴间三项分别按下面的标准各评分一次。

4. 行走

在行走方面，评定的内容和方法如下。

(1) 行走或使用轮椅

(2) 上、下楼梯状态

5. 言语功能

主要通过言语理解与表达来评定，内容和方法如下。

(1) 言语理解：从听理解和阅读理解两方面进行评定。测试实物工具有钥匙、梳子、一张纸、一支笔、一个杯子和一本书。

(2) 言语表达：从口语表达和书面表达两个方面进行评定。测试实物工具有一张纸、一支铅笔、一串钥匙、一盒火柴、一个杯子、一支牙刷、一把梳子、一把剪刀。

6. 社会认知

(1) 社会交往：在社会交往方面，主要评定患者在社交方面应具备的10个方面的能力，能够完成表中每项内容为0.6分，不能完成为0.1分，评定的内容和方法如下。

① 对住院患者采用的评分内容如下。

② 对门诊或出院后随访患者采用的评分内容如下。

无失禁	评分	有失禁
不需他人的帮助，也不需器械、药物等帮助	6	每月少于1次
有排尿困难，不需他人帮助，但需器械、药物帮助	5	每月1次
需接触身体的帮助、但自己能完成的在75%以上	4	每月2次
需接触身体的帮助、自己能完成的为50%～75%	3	每月3～6次
需接触身体的帮助、自己能完成的为49%以下	2	每周2～4次
完全不能完成	1	每周大于4次，每日均失禁

无失禁	评分	有失禁
不需他人的帮助，也不需器械、药物等帮助	6	每月少于1次
有排便困难，不需他人帮助，但需器械、药物帮助	5	每月1次
需接触身体的帮助，但自己能完成的在75%以上	4	每月2次
需接触身体的帮助，自己能完成的为50%～75%	3	每月3～6次
需接触身体的帮助，自己能完成的为49%以下	2	每周2～4次
完全不能完成	1	每周大于4次，每日均失禁

不需要他人帮助，也不需器械等的帮助	6
不需他人的帮助，但需器械等的帮助	5
需接触身体的帮助，但自己能完成的在75%以上（轻扶）	4
需接触身体的帮助，自己能完成的为50%～75%（中扶）	3
需接触身体的帮助，自己能完成的仅为49%以下（重扶下患者自行移动脚步）	2
完全不能完成	1

行 走	评 分	使用轮椅	评 分
独立安全地行走50m	6		
用手杖能行走50m或独立行走17m	5	独立进出、独立驱动行进50m	5
用手杖行走17m或有人轻扶持行50m	4	进出时需要辅助，但进入轮椅后能独立驱动行进50m	4
中等扶持、自己完成50%～70%	3	需用安全带防护或需监视或只能行进17m	3
重度扶持、自己完成25%～50%	2	有部分时间需由他人推动轮椅	2
不能行走	1	全需他人推动	1

注意：取主要的运动方式评分（尽量以行走评分为主）

独立、安全地上、下一段12～14级或更多的楼梯	6
进行上述活动需单拐或扶手、器械或监护等不接触身体帮助	5
用双拐或有人轻扶持行走	4
中等扶持，自己完成50%～70%	3
重度扶持，自己完成25%～50%	2
完全不能	1

听理解	评 分	阅读理解	评 分
口头回答问题 (回答是或不是)		**阅读或看图后回答是非题**	
你叫张华吗？	0.6	房门是关着的吗？	0.6
马比狗大吗？	0.6	吃香蕉要先剥什么？	0.6
听词指物		**阅读辨物 (阅读词，再指出与之相应的物体)**	
钥匙和梳子	0.6	铅笔与杯子	0.6
执行口头命令		**执行书面命令**	
先指认门，然后指认窗	0.6	拿起笔，点三下再放回原处	0.6
把纸翻到正面，然后把纸放到书上	0.6	挥手再见	0.6

测试实物工具：纽扣、别针、打火机、调羹、名片、小瓶子

听理解	评 分	阅读理解	评 分
口头回答问题 (回答是或不是)		**阅读或看图后回答是非题**	
你叫赵明吗？	0.6	灯是开着的吗？	0.6
冬天比夏天冷吗？	0.6	吃橘子要先剥什么？	0.6
听词指物		**阅读辨物 (阅读词，再指出与之相应的物体)**	
纽扣与名片	0.6	打火机与瓶子	0.6
执行口头命令		**执行书面命令**	
先指认灯，然后指认桌子	0.6	举起你的手	0.6
把别针放到小瓶子里面	0.6	闭上你的眼睛	0.6

口语表达	评 分	书写表达	评 分
复述		**复写**	
吃完饭去散步	0.6	电话铃响了	0.6
实物命名		**向患者展示实物**	
纸和铅笔	0.6	杯子、牙刷	0.6
钥匙和火柴	0.6	梳子、剪刀	0.6
朗读词汇和句子		**听写词或句子**	
人类	0.6	动物	0.6
地球在转动	0.6	世界在前进	0.6

测试实物工具：指甲钳、小镜子、橡皮、纽扣、别针、打火机、调羹、名片

口语表达	评 分	书写表达	评 分
复述		**复写**	
天黑了要开灯	0.6	电灯关了	0.6
实物命名		**向患者展示实物**	
橡皮和镜子	0.6	打火机、名片	0.6
纽扣和别针	0.6	别针、镜子	0.6
朗读词汇和句子		**听写词或句子**	
大地	0.6	水果	0.6
星星在发光	0.6	中秋吃月饼	0.6

	评 分
能较主动地与周围的人交往而不畏缩	0.6
有应有的礼貌	0.6
言谈举止能考虑自己对周围人群的影响，不引起他人反感	0.6
能恰当地表达自己的要求，而不让他人感到自私和过分	0.6
能了解他人的需求，并能在可能的范围内予以满足	0.6
对他人不淡漠	0.6
与他人相处能控制情绪，不轻易发怒	0.6
不向他人提出不合理的要求	0.6
对别人的缺点能够谅解和容忍	0.6
能接受他人的批评	0.6

	评 分
在户内能与家人或客人进行打牌、下棋、跳舞、看电视、看录像、欣赏音乐等活动	0.6
能进行打电话、打电报、写信等活动	0.6
在利用交通工具方面：可乘公共汽车、骑自行车等	0.6
在休闲活动方面：可散步、慢跑、打太极拳、逛公园、看球、到音乐厅、电影院等	0.6
购物、逛商店	0.6
请客、吃饭	0.6
上学、上班	0.6
探亲、访友	0.6
参加社团活动：同学会、俱乐部、工会、学会、各种活动中心等	0.6
旅游	0.6

注意：以上情况可详细询问家属，以确认是否有这种能力

(2) 精神（认知）功能

① 解决问题的能力：解决问题的能力是评定患者的高级认知功能。评定的内容主要包括逻辑思维能力、推理能力、分类能力和数字能力，具体内容如下。

② 记忆：记忆可分瞬时记忆、短时记忆和长时记忆。根据涉及感觉器官的不同，又可分为听觉记忆和视觉记忆。评定的内容与方法如下。

内　容	评　分
逻辑思维能力	
让患者填空	
所有金属都能导电，铜是金属，所以铜也能…… （天黑了，屋里暗，要开……）	0.6
香蕉只有在成熟的时候才是香的，这只香蕉不香，所以它是一只……的香蕉（或下雨天，要带……，穿……）	0.6
组织与归类能力	
有二套卡片共计 7 张，先打乱此顺序，呈现给患者，让患者按应有的顺序排列好	0.6
将小船、直升机、自行车、火车、飞机、轮船、汽车、锤子、剪刀、螺丝刀、打字机、铅笔、缝纫机、针等 14 种小图片放于患者前面，让患者根据自己的标准分类，然后问其分类的标准是什么	0.6
推理能力	
机械推理：让患者看图 5-1，提问患者：如果要翻车，哪辆车先翻？ ▲ 图 5-1　机械推理测验图	0.6
几何推理：让患者看图 5-2，提问患者：左方由 1 变为 2，右方的 4 是由 3 变来的，它应是怎样的？ ▲ 图 5-2　几何推理测验图	0.6
数字问题解决能力（心算或笔算均可）	
9+19=　　　　　　17+8=	0.6
27-9=　　　　　　36-7=	0.6
20×10=　　　　　30×40=	0.6
100÷5=　　　　　20÷4=	0.6

内　容	评　分
瞬时记忆	
数字复述：主试者从两位数开始，以每秒一数的速度念下列各行数字，每念完一列即让患者复述，直到失败为止。能复述5～7位数字为正常。 3－7　　　　　　　　　　　　4－2 7－4－9　　　　　　　　　　3－6－7 8－5－2－7　　　　　　　　4－2－9－0 2－9－6－8－8－3　　　　　1－8－4－3－2－5 5－7－2－9－4－6　　　　　4－6－9－0－2－5 8－1－5－9－3－6－2　　　3－5－2－8－5－1－4 3－9－8－2－5－1－4－7　　3－5－7－1－4－6－5 7－2－8－5－4－6－7－3－9　2－0－6－3－8－5－1－0－7	0.6
短时记忆	
听短时记忆：让患者记住不熟悉的人名，然后主试者与之交谈无关内容，1min后让患者说出该人名	0.6
视短时记忆：出示图片1，图片中有9个图形，包括硬币、信封、手表、餐刀、铅笔、菜碟、剪刀、别针、汤匙。让患者看1min，并让其尽量记住，然后主试者收回图片，继续出示图片2和3。图片2包括的物品有菜碟、信封、硬币、剪刀、铅笔、电话、牙缸、另一种硬币、钢笔。图片3包括的物品有钥匙、汤匙、叉子、别针、餐刀、鞋、手表、钞票、计算器。让患者从图片2和3中认出在图片1中看到过的东西。能认出5个为正常	0.6
短时运动记忆：向患者演示梳头或喝水的动作，然后让患者重做。正常应能完成	0.6
长时记忆：长时记忆属于呈现对象出现后开始回忆的时间大于2min的记忆	
主试者向患者演示刷牙动作，有5个环节：取牙膏、打开牙膏盖、取牙刷、将牙膏挤到牙刷上刷牙，让患者记住，等2min后让患者复述	0.6
指给患者看抽屉内的剪刀，数分钟后提问患者，剪刀在何处	0.6
间隔时间长达数小时或数月的回忆	
问患者早饭吃什么，或下午测试时问患者上午做了什么治疗（由第三方证实）	0.6
问患者是否上过小学	0.6
问患者出生年月日	0.6
问患者家庭有几口人	0.6

六、改良 Barthel 指数评定表（MBI）

姓名＿＿＿＿＿＿＿＿＿＿＿　性别＿＿＿＿＿＿＿＿＿＿＿　年龄＿＿＿＿＿＿＿＿＿＿＿
诊断＿＿＿＿＿＿＿＿＿＿＿　评价时间＿＿＿＿＿＿＿＿＿＿＿

序　号	项　目	评价标准	评分范围	得分（分）
1	大便	0= 失禁或昏迷 5= 偶尔失禁（每周<1 次） 10= 能控制	0～10	
2	小便	0= 失禁或昏迷或需由他人导尿 5= 偶尔失禁（每 24 小时<1 次，每周>1 次） 10= 能控制	0～10	
3	修饰	0= 需帮助 5= 独立洗脸、梳头、刷牙、剃须	0～5	
4	如厕	0= 依赖别人 5= 需部分帮助 10= 自理	0～10	
5	吃饭	0= 依赖别人 5= 需部分帮助（夹饭、盛饭、切面包） 10= 全面自理	0～10	
6	转移	指床椅间的转移 0= 完全依赖别人，不能坐 5= 需大量帮助（2 人），能坐 10= 需少量帮助（1 人）或指导 15= 自理	0～15	
7	活动	指在病房及其周围步行，不包括走远路 0= 不能动 5= 在轮椅上独立行动 10= 需 1 人帮助步行（体力或语言指导） 15= 独立步行（可用辅助器）	0～15	
8	穿衣	0= 依赖 5= 需一半帮助 10= 自理（系、开纽扣，关、开拉锁和穿鞋）	0～10	
9	上楼梯	指上下一段楼梯，用手杖也算独立 0= 不能 5= 需帮助（体力或语言指导） 10= 自理	0～10	
10	洗澡	0= 依赖 5= 自理	0～5	

总分：　　　　　　评定人：

七、格拉斯哥昏迷评分（GCS）

姓名＿＿＿＿＿＿＿＿＿ 性别＿＿＿＿＿＿＿＿＿ 年龄＿＿＿＿＿＿＿＿＿ 日期＿＿＿＿＿＿＿＿＿
诊断＿＿＿＿＿＿＿＿＿ 总分＿＿＿＿＿＿＿＿＿

项　目	分　值	得分（分）
运动	6 按吩咐动作	
	5 对疼痛刺激定位反应	
	4 对疼痛刺激屈曲反应	
	3 异常屈曲(去皮层状态)	
	2 异常伸展(去脑状态)	
	1 无反应	
语言	5 正常交谈	
	4 言语错乱	
	3 只能说出（不适当）单词	
	2 只能发音	
	1 无发音	
睁眼	4 自发睁眼	
	3 语言吩咐睁眼	
	2 疼痛刺激睁眼	
	1 无睁眼	
合计		

评分说明：将三类得分相加，即得到 GCS（最低 3 分，最高 15 分）。选评判时的最好反应计分。注意运动评分左侧右侧可能不同，用较高的分数进行评分。改良的 GCS 评分应记录最好反应 / 最差反应和左侧 / 右侧运动评分

八、Hamilton 抑郁量表（HAMD）

姓名＿＿＿＿＿＿＿＿＿ 性别＿＿＿＿＿＿＿＿＿ 年龄＿＿＿＿＿＿＿＿＿ 医院＿＿＿＿＿＿＿＿＿
总分＿＿＿＿＿＿＿＿＿ 评定者＿＿＿＿＿＿＿＿＿ 日期＿＿＿＿＿＿＿＿＿

	项　目	评分标准	得分（分）
1	抑郁情绪	0　无 1　只在问到时才诉述 2　在言语中自发地表达 3　不用言语也可从表情、姿势、声音或欲哭中流露出这种情绪 4　患者的自发语言和非自发语言（表情、动作），几乎完全表现为这种情绪	

（续表）

	项　目	评分标准	得分（分）
2	有罪感	0　无 1　责备自己，感到自己已连累他人 2　认为自己犯了罪，或反复思考以往的过失和错误 3　认为目前的疾病，是对自己错误的惩罚，或有罪恶妄想 4　罪恶妄想伴有指责或威胁性幻觉	
3	自杀	0　无 1　觉得活着没有意义 2　希望自己已经死去，或常想到与死有关的事 3　消极观念（自杀念头） 4　有严重自杀行为	
4	入睡困难	0　无 1　主诉有时有入睡困难，即上床后 30min 仍不能入睡 2　主诉每晚均有入睡困难	
5	睡眠不深	0　无 1　睡眠浅多噩梦 2　半夜（晚上 12 点以前）曾醒来（不包括上厕所）	
6	早醒	0　无 1　有早醒，比平时早醒 1h，但能重新入睡 2　早醒后无法重新入睡	
7	工作和兴趣	0　无 1　提问时才诉述 2　自发地直接或间接表达对活动、工作或学习失去兴趣，如感到没精打采，犹豫不决，不能坚持或需强迫自己去工作或活动 3　病室劳动或娱乐不满 3h 4　因目前的疾病而停止工作，住院患者不参加任何活动或没有他人帮助便不能完成病室日常事务	
8	迟缓	指思维和语言缓慢，注意力难以集中，主动性减退 0　无 1　精神检查中发现轻度迟缓 2　精神检查中发现明显迟缓 3　精神检查进行困难 4　完全不能回答问题（木僵）	
9	激越	0　无 1　检查时表现得有些心神不定 2　明显的心神不定或小动作多 3　不能静坐，检查中曾站立 4　搓手、咬手指、扯头发、咬嘴唇	
10	精神性焦虑	0　无 1　问到时才诉述 2　自发地表达 3　表情和言谈流露明显忧虑 4　明显惊恐	

（续表）

	项　目	评分标准	得分（分）
11	躯体性焦虑	指焦虑的生理症状，包括口干、腹胀、腹泻、打呃、腹绞痛、心悸、头痛、过度换气和叹息及尿频和出汗等 0　无 1　轻度 2　中度，有肯定的上述症状 3　重度，上述症状严重，影响生活或需加处理 4　严重影响生活和活动	
12	胃肠道症状	0　无 1　食欲减退，但不需他人鼓励便自行进食 2　进食需他人催促或请求或需要应用泻药或助消化药	
13	全身症状	0　无 1　四肢、背部或颈部沉重感，背痛，头痛，肌肉疼痛，全身乏力或疲倦 2　上述症状明显	
14	性症状	指性欲减退、月经紊乱等 0　无 1　轻度 2　重度 不能肯定，或该项对被评者不适合（不计入总分）	
15	疑病	0　无 1　对身体过分关注 2　反复考虑健康问题 3　有疑病妄想 4　伴幻觉的疑病妄想	
16	体重减轻	0　一周内体重减轻 0.5kg 以内 1　一周内体重减轻 0.5kg 以上 2　一周内体重减轻 1kg 以上	
17	自知力	0　知道自己有病，表现为忧郁 1　知道自己有病，但归于伙食太差、环境问题、工作过忙、病毒感染或需要休息等 2　完全否认有病	
合计			

注：HAMD 是临床上评定抑郁状态时常用的量表（17 项版）。总分 <7 分，正常；总分在 7～17 分，可能有抑郁症；总分在 17～24 分，肯定有抑郁症；总分 >24 分，严重抑郁症

九、儿童孤独症评定量表（CARS 量表）

姓名＿＿＿＿＿＿＿＿　　性别＿＿＿＿＿＿＿＿　　年龄＿＿＿＿＿＿＿＿　　日期＿＿＿＿＿＿＿＿

评定者＿＿＿＿＿＿＿＿　　总分＿＿＿＿＿＿＿＿

项　目	描　述	评　分	得分(分)
人际关系	与年龄相当：与年龄相符的害羞、自卫及表示不同意或家人诉说的或观察到、烦躁、困扰，但与同龄孩子相比程度并不严重	1	
	轻度异常：缺乏一些眼光接触，不愿意、回避、过分害羞，对检查者反应有轻度缺陷，有时过度依赖父母	2	
	中度异常：有时儿童表现出孤独冷漠，引起儿童注意要花费较长时间和较大的努力，极少主动接触他人，常回避人，要使劲打扰他才能得到反应	3	
	严重异常：强烈地回避，总是显得孤独冷漠，毫不理会成人所作所为，儿童对检查者很少反应，只有检查者强烈地干扰，才能产生反应	4	
模仿（词和动作）	与年龄相当：与年龄相符的模仿	1	
	轻度异常：大多数时间内能模仿简单的行为，偶尔在督促下或延迟一会能模仿	2	
	中度异常：部分时间能模仿，但常在检查者极大的要求下才模仿	3	
	严重异常：很少用语言或运动模仿别人	4	
情感反应	与年龄相当：与年龄、情境相适应的情感反应（愉快、不愉快）和兴趣，通过面部表情姿势的变化来表达	1	
	轻度异常：偶尔表现出某种不恰当的情绪类型和程度，有时反应与客观环境或事物毫无联系	2	
	中度异常：不适当的情感示意，反应相当受限或过分，或往往与刺激无关	3	
	严重异常：对环境极少有情绪反应，或反应极不恰当	4	
躯体运用能力	与年龄相当：与年龄相适应的利用和意识	1	
	轻度异常：可见一些轻微异常，诸如笨拙、重复动作、协调性差等情况	2	
	中度异常：有中度特殊的手指或身体姿势功能失调的征象，摇动旋转，手指摆动，脚尖行走	3	
	严重异常：出现于 3 分的一些异常运动，但强度更高、频率更多，即使受到别人制止，或儿童在从事另外的活动时均持续出现	4	
与非生命物体的关系	与年龄相当：适合年龄的兴趣运用和探索	1	
	轻度异常：轻度的对东西缺乏兴趣或不适当地使用物体，像婴儿一样咬东西，猛敲东西，或者迷恋于物体发出的吱吱叫声或不停地开灯、关灯	2	
	中度异常：对多数物体缺乏兴趣或表现有些特别，如重复转动某件物体，反复用手指尖捏起东西，旋转轮子或对某部分着迷，这些行为可部分地或暂时地纠正	3	
	严重异常：严重的对物体的不适当的兴趣、使用和探究，如上面发生的情况频繁地发生，很难转移其注意力	4	

（续表）

项　目	描　述	评　分	得分（分）
对环境变化的适应	与年龄相当：对环境改变产生与年龄相适应的反应	1	
	轻度异常：对环境改变产生某些改变，倾向维持某一物体活动或坚持相同的反应形式，但很快能改变过来	2	
	中度异常：儿童拒绝改变日常程序，对环境改变出现烦躁、沮丧的征象，当干扰他时很难被吸引过来	3	
	严重异常：对改变产生严重的反应，假如坚持把环境的变化强加给他，该儿童可能生气或极不合作，以暴怒作为反应	4	
视觉反应	与年龄相当：适合年龄的视觉反应，可与其他感觉系统反应整合	1	
	轻度异常：有时必须提醒儿童去注意物体，有时全神贯注于"镜像"，有时回避眼光接触，有时凝视空间，有时着迷于灯光	2	
	中度异常：经常要提醒正在干什么，喜欢观看光亮的物体即使强迫他也只有很少的眼光接触，盯着看人或凝视空间	3	
	严重异常：对物体和人存在广泛严重的视觉回避，也可能表现出上面描述的特异性视觉模式，着迷于使用"余光"	4	
听觉反应	与年龄相当：适合年龄的听觉反应	1	
	轻度异常：对听觉刺激或某些特殊声音缺乏一些反应，反应可能延迟，有时必须重复声音刺激，有时对大的声音敏感或对此声音分心，有时会被无关的声音搞得心烦意乱	2	
	中度异常：对声音的反应常出现变化，往往必须重复数次刺激才产生反应，或对某些声音敏感（如很容易受惊、捂上耳朵等）	3	
	严重异常：对声音全面回避，对声音类型不加注意或极度敏感	4	
近处感觉反应	与年龄相当：对疼痛产生适当强度的反应，正常触觉和嗅觉	1	
	轻度异常：儿童可能不停地将一些东西塞入口中，也许一次又一次地闻、尝不能吃的东西，对捏或其他轻微痛刺激出现忽视或过度反应	2	
	中度异常：儿童可能比较迷恋触、闻、舔物品或人。对痛觉也表现出一定程度的异常反应，过度敏感或迟钝	3	
	严重异常：儿童迷恋嗅、舔物品，而很少用正常的方式去感觉、探索物品，对痛觉可能过分敏感或迟钝	4	
焦虑反应	与年龄相当：对情境产生与年龄相适应的反应，并且反应无延长	1	
	轻度异常：轻度焦虑反应	2	
	中度异常：中度焦虑反应	3	
	严重异常：严重的焦虑反应，儿童在会见的一段时间内可能不能坐下，或很害怕，或退缩，且安抚他们是极端困难的，有时又会不辨危险	4	

（续表）

项　目	描　述	评　分	得分（分）
语言交流	与年龄相当：适合年龄的语言	1	
	轻度异常：语言迟钝，多数语言有意义，但有一点模仿语言或代词错用	2	
	中度异常：缺乏语言，或有意义的语言与不适当的语言相混淆（模仿言语或莫名其妙的话）	3	
	严重异常：不能应用有意义的语言，而且儿童可能出现幼稚性尖叫或怪异的、动物样声音，或者是类似言语的噪音	4	
非语言交流	与年龄相当：与年龄相符的非语言性交流	1	
	轻度异常：非语言交流迟钝，交往仅为简单的或含糊的反应，如指出或去取他想要的东西	2	
	中度异常：缺乏非语言交往，不会利用非语言交往，或不会对非语言交往做出反应，也许拉着成人的手走向自己所想要的东西，但不能用姿势来表明自己的愿望，或不能用手指向要的东西	3	
	严重异常：特别古怪的和不可理解的非语言的交往	4	
活动水平	与年龄相当：指出活动水平，不多动亦不少动	1	
	轻度异常：轻度不安静，或有轻度活动缓慢，但一般可控制	2	
	中度异常：活动相当多，并且控制其活动量有困难，或者相当不活动或运动缓慢，检查者很频繁地控制或以极大努力才能得到反应	3	
	严重异常：极不正常的活动水平要么是不停，要么是冷淡的，对任何事件很难有反应，差不多不断地需要大人控制	4	
智力功能	与年龄相当：正常智力功能，无迟钝的证据	1	
	轻度异常：轻度智力低下，技能低下表现在各个领域	2	
	中度异常：中度智力低下，某些技能明显迟钝，其他的接近年龄水平	3	
	严重异常：智力功能严重障碍，某些技能表现迟钝，另外一些在年龄水平以上或不寻常	4	
总的印象	与年龄相当：不是孤独症	1	
	轻度异常：轻微的或轻度孤独症	2	
	中度异常：孤独症的中度征象	3	
	严重异常：非常多的孤独症征象	4	
合计			

注：1. CARS 量表是一个具有诊断意义的标准化的量表，是由 E.Schopler、R. J. Reichler 和 B. R. Renner 于 1980 年所编制，供专业人员评定使用

2. 评分标准：当总分大于 30 分可考虑为孤独症，30～36 分为轻至中度孤独症，大于 36 分并且 5 项以上达 3 分或大于 3 分时为重度孤独症；可有 1.5、2.5 等分数，介于 1 和 2 之间的症状评为 1.5 分，依此类推

十、孤独症行为评定量表（ABC量表）

姓名＿＿＿＿＿＿＿＿＿＿　性别＿＿＿＿＿＿＿＿　年龄＿＿＿＿＿＿＿＿＿＿　日期＿＿＿＿＿＿＿＿＿＿

评定者＿＿＿＿＿＿＿＿＿　总分＿＿＿＿＿＿＿＿＿

项　目	评　分	得分（分）
1. 喜欢长时间自身旋转	4	
2. 学会做一件简单的事，但很快就忘记	2	
3. 经常没有接触环境或进行交往的要求	4	
4. 往往不能接受简单的指令（如坐下、过来等）	1	
5. 不会玩玩具（如没完没了地转动、乱扔、揉等）	2	
6. 视觉辨别能力差（如对一种物体的特征、大小、颜色、位置等辨别能力差）	2	
7. 无交往性微笑（即不会与人点头、招呼、微笑）	2	
8. 代词运用颠倒或混乱（你、我分不清）	3	
9. 长时间总拿着某种东西	3	
10. 似乎不在听人说话，以至让人怀疑他有听力问题	3	
11. 说话不合音调、无节奏	4	
12. 长时间摇摆身体	4	
13. 要去拿什么东西，但又不是身体所能达到的地方（即对自身与物体的距离估计不足）	2	
14. 对环境和日常生活规律的改变产生强烈反应	3	
15. 当与其他人在一起时，呼唤他的名字，他没有反应	2	
16. 经常做出前冲，旋转，脚尖行走，手指轻掐、轻弹等动作	4	
17. 对其他人的面部表情没有反应	3	
18. 说话时很少用"是"或"我"等词	2	
19. 有某一方面的特殊能力，似乎与智力低下不相符合	4	
20. 不能执行简单的含有介词语句的指令（如把球放在盒子上或放在盒子里）	1	
21. 有时对很大的声音不产生吃惊反应（可能让人想到他是聋子）	3	
22. 经常拍打手	4	
23. 大发脾气或经常发点脾气	4	
24. 主动回避与别人的眼光接触	4	
25. 拒绝别人的接触或拥抱	4	
26. 有时对很痛苦的刺激如摔伤、割破或注射不引起反应	3	
27. 身体表现很僵硬、很难抱住	3	
28. 当抱着他时，感到他的肌肉松弛（即使他不紧贴抱他的人）	2	
29. 以姿势、手势表示所渴望得到的东西（而不倾向于语言表示）	2	

（续表）

项　目	评　分	得分（分）
30. 常用脚尖走路	2	
31. 用咬人、撞人、踢人等行为伤害他人	2	
32. 不断地重复短句	3	
33. 游戏时不模仿其他儿童	3	
34. 当强光直接照射眼睛时常常不眨眼	1	
35. 以撞头、咬手等行为自伤	2	
36. 想要什么东西不能等待（一想要什么，就马上要得到）	2	
37. 不能指出 5 个以上物体的名称	1	
38. 不能发展任何友谊（不会和小朋友来往交朋友）	4	
39. 有许多声音的时候，常常捂着耳朵	4	
40. 经常旋转碰撞物体	4	
41. 在训练大小便方面有困难（不会控制大小便）	1	
42. 一天只能提出 5 个以内的要求	2	
43. 经常受到惊吓或非常焦虑不安	3	
44. 在正常光线下斜眼、闭眼、皱眉	3	
45. 不是经常被帮助的话，不会自己穿衣	1	
46. 一遍遍重复一些声音或词	3	
47. 瞪着眼看人，好像要看穿似的	4	
48. 重复别人的问话或回答	4	
49. 经常不能意识所处的环境，并且可能对危险的环境不在意	2	
50. 特别喜欢摆弄、着迷于单调的东西或游戏、活动等（如来回地走或跑，没完没了地蹦、跳、拍、敲）	4	
51. 对周围东西喜欢嗅、摸或尝	3	
52. 对生人常无视觉反应（对来人不看）	3	
53. 纠缠在一些复杂的仪式行为上，就像缠在魔圈里（如走路要走一定的路线，饭前或做什么事前一定要把什么东西摆在什么位置，或做什么动作，否则就不睡不吃）	4	
54. 经常毁坏东西（如玩具、家里的一切用具很快就给弄坏了）	2	
55. 在 2 岁以前就发现孩子发育延迟	1	
56. 在日常生活中至少用 15 个但不超过 30 个短句进行交往（不到 15 句也打"√"）	3	
57. 长时间凝视一个地方（呆呆地看一处）	4	

注：1. ABC 量表是又一具有诊断价值的量表，由 Krug 等于 1978 年编制

2. 本表供父母及抚养人使用，总分达 67 分以上其诊断阳性符合率达 85%

3. 筛查分 57 分，诊断分 67 分。按每道题后面的分数给分，例如第一题如答案是则给 4 分，如不是给 0 分。把所有总分加起来

第6章 细胞治疗临床研究医疗文书模板

一、细胞治疗病例初筛表

姓名		年龄		性别	
国籍		地址			
医院		科别		住院号	
主要诊断				手机号码	
发病及治疗经过					
目前症状与体征					
实验室及特殊检查 （与疾病诊断相关及细胞治疗前重要的检验结果）					
有无以下情况 （有√无×）	□ 是否为高过敏体质者及有严重过敏病史者 □ 是否需要呼吸机或心脏起搏器维持生命 □ 有无合并其他严重的脏器功能障碍 □ 有无传染性疾病（如艾滋病、梅毒、病毒性肝炎、活动性结核等） □ 是否为恶性肿瘤及有无凝血功能障碍性疾病（如血友病等） □ 有无严重免疫性疾病 □ 是否做过脑室分流手术				
细胞治疗计划 （含细胞类型、治疗方式、疗程等）					
经治医生意见	签名：　　　　日期：　　年　　月　　日				
中心主任意见	签名：　　　　日期：　　年　　月　　日				
医院临床专家意见	签名：　　　　日期：　　年　　月　　日				

二、细胞治疗前讨论记录

患者姓名：　　　　性别：　　　　年龄：　　　　床号：　　　　住院号：

治疗前诊断：

治疗人员：　　　　助理人员：

参加讨论人员：

病史摘要：

细胞治疗指征：

拟治疗细胞种类：脐血干细胞 □　自体骨髓干细胞 □　外周血干细胞 □　脐带干细胞 □　其他干细胞

拟行细胞治疗时间：

拟治疗方式：局部种植 □　蛛网膜下腔输注 □　静脉输注 □　动脉介入 □　其他：

拟麻醉方式：局麻 + 基础 □　镇静麻醉 □　椎管内麻醉 □　全麻气管插管 □　其他：

可能出现的意外及防范措施：

记录人：　　　　治疗实施者签名：

三、细胞治疗申请计划表

姓名:	性别:	年龄:	床号:

临床诊断:			

治疗次数	拟治疗时间	细胞种类√	输入途径√ （特殊要请注明）
次 间隔　天	年月　日至 年月　日	脐带间充质 □ 脐血干细胞 □ CIK　　　 □ DC-CIK　　 □ 自体骨髓　 □	静脉 □　腰穿 □ 局部 □　介入 □ 其他 □

客户及其家属、委托人是否已经签署了知情同意书： 是 □　　否 □	计价	申请细胞数量： ×10( )
	脐带：	
	脐血：	
	CIK：	经治医师签字：
	DC-CIK	
	自体骨髓	

中心主任意见：

签字：

中心专家意见：

签字：

实验室意见： 供给时间：　年　月　日 细胞输入途径：静脉 □　腰穿 □　局 □　介入 □　其他 □ 细胞数量：×10( )	实验室主管签字：

备注：

注：此表格由住院医师填写，经中心主任、专家同意签字后，送实验室主管，实验室做好登记，安排细胞供给时间，签字后返回中心保存

四、骨髓干细胞动员及采集志愿书

患者姓名：　　性别：　　年龄：　　床号：　　住院号：

治疗前诊断：

麻醉方式：无须麻醉 □　局部麻醉 □　椎管麻醉 □　全麻 □

诊疗须知

骨髓干细胞动员及采集，是一种有创诊疗技术，在此过程中可能
发生以下但不仅限于以下情况：

　　1. 麻醉意外及其并发症，重者可危及生命。

　　2. 出血，甚至出现休克危及生命。

　　3. 感染。

　　4. 伤口疼痛。

　　5. 采集不成功，需再次采集。

　　6. 干细胞动员剂应用以后出现不良反应：发热、头痛及周身不适、血栓形成。

　　7. 其他意外情况。

声　明

我（们）代表患者已经阅读并理解了上述有关本治疗的介绍，并就本治疗认真地与医生提问、讨论，我（们）提出
的所有问题均得到满意的答复。我（们）已完全了解本次诊疗可能产生的风险和受益，愿意承担由于本身或现有医
疗技术所限而致的医疗意外及并发症，并全权负责签字，要求治疗。并授权医生在遇有紧急情况时，为保障患者本
人的生命安全实施必要的救治措施，本人保证承担由此所产生的全部额外费用。

患者或患者家属签名：　　　　与患者的关系：　　　　时间：

谈话地点：　　　　医师签名：　　　　时间：

五、麻醉和（或）镇静麻醉知情同意书

根据您的治疗需要，您需进行：

局麻＋基础 □ 镇静麻醉 □ 椎管内麻醉 □ 全麻气管插管 □   其他：

麻醉一般是安全的，但由于个体差异也有可能发生麻醉意外和并发症。现告知如下，包括但不限于。

□ 1. 根据麻醉操作常规、按照《中华人民共和国药典》要求，使用各种、各类麻醉药后，患者出现中毒、过敏、高敏、神经毒性等反应，导致休克、呼吸心跳停止。

□ 2. 全麻时，特别是对急症饱腹患者，麻醉前已经采取力所能及的预防措施，但仍不能完全避免发生呕吐、反流、误吸，甚至窒息死亡。

□ 3. 在基础麻醉或椎管阻滞麻醉时，使用规定剂量麻药，仍导致呼吸抑制、血压下降或麻醉平面过高，虽经积极抢救，仍发生不良后果。

□ 4. 全身麻醉引起喉或支气管痉挛。

□ 5. 肌肉松弛药敏感引起呼吸延迟恢复或不恢复，积极抢救后仍发生不良后果。

□ 6. 某些麻醉药可引起恶性高热、精神异常。

□ 7. 不同麻醉可能引起的并发症。

(1) 按操作规程进行脊椎穿刺、插管、注射麻醉药物后，发生腰背痛头疼、硬脊膜外血肿、神经损伤，甚至截瘫致残等不良后果。

(2) 臂丛神经阻滞中麻醉药中毒性抽搐。

(3) 硬膜外麻醉及术后镇痛发生全脊髓麻醉：硬膜外血肿致截瘫；一过性或永久性下肢神经损伤；腰麻后引起头晕、头痛。

(4) 全麻气管插管过程中，虽按常规操作，仍发生牙齿损伤或脱落、鼻出血、唇出血、呕吐、误吸、喉痉挛、喉水肿、声带损伤、支气管痉挛、恶性心律失常，全麻后苏醒延迟或呼吸不恢复。

(5) 椎管阻滞穿刺或局麻时，已严格按常规消毒操作，仍发生穿刺或注射部位感染。

(6) 因麻醉和手术需要行有创动脉、静脉监测时，发生血气胸或血管损伤。

(7) 神经阻滞麻醉导致血肿、血气胸等。

(8) 麻醉诱发、加重已有的并发症，导致组织器官功能衰竭。

(9) 麻醉过程中，发生各种心律失常、神经反射性血流动力学改变等。

□ 8. 麻醉过程中输血输液可能发生致热源反应、过敏反应、血源性传染病等。

□ 9. 患者本身合并其他疾病或有重要脏器损害者，相关并发症和麻醉危险性显著增加。

□ 10. 其他难以预料的危及生命及致残的情况。

附注：我已详细阅读以上内容，对麻醉师的告知表示完全理解，经慎重考虑，我决定进行此项麻醉。我明白在治疗中，在不可预见的情况下，可能需要变更麻醉方案或附加其他操作，我授权医师在遇有紧急情况时，为保障我的生命安全实施必要的救治措施，并保证承担全部所需费用。

谈话医师签名：

年　　月　　日

患者／法定监护人□／委托代理人□／签名：

年　　月　　日

签字人证件及号码：

六、细胞治疗知情同意书（异体）

患者姓名： 性别： 年龄： 科室： 床号： 住院号：

治疗前诊断：

治疗名称： 拟行治疗次数：

治疗方式：静脉输注 □ 腰穿－蛛网膜下腔输注 □ 动脉输注 □ 局部种植 □ 种植部位：

麻醉方式：无须麻醉 □ 局部麻醉 □ 椎管麻醉 □ 全麻 □

治疗须知

细胞治疗是一种新的临床医疗技术，主要针对一些临床难治性疾病，疗效有限，少数情况下甚至无效。一般情况下，细胞治疗相对比较安全，但在极少情况下仍有可能发生一些不良反应或受到某些不可预知因素的影响。因此，我们建议您（们）慎重选择。如果您或您的亲属自愿接受细胞治疗，我们提醒您：我们不能保证该治疗一定安全、有效，并可能发生以下但不仅限于以下情况。

1.麻醉意外及其并发症，重危者可危及生命。

2.如采用动脉输注的治疗方式，穿刺部位可能发生血肿、肢体麻木、头痛、恶心、呕吐等，甚至可能损伤血管，导致出血性休克、危及生命等，因而也可能需要大量输血或另行止血处理。

3.全身反应：发热、肌肉酸痛、免疫排异反应等，极少情况下可能发生过敏性休克危及生命。

4.所输注的细胞都经过了严格的双重检验，但仍不能完全保证输入后不会引起某些新的疾病（如病毒性肝炎、艾滋病、梅毒、疟疾、巨细胞病毒感染等）。

5.疗效不明显，临床症状和体征的改善与您的期望存在偏差，甚至完全无效；或虽有疗效，但维持时间较短，原有病情继续进展，症状及体征加重。

6.经腰穿治疗，术后脑脊液渗漏或中枢神经系统感染、发热、头痛、腰背部疼痛等。

7.局部治疗，可出现局部组织感染、溃烂、坏死等情况，进而加重病变。

8.可能出现与该治疗本身无关的病情恶化，纯属巧合。

9.其他意外情况。

声 明

我（们）代表患者已经阅读并理解了上述有关本次治疗的介绍，并就本次治疗认真地与医生提问、讨论，我（们）提出的所有问题均得到满意的答复。我（们）已完全了解细胞治疗可能产生的风险和受益，愿意承担由于疾病本身或现有医疗技术所限而致的医疗意外及并发症，并全权负责签字，要求治疗。并授权医生在遇有紧急情况时，为保障患者本人的生命安全实施必要的救治措施，本人保证承担由此所产生的全部额外费用。

患者或患者家属签名： 与患者的关系： 时间：

谈话地点： 医师签名： 时间：

七、细胞治疗知情同意书（自体）

患者姓名：　性别：　年龄：　科室：　床号：　住院号：

治疗前诊断：

治疗名称：　　　　　　　　　　　　拟行治疗次数：

治疗方式：静脉输注 □　腰穿－蛛网膜下腔输注 □　动脉输注 □　局部种植 □　种植部位：

麻醉方式：无须麻醉 □　局部麻醉 □　椎管麻醉 □　全麻 □

治疗须知

细胞治疗是一种新的临床医疗技术，主要针对一些临床难治性疾病，疗效有限，少数情况下甚至无效。一般情况下，细胞治疗相对比较安全，但在极少情况下仍有可能发生一些不良反应或受到某些不可预知的因素的影响。因此，我们建议您（们）慎重选择。如果您或您的亲属自愿接受细胞治疗，我们提醒您：我们不能保证该治疗一定安全、有效，并可能发生以下但不仅限于以下情况。

1. 麻醉意外及其并发症，重危者可危及生命。
2. 如采用动脉输注的治疗方式，穿刺部位可能发生血肿、肢体麻木、头痛、恶心、呕吐等，甚至可能损伤血管，导致出血性休克、危及生命等，因而也可能需要大量输血或另行止血处理。
3. 全身反应：发热、肌肉酸痛、免疫排异反应等，极少情况下可能发生过敏性休克危及生命。
4. 疗效不明显，临床症状和体征的改善与您的期望存在偏差，甚至完全无效；或虽有疗效，但维持时间较短，原有病情继续进展，症状及体征加重。
5. 经腰穿治疗，术后脑脊液渗漏或中枢神经系统感染、发热、头痛、腰背部疼痛等。
6. 干细胞动员期间，可能出现"白细胞瘀滞症"，可发生呼吸困难、头晕、言语不清等临床表现，或其他心脑血管意外。
7. 局部治疗，可出现局部组织感染、溃烂、坏死等情况，进而加重病变。
8. 可能出现与该治疗本身无关的病情恶化，纯属巧合。
9. 其他意外情况。

声 明

我（们）代表患者已经阅读并理解了上述有关本次治疗的介绍，并就本次治疗认真地与医生提问、讨论，我（们）提出的所有问题均得到满意的答复。我（们）已完全了解细胞治疗可能产生的风险和受益，愿意承担由于疾病本身或现有医疗技术所限而致的医疗意外及并发症，并全权负责签字，要求治疗。并授权医生在遇到紧急情况时，为保障患者本人的生命安全实施必要的救治措施，本人保证承担由此所产生的全部额外费用。

患者或患者家属签名：　　　与患者的关系：　　　时间：

谈话地点：　　　医师签名：　　　时间：

八、细胞干预知情同意书（保健）

姓名：　　性别：　　年龄：

治疗方式：静脉输注 □

麻醉方式：无须麻醉 □　局部麻醉 □　椎管麻醉 □　全麻 □

治疗须知

细胞治疗是一种新的临床医疗技术，主要针对一些临床难治性疾病，疗效有限，少数情况下甚至无效。一般情况下，细胞治疗相对比较安全，但在极少情况下仍有可能发生一些不良反应或受到某些不可预知的因素的影响。因此，我们建议您（们）慎重选择。如果您或您的亲属自愿接受细胞治疗，我们提醒您：我们不能保证该治疗一定有效，并可能发生以下但不仅限于以下情况。

1. 全身反应：发热、肌肉酸痛、免疫排异反应等，极少情况下可能发生过敏性休克危及生命。

2. 所输注的细胞都经过了严格的双重检验，但仍不能完全保证输入后不会引起某些经血液传播的疾病（如病毒性肝炎、艾滋病、梅毒、疟疾、巨细胞病毒感染等）。

3. 疗效不明显，临床症状和体征的改善与您的期望存在偏差，甚至完全无效；或虽有疗效，但维持时间较短，原有病情继续进展，症状及体征加重。

4. 其他意外情况。

声　明

我（们）代表患者已经阅读并理解了上述有关本次治疗的介绍，并就本次治疗认真地与医生提问、讨论，我（们）提出的所有问题均得到满意的答复。我（们）已完全了解细胞治疗可能产生的风险和受益，愿意承担由于疾病本身或现有医疗技术所限而致的医疗意外及并发症，并全权负责签字，要求治疗。并授权医生在遇有紧急情况时，为保障患者本人的生命安全实施必要的救治措施，本人保证承担由此所产生的全部额外费用。

签名：　　　时间：

谈话地点：　　医师签名：　　时间：

九、细胞因子诱导的杀伤细胞（CIK）免疫生物治疗知情同意书（异体）

姓名：　　性别：　　年龄：　　科室：　　床号：　　住院号：

治疗方式：静脉输注 □　介入 □

麻醉方式：局部麻醉 □

治疗须知

患者目前诊断为根据病情，具备拟定的特殊诊疗措施的适应证，未发现禁忌证。实施特殊诊疗措施为 CIK 免疫生物治疗。目前 CIK 免疫生物治疗是一种新的临床医疗技术，也是一种新的肿瘤治疗方法。国内外临床研究初步证实，肿瘤的免疫生物治疗能增强患者机体抗肿瘤能力，对抑制肿瘤生长，减少肿瘤复发，提高生活质量和延长生存期有较好的作用。目前肿瘤生物治疗已成为继手术、放疗、化疗后第四种肿瘤治疗方式，有机地与常规肿瘤治疗方法相结合，将能取得更好的疗效。根据已有临床应用得知出的经验表明：输入总数为 100 亿的 CIK 细胞，能更好地调动患者的免疫功能，自觉症状明显改善，且安全性好，无明显副作用。患者经慎重考虑后，自愿接受医院实施拟定的诊疗措施，并按规定向医院及时交纳治疗过程中的医疗费用。

医院承诺，CIK 免疫生物疗法所采用的脐带血在使用前均按卫生部门规定，并在使用前已对母体及脐血感染性方面的疾病在医院及实验室做出双重检测，在操作的过程中有关医务人员将遵守医疗工作制度和操作规范，并详细告知患者所实施诊疗措施的有关事项。同时说明，CIK 细胞是从脐血中诱导培养出来的杀伤细胞，一般情况下，患者使用后相对比较安全，但由于当前科技水平的限制，在极少情况下仍有可能发生一些不良反应或受到某些不可预知的因素的影响。经过上述告知，如果您或您的亲属自愿接受 CIK 免疫生物治疗，但不能保证该治疗一定安全、有效，并可能发生以下但不仅限于以下情况。

1. 全身反应：发热、肌肉酸痛、免疫排异反应等，极少情况下可能发生过敏性休克危及生命。
2. 可能会出现过敏反应。
3. 可能会出现低血压、毛细血管渗漏综合征。
4. 所输注的细胞都经过了严格的双重检验，但仍不能完全保证输入后不会引起经血液制品传播的疾病（如病毒性肝炎、艾滋病、梅毒、疟疾、巨细胞病毒感染等）。
5. 疗效不明显，临床症状和体征的改善与您的期望存在偏差，甚至完全无效；或虽有疗效，但维持时间较短，原有病情继续进展，症状及体征加重。
6. 可能出现与该治疗本身无关的病情恶化，纯属巧合。
7. 其他意外情况。

声　明

上述医疗意外或并发症一旦发生，医院将采取相应措施，尽量减少对患者造成的不良后果。患者承认医院相关人员对即将实施诊疗措施中相关事项及可能出现的不良后果已做出详细说明，并对此完全理解；一旦上述医疗意外或相关并发症发生，医院及相关人员不承担任何民事责任。

对本协议双方均无异议。本协议一式两份（双方各执一份），自签字之后生效。

患者或患者家属签名：　　　与患者的关系：　　　时间：

谈话地点：　　　医师签名：　　　时间：

十、CIK 免疫治疗知情同意书（自体）

姓名：　　　性别：　　　年龄：　　　科室：　　　床号：　　　住院号：

治疗方式：静脉输注 □　介入 □

麻醉方式：局部麻醉 □

治疗须知

患者目前诊断为根据病情，具备拟定的特殊诊疗措施的适应证，未发现禁忌证。实施特殊诊疗措施为 CIK（细胞因子诱导的杀伤细胞）免疫生物治疗。目前 CIK 免疫生物治疗是一种新的临床医疗技术，也是一种新的肿瘤治疗方法。国内外临床研究初步证实，肿瘤的免疫生物治疗能增强患者机体抗肿瘤能力，对抑制肿瘤生长，减少肿瘤复发，提高生活质量和延长生存期有较好的作用。目前肿瘤生物治疗已成为继手术、放疗、化疗后第四种肿瘤治疗方式，有机地与常规肿瘤治疗方法相结合，将能取得更好的疗效。根据已有临床应用得知出的经验表明：输入总数为 100 亿的 CIK 细胞，能更好地调动患者的免疫功能，自觉症状明显改善，且安全性好，无明显副作用。患者经慎重考虑后，自愿接受医院实施拟定的诊疗措施，并按规定向医院及时交纳治疗过程中的医疗费用。

一般情况下，患者接受该治疗后相对比较安全，但由于当前科技水平的限制，在极少情况下仍有可能发生一些不良反应或受到某些不可预知的因素的影响。经过上述告知，如果您或您的亲属自愿接受 CIK 免疫生物治疗，但不能保证该治疗一定安全、有效，并可能发生以下但不仅限于以下情况。

1. 全身反应：发热、肌肉酸痛、免疫排异反应等，极少情况下可能发生过敏性休克危及生命。

2. 可能会出现过敏反应。

3. 可能会出现低血压、毛细血管渗漏综合征。

4. 疗效不明显，临床症状和体征的改善与您的期望存在偏差，甚至完全无效；或虽有疗效，但维持时间较短，原有病情继续进展，症状及体征加重。

5. 可能出现与该治疗本身无关的病情恶化，纯属巧合。

6. 其他意外情况。

声　明

上述医疗意外或并发症一旦发生，医院将采取相应措施，尽量减少对患者造成的不良后果。患者承认医院相关人员对即将实施诊疗措施中相关事项及可能出现的不良后果已做出详细说明，并对此完全理解；一旦上述医疗意外或相关并发症发生，医院及相关人员不承担任何民事责任。

对本协议双方均无异议。本协议一式两份（双方各执一份），自签字之后生效。

患者或患者家属签名：　　　　　与患者的关系：　　　　　时间：

谈话地点：　　　　　医师签名：　　　　　时间：

十一、病例信息使用授权协议

授权方（以下简称为甲方）:

姓名:　　　　性别:　　　年龄:　　　职业:　　　联系电话:

联系地址:　　　　　　　　身份证号码:

与患者关系: 本人 □　　法定监护人 □　　亲属 □　　委托人 □

使用方（以下简称为乙方）:

联系地址:　　　　　　联系电话:

　　　　　　　　（先生/女士）利用乙方的细胞技术对＿＿＿＿＿＿＿病进行治疗, 此项技术在目前对该病的治疗处于国际领先地位。为了更好地推广先进的医疗技术, 为更多的患者解除病痛, 造福人类, 乙方拟就该病例进行宣传推广。根据《中华人民共和国广告法》和《中华人民共和国民法通则》的有关规定, 为明确病例信息（包括治疗过程及患者个人的影像、资料、治疗信息等）使用方和授权方的义务、权利关系, 在平等、友好、充分沟通的基础上, 达成一致协议如下。

一、甲方自愿将自己的病例信息授权予乙方使用。乙方将实事求是, 客观地宣传推广, 不夸大事实, 不做不实报道, 不利用患者的病例信息用于与本次治疗无关的宣传, 不利用该病例信息损害甲方的利益。

二、使用形式包括各种符合使用所在国法律的所有宣传方式和正当途径。使用范围为全球推广。

三、甲乙双方商定, 乙方在上述第一、第二项形式、范围之内无偿使用甲方病例信息。

四、授权的变更: 病例信息在使用期间, 授权方需作另外授权于他方时, 必须事先征得病例信息使用方的同意。

五、乙方承诺将依照我国《中华人民共和国广告法》和《中华人民共和国民法通则》法律, 按照病例的内容进行如实报道, 甲、乙双方如有违反本合同之规定, 将承担相应的经济责任。

六、甲乙双方因本协议的解释或履行发生争议, 根据中华人民共和国的相关法律, 向有管辖权的人民法院提起诉讼。

七、本协议未尽事宜, 经双方协议后作为本协议的补充协议。

八、本协议自双方签字之日起生效。本协议一式两份, 当事人双方各执一份。

九、本协议签订地中华人民共和国＿＿＿＿省＿＿＿＿市。

　　　　　　　　　　　　　　甲方（授权代表）:　　　　　　　乙方（授权代表）:

　　　　　　　　　　　　　　　　　时间:　　　　　　　　　　　时间:

十二、病例信息使用授权委托书

委托方:
受托方:

经慎重考虑, 特委托向医疗机构查阅复印先生 / 女士的病历资料 (包括法律法规允许的委托人可获取的所有病例资料)。

委托人:

年　　月　　日

十三、细胞治疗知情同意委托书

经慎重考虑, 我在此授权作为我在医院医疗期间的病情、医疗措施、医疗风险等的被告知者, 全权处理本人在诊疗过程中的一切事务并在需患者签名以示知情、同意的医疗文书上签字, 代理本人行使知情同意权和选择权, 一经授权人签字, 本授权书即生效; 被授权人之行为视同本人知悉与同意。经代理人签名同意后所实施的诊疗行为若产生不良后果, 将由本人承担。

此致

授权人签名:　　　　年龄:　　　性别:
身份证号码:

年　月　日

医师:

年　月　日

本人接受患者的授权, 同意代理行使该患者在医院医疗期间的知情同意权和选择权, 并签署各项医疗活动同意书。

被授权人签名:　　　　　　与患者关系:
身份证号码:　　　　　　　联系电话:

年　月　日

本授权书一式两份, 医疗机构和被授权人各执一份, 委托书经委托人、代理人签字后生效, 并与患者病案一并保存。
备注: 被授权人仅限于相关法规所规定的近亲属、代理人和关系人。

十四、细胞发放、运输和交接记录表

日期：___年___月___日　　　　　　　　页数：____总计____页

生产部 填写	实验室：　　　　　　　　传送地：　　　　　　　接收医院： 细胞份数：　　　　　　　包装箱数： 发出时内包装状态：　　　发送时外包装状态： 检验人：　　　　　　　　核对人：　　　　发出时间：　　年　　月　　日
运送人员 填写	接收时状态：内包装：　　　　　　　　　外包装： 　　　　　　　细胞份数：　　　　　　接收人： 运输状态记录： 交付时间：　　　　　　　　　　交付人： 其他：
中心填写	接收时间：　　　　外包装状态：　　　　内包装状态： 细胞份数：　　　　接收人：　　　　　　其他：

附：细胞登记表：

序　号	条形码	细胞编码	患者姓名	病案号	诊　断	移植方式	技术部	执行者签字	
								护　士	医　生
01									
02									
03									
04									
05									

十五、细胞治疗记录表

患者姓名：　　　性别：　　　年龄：　　　床号：　　　住院号：

治疗前诊断：　　　　　　治疗名称：

治疗人员：　　　　　　　助理人员：

治疗方式：局部种植 □　蛛网膜下腔输注 □　静脉输注 □　动脉介入 □　其他：

麻醉方式：局麻＋基础 □　镇静麻醉 □　椎管内麻醉 □　全麻气管插管 □　其他：

麻醉医师：

巡回护士：　　　　　　　　　　治疗日期：

治疗开始时间：　　　　　　　　治疗结束时间：

治疗禁忌：　□ 无　　 □ 有

治疗经过：

治疗后注意事项及医嘱：

　　　　　　　　　　治疗实施者：

```
┌ ─ ─ ─ ─ ─ ─ ─ ─ ─ ─ ─ ┐
  贴治疗包装条纹码处
└ ─ ─ ─ ─ ─ ─ ─ ─ ─ ─ ─ ┘
```

十六、细胞治疗登记表

姓名＿＿＿＿＿＿＿　性别＿＿＿＿＿＿＿　年龄＿＿＿＿＿＿＿　身份证号＿＿＿＿＿＿＿

医院＿＿＿＿＿＿＿　科室＿＿＿＿＿＿＿　床号＿＿＿＿＿＿＿　住院号＿＿＿＿＿＿＿

临床诊断＿＿＿＿＿＿＿

治疗次数	时　间	细胞种类	细胞来源	治疗途径	医　师
1					
2					
3					
4					
5					
6					
7					
8					

　　　　　　　　　　　　　　　　　　　　　登记医师：　　　　　日期：

十七、细胞临床应用伴随反应报告

治疗中心＿＿＿＿＿＿＿＿＿ 电话＿＿＿＿＿＿＿＿＿ 报告日期＿＿＿年＿＿＿月＿＿＿日

姓名:	性别:	年龄:	国籍:	体重 (kg):	电话:

家族药品伴随反应 / 事件: 有 □　无 □　不详 □	既往药品伴随反应 / 事件情况: 有 □　无 □　不详 □

伴随反应 / 事件名称:	发生时间:	病案号:

伴随反应 / 事件过程描述（包括症状、体征、临床检验等）及处理情况:

	干细胞来源	生产实验室	细胞编号	用法用量	使用时间	使用原因
干细胞	脐血干细胞					
	自体骨髓干细胞					
	外周血干细胞					
	其他细胞					
干细胞动员剂	药品名称	生产厂（批号）	剂型	用法用量	用药起止时间	用药原因
并用药品	药品名称	生产厂（批号）	剂型	用法用量	用药起止时间	用药原因

伴随反应 / 事件的结果: 治愈 □　好转 □　有后遗症 □　表现:
死亡 □　直接死因:　　　　　　　　　　　　死亡时间:　　年　　月　　日

原患疾病:	并发症:

对原患疾病的影响: 不明显 □　病程延长 □　病情加重 □
导致后遗症 □　表现:　　　　　　　　　　导致死亡 □

关联性 评价	报告人: 肯定 □　很可能 □　可能 □　可能无关 □　待评价 □　无法评价 □　签名: 报告单位: 肯定 □　很可能 □　可能 □　可能无关 □　待评价 □　无法评价 □　签名:

报告人职业（医疗机构）: 医生 □　药师 □　护士 □　其他 □　报告人签名:

十八、细胞销毁记录单

单位及部门＿＿＿＿＿＿＿＿＿＿＿＿＿＿　记录单编号＿＿＿＿＿＿＿＿＿＿＿＿＿＿

细胞编号		销毁人员	
销毁方式		销毁地点	
销毁日期		销毁时间	
销毁原因：			
主任审核意见： 签名：			
条形码粘贴处			

填报人：　　　　　　　　　　　　　　　填报日期：

注：若因患者特殊情况取消治疗而致细胞废弃者，需在销毁原因栏内写清楚患者的姓名、性别、年龄。

十九、细胞治疗随访记录单

患者姓名：　　性别：　　年龄：　　科室：　　床号：　　住院号：
入院诊断：　　　　　　　　　　出院诊断：
干细胞治疗回顾
首次治疗时间：　　　　末次治疗时间：
干细胞治疗种类：脐血干细胞□　自体骨髓干细胞□　外周血干细胞□
脐带干细胞 □　免疫细胞 □　其他细胞
治疗过程伴随反应：无 □　有 □
治疗次数：　　　　　　主管医师：
随访内容
本次（首次）随访日期：　　　　　　预计随访次数：
随访方式：门诊随访 □　电话随访 □　家庭随访 □　电子邮件 □　其他：
出院后或前次随访以来一般情况记录：

出院后（前次）随访以来复诊资料
化验检查：
影像学检查：
功能科检查：
其他检查：
出院后或前次随访以来治疗经过及用药情况：
随访总结及功能鉴定：
随访医嘱：
随访间隔时间：　　　　　　下次随访日期：
随访医师签名：　　　　　　年　　月　　日

二十、细胞治疗前后观察指标数据登记表

姓名_____ 性别_____ 年龄_____ 住院号_____
诊断_____ 记录者_____

项　目		治疗前	治疗后	正常值范围
血常规	白细胞总数			
	中性粒细胞比例			
	淋巴细胞比例			
	红细胞总数			
	血红蛋白含量			
	血小板			
	红细胞比容			
小便常规	白细胞			
	尿蛋白			
肝功能	总胆红素			
	间接胆红素			
	直接胆红素			
	总蛋白			
	白蛋白			
	丙氨酸转氨酶			
	天冬氨酸转氨酶			
肾功能	血尿素氮			
	肌酐			
	尿酸			
血脂四项	胆固醇			
	甘油三酯			
电解质	K^+			
	Na^+			
	Cl^-			
	Ca^{2+}			
血糖水平				
T细胞亚群	Tc			
	Th			
	Ts			
	CD4/CD8			
免疫五项	C3			
	C4			
	IgA			
	IgG			
	IgM			
HIV-1 抗体				

（续表）

项　目			治疗前	治疗后	正常值范围
	HIV-2 抗体				
	梅毒抗体				
病毒性肝炎抗体五项	甲型肝炎病毒抗体				
	乙型肝炎病毒抗体				
	丙型肝炎病毒抗体				
	丁型肝炎病毒抗体				
	戊型肝炎病毒抗体				
心肌酶谱	肌酸激酶				
	乳酸脱氢酶				
	α- 羟丁酸脱氢酶				
	肌酸激酶同工酶				
	天冬氨酸转氨酶				
脑脊液	生化	蛋白定量			
		氯离子定量			
		糖定量			
	常规	蛋白定性			
		细胞总数			
		白细胞数			
凝血四项	凝血酶原时间				
	凝血活酶时间				
	凝血酶时间				
	纤维蛋白原				
性激素六项	卵泡刺激素				
	睾酮				
	黄体生成素				
	催乳素				
	雌二醇				
	黄体酮				
Berg 平衡量表评分					
功能独立性量表评分					
Barthel 指数评定量表评分					
ASIA 感觉评分					
ASIA 运动评分					
多发性硬化评分					
CT 结果					
MRI 结果					

二十一、免疫细胞治疗前后评估表（肺癌）

患者姓名：		性别：		年龄：	

临床诊断		分期		病理诊断	

细胞类型：　　　　　　细胞治疗时间：
治疗途径：　　　　用法：　份 / 次　　每天 / 周次
疗　　程：（　次为一疗程）

患者基本情况：
 1. 有无转移：　　　　转移部位：
 2. 治疗经过：（1）手术　（2）放疗　（3）化疗
 3. 细胞治疗是否与放化疗配合：是（　　）否（　　）

一般情况

	体重	精神	KPS 评分	PS 评分	QOL 评分
治疗前					
治疗后					

临床资料

	治疗前	治疗后
临床表现	咳嗽 □　气短 □　胸闷 □ 乏力 □　咯血 □　胸痛 □ 呼吸困难 □ 其他：	咳嗽 □（减轻）　气短 □（减轻） 胸闷 □（减轻）　乏力 □（减轻） 咯血 □（减轻）　胸痛 □（减轻） 呼吸困难 □（减轻） 其他：
胸腔积液（有或无）		
肿瘤大小		
CEA		
CA125		
NSE		
免疫学检查		
CT/MRI		
PET-CT		
其他		

二十二、免疫细胞治疗前后评估表（食管癌）

患者姓名：		性别：		年龄：		

临床诊断		分期		病理诊断	

细胞类型：　　　　　　　细胞治疗时间：
治疗途径：　　　　　　　用法：　份 / 次　　每天 / 周次
疗　　程：（　　次为一疗程）

患者基本情况：
　1. 有无转移：　　　　转移部位：
　2. 治疗经过：□ 手术　□ 放疗　□ 化疗
　3. 细胞治疗是否与放化疗配合：是（　　）否（　　）

一般情况

	体重	精神	KPS 评分	PS 评分	QOL 评分
治疗前					
治疗后					

临床资料

	治疗前	治疗后（缓解）
临床表现	进食不利 □　吞咽困难 □ 声嘶 □　饮水呛咳 □ 反流 □　吐黏液 □ 消瘦 □　胸背部疼痛 □ 胸腔积液 □（单侧 / 双侧，ml） 其他：	进食不利 □　反流 □ 吞咽困难 □　消瘦 □ 声嘶 □　饮水呛咳 □ 吐黏液 □　胸背部疼痛 □ 胸腔积液 □（单侧 / 双侧，ml） 其他：
免疫学检查		
胃镜（肿瘤大小）		
钡餐		
CT/MRI		
PET-CT		
B 超 / 彩超		
其他		

二十三、免疫细胞治疗前后评估表（乳腺癌）

患者姓名：　　　　性别：　　　　年龄：

临床诊断		分期		病理诊断	

细胞类型：　　　　　　　　细胞治疗时间：
治疗途径：　　　　　　　用法：份 / 次　　每天 / 周次
疗　　程：（　　次为一疗程）

患者基本情况：
1. 有无转移：　　　　转移部位：
2. 治疗经过：□ 手术　□ 放疗　□ 化疗
3. 细胞治疗是否与放化疗配合：是（　　）否（　　）

一般情况					
	体重	精神	KPS 评分	PS 评分	QOL 评分
治疗前					
治疗后					

临床资料		
	治疗前	治疗后（缓解）
临床表现	咳嗽 □　　气短 □ 胸闷 □　　呼吸困难 □ 胸腔积液 □（单侧 / 双侧，ml） 其他：	咳嗽 □　　气短 □ 胸闷 □　　呼吸困难 □ 胸腔积液 □（单侧 / 双侧，ml） 其他：
肿瘤大小		
CEA		
CA153		
ER、PR、Her-2		
免疫学检查		
CT/MRI		
PET-CT		
其他		

二十四、免疫细胞治疗前后评估表（胃癌）

患者姓名：　　　　性别：　　　　年龄：

临床诊断		分期		病理诊断	

细胞类型：　　　　　　细胞治疗时间：
治疗途径：　　　　　　用法：份 / 次　　每天 / 周次
疗　　程：（　　次为一疗程）

患者基本情况：
　1.有无转移：　　　　转移部位：
　2.治疗经过：□ 手术　□ 放疗　□ 化疗
　3.细胞治疗是否与放化疗配合：是（　　）否（　　）

一般情况

	体重	精神	KPS 评分	PS 评分	QOL 评分
治疗前					
治疗后					

临床资料

	治疗前	治疗后（缓解）
临床表现	腹痛 □　食欲不佳 □ 消瘦 □　乏力 □　呕吐 □ 消化道出血（呕血 □　黑便 □） 腹腔积液 □（　　ml） 其他：	腹痛 □　食欲不佳 □ 消瘦 □　乏力 □ 消化道出血（呕血 □　黑便 □） 腹腔积液 □（　　ml） 其他：
血常规		
CEA		
免疫学检查		
胃镜（肿瘤大小）		
CT/MRI		
PET-CT		
B 超 / 彩超		
其他		

二十五、免疫细胞治疗前后评估表（肝癌）

患者姓名：	性别：			年龄：		
临床诊断			分期		病理诊断	

细胞类型：　　　　　细胞治疗时间：
治疗途径：　　　　　用法：　份 / 次　　每天 / 周次
疗　　程：　　　　　（　　次为一疗程）

患者基本情况：
1. 有无转移：　　　　　　　转移部位：
2. 治疗经过：□ 手术　　□ 放疗　　□ 化疗
3. 细胞治疗是否与放化疗配合：是（　　　）否（　　　）

一般情况

	体重	精神	KPS 评分	PS 评分	QOL 评分
治疗前					
治疗后					

临床资料

	治疗前	治疗后（缓解）
临床表现	肝区疼痛 □　食欲不佳 □ 腹胀 □　恶心 □　呕吐 □ 腹泻 □　发热 □　黄疸 □ 脾大 □（　　　　　　） 肝大 □（　　　　　　） 腹腔积液 □（　　　　ml） 其他：	肝区疼痛 □　食欲不佳 □ 腹胀 □　恶心 □　呕吐 □ 腹泻 □　发热 □　黄疸 □ 脾大 □（　　　　　　） 肝大 □（　　　　　　） 腹腔积液 □（　　　　ml） 其他：
AFP		
HBV-DNA		
CEA		
肝功能	ALT（　　）AST（　　）A/G（　　） ALB（　　）GLB（　　）	ALT（　　）AST（　　）A/G（　　） ALB（　　）GLB（　　）
免疫学检查		
CT/MRI		
B 超 / 彩超		
其他		

二十六、免疫细胞治疗前后评估表（结／直肠癌）

患者姓名：　　　性别：　　　年龄：					
临床诊断		分期		病理诊断	

细胞类型：　　　　　细胞治疗时间：
治疗途径：　　　　　用法：　　份／次　　每天／周次
疗　　程：　　　　　（　　次为一疗程）

患者基本情况：
1. 有无转移：　　　　转移部位：
2. 治疗经过：□ 手术　□ 放疗　□ 化疗
3. 细胞治疗是否与放化疗配合：是（　　）否（　　）

一般情况

	体重	精神	KPS 评分	PS 评分	QOL 评分
治疗前					
治疗后					

临床资料

	治疗前	治疗后（缓解）
临床表现	便秘 □　便血 □　腹痛 □ 肠梗阻 □　消瘦 □　乏力 □ 腹腔积液 □（　　ml） 其他：	便秘 □　便血 □　腹痛 □ 肠梗阻 □　消瘦 □　乏力 □ 腹腔积液 □（　　ml） 其他：
CEA		
免疫学检查		
肠镜（肿瘤大小）		
CT/MRI		
PET-CT		
其他		

二十七、免疫细胞治疗前后评估表（白血病）

患者姓名： 性别： 年龄：					
临床诊断					

细胞类型： 细胞治疗时间：
治疗途径： 用法： 份/次 每天/周次
疗　　程： （ 次为一疗程）

一般情况					
	体重	精神	KPS 评分	PS 评分	QOL 评分
治疗前					
治疗后					

临床资料		
	治疗前	治疗后
贫血		
感染及部位		
出血及部位		
淋巴结肿大（数量部位）		
肝/脾肿大		
骨、关节浸润		
血常规		
骨髓象		
免疫学检查		
基因检查		
其他		

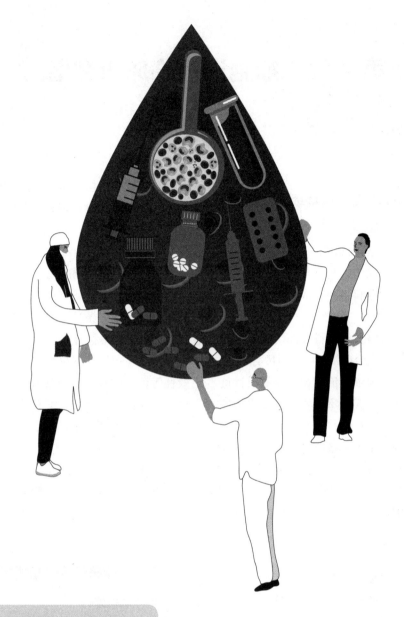

中 篇

国内外细胞治疗相关
政策与标准

第7章 细胞治疗临床研究指南

一、临床研究基地及项目申报

(一) 研究机构条件

1. 三级甲等医疗机构，具备较强的医疗、教学和科研能力，具有与所开展细胞治疗项目相应的诊疗科目并完成药物临床试验机构备案。

2. 承担过省级及以上科技部门或卫生行政部门立项的细胞治疗领域研究项目。

3. 具有与开展细胞治疗相适应的项目负责人、临床医师、实验室技术人员、质量控制人员及其他相关人员。

4. 具有满足细胞制备所需要的实验室以及相应的设施设备；具有与细胞制品临床试验相适应的质量管理和保障能力。

5. 建立细胞治疗质量管理及风险控制制度体系，具有与所开展细胞治疗相适应的风险管理和承担能力。

6. 成立学术委员会和伦理委员会，建立本医疗机构细胞治疗临床研究和转化应用项目立项前审查制度。

(二) 研究项目条件

细胞治疗临床研究项目应当具备以下条件，并由医疗机构提交临床研究项目备案材料。

1. 具备充分的科学依据，用于尚无有效干预措施的疾病，或用于严重威胁生命和影响生存质量的疾病，旨在提高现有治疗方法的疗效。

2. 适应证明确、临床研究设计合理，且有前期研究基础。

3. 通过本机构学术委员会的科学性审查和伦理委员会的伦理审查，并由医疗机构主要负责人审核立项。

4. 具有相应的项目研究经费支持。

(三) 转化应用阶段条件

细胞治疗临床研究项目进入转化应用阶段应当具备以下条件，并由医疗机构提交转化应用项目备案材料。

1. 在临床研究取得细胞治疗安全性、有效性等证据的基础上，总结形成针对某种疾病（适应证）的治疗方案和技术标准（包括细胞治疗的种类/途径、治疗剂量/次数和疗程等）。

2. 通过本机构学术委员会的转化应用评估审查和伦理委员会的伦理审查。

3. 具有完善的细胞治疗转化应用持续评估方案。

二、临床研究管理和质量控制制度

(一) 组织架构

为加强细胞治疗临床研究的质量和安全管理工作，成立学术委员会、伦理委员会、质量管理委员会并按章程要求加强业务指导，成立细胞治疗临床研究与转化应用领导小组，全面负责细胞治疗的临床研究与转化应用的规划、协调等工作，各职能部门在职责范围内加强监管，细胞治疗中心具体执行各项管理制度和规范，确保医疗安全，保证细胞治疗临床研究的顺利开展。

1. 学术委员会负责临床研究方案的可行性、安全性审查和论证，细胞治疗相关科研课题立项审查工作，对从事细胞治疗研究的医师进行资格审查，科教处负责细胞治疗科研项目的日常管理。

2. 医学伦理管理委员会负责制订细胞治疗临床与应用研究的伦理原则，审查细胞治疗方案，确保符合国际公认的生命伦理准则，对细胞治疗病例进行医学伦理审查，接受医护人员和病患的伦理咨询。

3. 质量管理委员会负责审订细胞治疗临床与应用研究诊疗操作规范、诊疗常规及各项质量、安全管理制度，医政处、质控处负责日常的质量监督检查、改进工作，定期向质量管理委员会报告。

4. 为保障细胞治疗临床研究与应用研究的顺利开展，决定成立细胞治疗临床研究领导小组：组长（主管医疗的业务副院长）；秘书（医务处负责人）；成员（质控处、护理部、科教处、治疗中心、实验室负责人）。领导小组负责对外签订技术合作协议，明确双方权责，拟订细胞治疗技术临床应用研究管理制度和质量控制措施，协调处理应用研究相关事宜，申报技术准入。

5. 成立细胞治疗临床研究与转化应用中心，相关专业的医师、检验师、放射师、麻醉师、护理人员参加，负责制订和改善细胞治疗临床治疗方案，提出质量、安全保障措施，重大事件处理预案；严格执行细胞治疗技术临床应用管理制度、操作规范；负责细胞治疗研究科研课题立项申请和实施；负责细胞治疗技术的院内业务培训工作；负责细胞治疗技术的操作实施工作。

6. 医务处、质控处、科教处、护理部、院感办等职能部门在各自职责范围内，负责细胞治疗临床与应用研究的医疗质量和安全监督检查、反馈、督促改进工作，处理细胞治疗的严重不良反应和医疗事故，协助进行细胞治疗技术准入申报。

（二）人员配置

1. 细胞制备、质控人员

(1) 细胞生产负责人应具有临床医学或生物学本科以上学历，中、高级职称。

(2) 负责细胞采运的人员应具有医学中专以上学历，2 年以上医护工作经验，经专业培训并考核合格者。

(3) 负责细胞培养、深低温冻存与复苏、质量保证的负责人应具有医学或相关学科本科以上学历，4 年以上专业工作经验，并具有丰富的相关专业技术经验和较高的业务指导水平。

(4) 负责档案资料的负责人应具相关专业中专以上学历，具有计算机基础知识和一定的医学知识，熟悉细胞的生产全过程。

(5) 负责其他业务负责人应具有相关专业大学以上学历，熟悉相关业务，具有 2 年以上相关专业工作经验。

(6) 细胞采集人员为经过严格专业培训的护士或助产士职称以上卫生专业技术人员并经考核合格者。

(7) 细胞制备、质量控制技术人员为医学、生物学专业大专以上学历，经培训并考核合格者。

(8) 细胞冻存技术人员为大专以上学历、经培训并考核合格者。

2. 细胞治疗医师

(1) 取得《执业医师证》并注册在本院，按规定的床位医生比例配备医师，技术职称比例合理，能满足三级医师查房要求，医师执业类别为治疗疾病所属诊疗科目。

(2) 细胞治疗中心负责人应具备副高以上技术职称，从事细胞治疗研究和临床应用工作 5 年以上，经过细胞基础与临床技术知识的专门培训，熟悉相关管理法规和操作规范。

(3) 从事细胞治疗的医师具有主治以上职称，并经过细胞治疗基础与临床技术知识的专门培训,学术委员会审核具备细胞治疗技术临床应用能力。

(4) 从事细胞治疗临床应用的医师能够进行完善的临床观察和疗效评估,能处理细胞治疗患者出现的不良反应,熟悉相关系统疾病康复治疗的方案。

(5) 负责自体骨髓干细胞采集工作的医师具有副主任医师以上专业技术职务任职资格,有 5 年以上血液内科工作经验和造血干细胞采集经验。

3. 护理人员

(1) 取得《护士执业证书》并注册在本院,按规定的床位护士比例配备护理人员,技术职称比例合理。

(2) 治疗中心护士长应具备主管护师以上技术职称,治疗中心护士应具有护师以上技术职称。

(3) 护理人员均经过细胞治疗基础与临床技术知识的专门培训,掌握基本护理技术和细胞治疗患者的护理常规。

4. 康复医师

(1) 取得康复治疗技师或技士技术职称。

(2) 掌握常见神经、运动系统疾病的康复治疗技术。

(3) 掌握常见神经、运动系统疾病的康复评估方法,熟悉使用各种康复评估表格和工具。

(4) 康复技师均经过细胞治疗技术临床应用知识培训,能配合临床医师制订康复治疗方案。

(三)实施步骤

1. 准备阶段

(1) 成立细胞治疗临床研究与转化应用中心(以下简称中心)管理机构,明确各自的职责和权限;讨论和制订工作计划与方案,确定中心建设规划,细胞治疗临床研究方向。

(2) 中心制订细胞治疗临床研究技术方案、撰写可行性研究报告、临床操作规范、相关病历文书表单、单病种治疗研究方案、

细胞治疗的伦理学原则;医务处、质控处配合中心制订细胞治疗临床研究管理制度,分别送伦理委员会、学术委员会、质量与安全管理委员会审核。

(3) 医务处组织细胞治疗临床研究治疗有关人员学习治疗中心制订的专项管理制度、操作规范、治疗方案、病例选择、知情同意、突发事件应急处理预案等。

(4) 中心在全院和科室进行细胞治疗临床研究的学术推广活动,使相关科室的医生了解细胞和细胞治疗的临床研究进展和中心的发展规划,达到配合中心开展工作的目的。

(5) 治疗中心提出细胞治疗临床应用的病房、实验室设置区域、布局和设计装修方案,设施、设备配置方案,呈领导小组研究,再报医院领导审批后,组织工程招标和施工,购置相应的仪器设备,进行设备调试和检测,实验室的质量检测和验收。

2. 申报阶段

(1) 按照国家相关法律法规的要求,将准备好的细胞治疗临床研究基地备案材料和临床研究项目备案材料送所在地省级卫生行政和食品药品监管部门进行形式审查和真实性审查。

(2) 卫健委和国家食品药品监督管理局依据省级卫生行政和食品药品监管部门的形式审查结果和材料真实性证明,受理申报材料,组织专家委员会进行评审。

(3) 根据评审工作需要,卫健委和国家食品药品监督管理局组织专家对申报单位进行现场考察,并综合相关情况,对细胞临床研究基地和研究项目进行备案。

(4) 经卫生行政主管部门审批同意后,中心按照细胞治疗临床研究方案,组织实施临床研究项目。

3. 研究阶段

(1) 开展细胞临床试验研究前,必须制订详细、完整、明确的研究方案,必须具有明

确的适应证。遵循风险最小化的原则，并经伦理委员会批准。

(2) 细胞临床试验研究必须按照药物研发规律推进，一般按照药品临床试验Ⅰ期、Ⅱ期、Ⅲ期的原则次序逐步进行。Ⅰ期临床试验（10～30 例）主要确定细胞治疗方案的安全性。Ⅱ期临床试验（＞100 例）检验细胞治疗方案的有效性，并进一步评价其安全性。Ⅲ期临床试验是在大范围内（＞300 例）进一步明确细胞治疗方案的有效性，监测其不良反应，评价其与现行的传统治疗方式比较的优势，收集更多的信息为其临床应用做准备。Ⅱ～Ⅲ期的临床研究中，病例数的设计必须符合统计学的要求。对于某些罕见性疾病，或目前尚无有效治疗手段的特殊疾病，可根据疾病临床特点在前述基础上酌情减少临床试验病例数。

(3) 细胞临床试验研究中，必须指明细胞的类型和获取方式。其来源必须符合伦理原则和国家有关规定，符合临床使用的要求。

(4) 细胞制备、检定及临床前研究应当符合《细胞治疗产品研究与评价技术指导原则（试行）》的相关要求，细胞制备需符合《药品生产质量管理规范》。如果细胞的体外修饰涉及基因修饰，还应当符合《人基因治疗研究和制剂质量控制技术指导原则》的相关要求；若与其他生物材料联合使用，必须符合医疗器械的相关管理规定。

(5) 必须对每一份细胞制剂从其如何从供者获得，如何体外操作，到最后的丢弃、回输或植入到受试者体内等环节进行追踪。对于剩余的细胞制剂和（或）剩余的捐赠物如供者的胚胎、生殖细胞、骨髓、血液等，必须进行合法、妥善并符合社会伦理的处理。细胞制剂的追踪资料从最后处理之日起必须保存至少 10 年。

(6) 在进行细胞临床试验研究过程中，所有关于供者和受试者的入选和检查，以及细胞制剂制备和临床研究各个环节，必须由操作者同步记录，所有资料的原始记录必须做到准确、清晰、无涂改，所有资料应当有电子备份。研究机构必须将所有的原始资料从资料生成之日起保存至少 10 年。

(7) 细胞临床试验研究在纳入第一个自愿受试者之前，应当按照有关要求在我国医学研究登记备案信息系统进行网络登记备案。

细胞临床试验结束后，应当对参与临床试验的受试者进行长期随访监测，以便更好地评价细胞临床试验研究的安全性和有效性。

4. 应用阶段

(1) 细胞治疗临床研究项目进入转化应用阶段应当具备以下条件，并由医疗机构提交转化应用项目备案材料。

① 在临床研究取得细胞治疗安全性、有效性等证据的基础上，总结形成针对某种疾病（适应证）的治疗方案和技术标准（包括细胞治疗的种类/途径、治疗剂量/次数和疗程等）。

② 通过本机构学术委员会的转化应用评估审查和伦理委员会的伦理审查。

③ 具有完善的细胞治疗转化应用持续评估方案。

(2) 细胞治疗临床研究项目经备案转入转化应用后，不得擅自扩大适应证范围。如果需要扩大适应证范围，医疗机构应当重新备案开展临床研究。

(3) 医疗机构应当建立完备的细胞治疗质量管理体系，保证细胞制备质量的标准化和临床研究及转化应用方案实施的规范化。

(4) 开展细胞治疗临床研究和转化应用须遵循伦理原则和国家有关法律法规，涉及伦理问题时提交医疗机构伦理委员会讨论。

(5) 医疗机构应当根据信息公开原则，在备案信息系统上逐例报送细胞治疗项目开展情况数据信息，公开项目进展和不良反应的发生及处置等有关情况，并对登记内容的真实性负责。

(6) 医疗机构应当建立健全档案管理制度，有效管理分析细胞治疗临床研究和转化应用有关数据信息，原始资料应当至少保存30年。

(7) 医疗机构应当建立完善的培训机制，对开展细胞治疗临床研究和转化应用的人员进行业务和伦理学知识培训。

(8) 医疗机构对进入转化应用的项目，应当继续积累数据，开展系统评估，按年度进行总结，每年1月20日前向省级卫生行政部门提交上一年度工作报告。

（四）职责分工

1. 医学伦理委员会职责

(1) 审查上报主管部门审批的细胞治疗临床研究项目具体实施方案，所有涉及细胞治疗病例的治疗方案是否符合医学伦理要求。

(2) 审查试验性细胞治疗研究方案，就实施或继续的可否以及注意事项、更改事项向中心提出意见。

(3) 审查细胞治疗研究方案和知情同意文件，审查执行中的细胞治疗临床研究方案及知情同意书。

(4) 监督已审批细胞治疗临床研究方案的实施，有权终止或暂停已批准的细胞治疗临床研究计划和方案。

(5) 审查上报的已审批细胞治疗临床研究实施过程中发生的与研究有关重大事件，就事件原因的分析和处理方法向中心负责人提出意见。

(6) 对中心提交的人体细胞治疗临床研究的进展情况报告进行审查，向其提出注意事项、更改事项、中止等意见。

2. 领导小组职责

(1) 制订拟开展细胞治疗临床研究病种的具体实施方案。

(2) 审核细胞治疗临床研究项目的适应证、操作流程、操作规范、诊疗常规等。

(3) 制订细胞治疗临床研究的质量管理目标，建立细胞治疗临床研究质量与安全管理体系，控制细胞治疗临床研究质量，推动质量与安全管理持续改进工作。

(4) 进行质量与安全教育培训，提高质量、安全意识。

(5) 对细胞治疗临床研究与转化应用中心发生的事故进行讨论分析，形成专题报告，提出改进意见和处理建议。

3. 中心负责人职责

(1) 在领导小组的指导下，负责本项目的医疗、科研、教学和行政管理工作。

(2) 起草制定细胞治疗临床研究项目的治疗常规和操作规范。

(3) 制订研究年度工作计划和发展规划，并组织实施，督促检查，每季度向领导小组总结汇报。

(4) 对细胞治疗临床研究项目的医疗质量和安全管理负责，每季度组织医疗质量和安全自查、改进工作，形成书面报告呈领导小组组长。

(5) 按医院查房制度规定查房，主持疑难、危重病例讨论、确定治疗方案。

(6) 负责对疑难病例进行科内会诊、检查、确诊和治疗。

(7) 负责出院病例随访工作的计划、实施、总结和评定。

(8) 督促执行各项规章制度和技术操作规范，严防并及时处理差错事故、不良反应，接待处理患者的各种投诉。

4. 医师职责

(1) 管理患者在院期间的诊断、治疗、处理和抢救，负责出院后患者的随访工作。

(2) 按病历书写规范要求，及时、准确、完整、客观地完成病历中的各项医学记录和细胞治疗病例的特殊表单，审核出院病历质量。

(3) 每日对所管理患者进行查房，负责观察患者的病情变化、询问患者和家属的需求，并做好病程记录。

(4) 及时向主任汇报患者的重大病情变化，疑难病例及时提出会诊申请，向会诊医师介绍病情，做好会诊记录。

(5) 及时开具各项检查、治疗，充分了解所负责患者的医疗、护理记录和各项辅助检查和实验室检查报告。

(6) 在主任查房、疑难、术前和危重病例讨论时，负责报告病历，进行病情分析，并提出诊疗意见，记录主任查房意见。

(7) 负责与患者或其家属、委托人进行术前、告病重、告病危谈话，交代患者的病情和治疗方案，并回答、解释他们的提问，严格履行告知义务。

(8) 认真执行各项规章制度和技术操作常规，经常检查所管理患者的医疗护理质量，严防差错事故。

5. 护士长职责

(1) 在医院护理部主任和中心主任的指导下，依据护理工作质量标准，制订工作计划，结合本中心实际情况，组织实施，并检查、总结。

(2) 与其他职能部门沟通，有效解决各种问题，与护理部、中心主任和医生保持联系，加强医护配合及护理管理工作。

(3) 掌握中心护理工作情况，督促检查护理人员严格执行各项规章制度、技术操作规程和认真执行医嘱，严防差错事故和院内感染发生。

(4) 随同主任查房，参加病例讨论及新病种治疗、护理方案的制订，每天组织晨会，掌握病区出入院患者、疑难患者、危重患者、手术患者和一级护理患者等的情况。

(5) 评估护士的业务水平并指导其按照技术规范完成护理工作，组织本病区所有护理人员的业务学习、技术培训和业务水平考核，保障中心的护理工作达到护理质量标准。

(6) 负责管理好病区，包括护理人员的合理分工、排班；病区环境的整洁、安静、安全，患者和陪护、探视人员的组织和管理，各类仪器、设备、药品的管理；病区被服和治疗所需用品的计划请领、登记、统计工作。

(7) 督促检查卫生员做好清洁、消毒和隔离工作。

(8) 定期召开病员座谈会，与患者、家属沟通听取对医疗、护理和饮食及费用等方面的意见，开展健康教育和心理护理，研究改进病区管理工作，及时处理患者的疑问和各方面的纠纷。

6. 病房护士职责

(1) 依照患者的护理等级进行晨、晚间护理，包括危重患者的口腔、皮肤护理、饮食护理、心理护理和康复护理。

(2) 巡视病房，按医嘱要求严密观察病情变化，了解治疗反应，发现异常立即通知医生，做好抢救和各项治疗记录；对医师用药、处理上的错误，要及时向医师汇报修改，必要时报告主任。

(3) 开展健康教育活动，指导患者进行康复训练、出院后的康复和护理。

(4) 根据医嘱，完成患者各项细胞治疗前的准备和治疗后的护理工作。

(5) 协助做好检查标本的采集和送检，报告粘贴，药品和细胞的领取、核对和保管。

(6) 做好病区抢救药品、器械的请领、维护、补充，设定标准量，定位存放，标识清楚，班班清点、交接。

(7) 按质量标准、操作规范要求完成各项临床护理工作。

(8) 按细胞销毁要求处理销毁细胞，按医疗废物管理规定做好医疗废物分类收集、处理。

(9) 参加护理值班，负责病区的管理并完成晚间护理工作，按规定做好交接班，重点患者床头交班，完成交班记录；参加晨会，汇报病区出入院患者、疑难患者、危重患者、手术患者和一级护理患者等的情况。

(10) 负责接待新入院患者，介绍环境和住院规则，了解患者心理状态，做好陪探人员管理。

(11) 制定护理计划，完成护理记录，整理出院病历，并对出院病历质量进行审核评分。

7. 治疗室护士职责

(1) 在护士长的指导下完成细胞治疗室的日常管理工作。

(2) 完成细胞治疗前的各项器械、药品、细胞准备。

(3) 做好治疗室抢救药品、器械的请领、维护、补充，设定标准量，定位存放，标识清楚，班班清点、交接。

(4) 协助医生完成细胞治疗。

(5) 按查对制度要求，核对患者的姓名、性别、床号、住院号、诊断、治疗部位，核对细胞的种类、内外包装、编码等标签内容。

(6) 全程陪护接受细胞治疗的患者。

(7) 观察和记录患者在接受细胞治疗期间的反应和病情变化，配合医师做好患者的抢救工作和标本送检。

(8) 负责将治疗患者从病房接到治疗室，在治疗后观察患者病情稳定后，护送患者回病房并与病区护士交接班。

(9) 按院感染管理要求，定期对治疗室进行清洁和空气、物表消毒，严格执行消毒隔离制度，做好医疗废物的处置与管理。

8. 康复医师职责

(1) 根据患者的病情制订康复治疗计划，并征得主诊医师的同意，按医嘱进行康复训练。

(2) 按临床治疗规范和康复治疗计划完成患者的康复治疗，加强与患者的沟通交流。

(3) 按细胞诊疗常规要求，在治疗前后全面、客观地评价患者各项功能，填写各类评估表；在患者出院后定期进行电话、上门、网络随访评估。

(4) 填写康复治疗记录，尤其注意患者的病情变化，并及时与主诊医师沟通。

(5) 参加主任查房和病区的病例讨论，详细了解患者的病情和治疗计划。

(6) 了解国内、国外康复治疗的新技术、新标准，并及时向主任报告，保证细胞治疗患者采用最先进的康复手段。

（五）规章制度

1. 细胞治疗知情同意管理制度

(1) 由经治医师与患者本人或其近亲属、委托代理人进行谈话，介绍病情、诊断、治疗计划、治疗中和治疗后可能发生的并发症和意外情况、治疗后的注意事项等，耐心回答他们提出的有关问题。

(2) 谈话前应识别患者或其代理人的身份，须具有完全民事行为能力，同时应鉴别患者与委托代理人的关系，所有签字须当着医师面签署。

(3) 实施治疗之前，医师应向患者清楚说明治疗的需要性、成功率及手术、麻醉可能造成的伤害或后遗症，请患者或其近亲属、代理人签署治疗同意书、麻醉同意书。

(4) 施行治疗前，医护人员应充分告知患者或家属应配合准备或注意的事项，诸如禁食等。

(5) 治疗室外的家属等候区，应设有提示治疗室内患者各阶段动态的告示。

(6) 医护人员应告知及教导患者有关治疗伤口护理照护、康复的相关事项。

(7) 注意谈话技巧，对疗效等患者比较关切和敏感的问题，不做肯定性、夸大性回答。

(8) 患者因特殊原因外出时应签订知情同意书，告知存在的风险和后果，请患者或其家属签字。

(9) 患者不具备完全民事行为能力时由其法定监护人签字，患者由于某种原因不能或不宜签字时，由其监护人、委托代理人签字，但必须由患者委托，并签署《授权委托书》。

(10) 经治医师应在病历记录上记录告知

的对象、内容与时间，告知的结果、患者和家属的意见；患者或家属不同意治疗时，应在病历中载明。

2. 细胞治疗室工作制度

(1) 凡进入治疗室人员，必须按规定更换治疗室所备衣、口罩、帽、鞋，外出时应更换外出鞋，治疗完毕，衣、口罩、帽、鞋须放到指定回收地点。

(2) 治疗室应严格执行无菌管理规定，除参加治疗及有关人员，其他人员一概不准入内，医护人员有皮肤和呼吸道感染者不得进入治疗室。

(3) 治疗室内应保持肃静，不可大声谈笑，禁止吸烟，不得将移动通信工具带入治疗室内使用。

(4) 治疗室工作人员应熟悉室内各种物件的固定位置，使用方法，用后放回原处，急救药品定期检查补充（五定管理）。

(5) 治疗室一切器械物品未经值班人员许可，不得擅自外借。

(6) 治疗完毕，用过器械要及时清洗，送供应室消毒并放回原处。

(7) 严重污染或特殊感染治疗用过的器材，应按规定特殊处理。

(8) 治疗室按规定定时、定期严格进行地面、物表、空气消毒，并做好记录。

(9) 治疗室应注意保护患者隐私，男医生治疗女患者时应有护士陪同。

3. 观察室工作制度

(1) 观察室护理人员必须经过一定培训，具备基本观察知识和急救技能。

(2) 工作人员入室前必须更换治疗室的衣、帽、鞋、口罩，洗手后进入，着装整洁。

(3) 观察人员要坚守岗位，严格执行治疗后观察常规、仪器操作规程和交接班制度等规章制度。

(4) 值班人员要严密观察病情，按时准确地进行观察和记录，妥善保存各种监护记录

资料；掌握出入观察室标准，严格把关，做好与治疗室、病房的交接工作。

(5) 观察室内保持清洁、安静，定时进行空气、地面和物表消毒，更换被服。

4. 随访管理制度

(1) 医护人员应详细填写细胞治疗病历，并在患者出院前尽快确认完整的联系方式，包括患者家属姓名、住所地址、邮编、固定电话、移动电话、邮箱等信息。

(2) 医护人员在患者出院前应反复宣教随访的重要性，争取患者的理解和配合。

(3) 患者出院前，应将随访计划记入出院记录，交付给患者并告知患者或其家属；中心医护人员在随访日期临近前一周与患者联系，给予提示。

(4) 有条件的患者，随访医生应联系患者到中心进行系统的复诊。

(5) 中心应安排经治医师负责接待各自的复诊患者。

(6) 复诊时应按照各病种治疗方案中的要求，逐项进行，认真如实填写相关的记录和表单，各项评估和检测要准确，不能有漏项。

(7) 重要的检查和评估可安排两名医师重复检查。

(8) 受条件所限不能来中心复诊时，可在患者居住地的三级甲等医院或专科医院，按要求进行复诊，并将复诊资料寄回，治疗中心应有专责医师对患者的复诊进行指导。

(9) 国外患者应建议在本国的专科基地进行复诊，并将复诊检查资料寄回治疗中心；治疗中心应有专职医师对患者的复诊进行指导。

(10) 简单的电话沟通，不应作为随访资料。

(11) 随访记录采用统一的随访记录单。

5. 病历管理制度

(1) 所有接受细胞治疗的患者均应建立完整的住院病历，门诊不得开展细胞治疗。

(2) 医师应按照《病案书写基本规范（试

行）》书写病历，按手术病历要求书写，要有三级医师查房意见。

（3）医师应按照单病种治疗方案中要求的专科检查、专项评估和检测对患者进行临床检查，使用设定的标准表单，做好完整记录。

（4）医政处、质控处根据《病案书写基本规范（试行）》《医疗质量管理办法》，对病历质量进行检查，提出修改意见。

（5）中心所有接受细胞治疗患者的病历单列管理，方便细胞治疗患者的随访、科研和复诊。

（6）细胞治疗患者的病历不得随便查阅，仅其经治医生或医务处批准的医师方可查阅。

6. 病例信息管理规定

（1）根据《赫尔辛基宣言》《世界卫生组织人体细胞、组织、器官移植指导原则》、《干细胞临床研究管理办法（试行）》，为保护参加细胞治疗临床研究的供体和病患的信息，特制订本规定。

（2）所有参加细胞治疗临床研究的医护人员均有责任保护细胞捐献者、病患的生命、健康、隐私和尊严。

（3）在捐献细胞前一定要将捐献细胞的研究用途告知捐献者，同时将未来扩大细胞研究用途时，需进一步征求捐献者意见，以及可能采集相关标本做检测应告知捐献者。

（4）为标识捐献的细胞，将捐献者的信息制作成条形码或编号，捐献者档案仅对细胞采集人员开放。

（5）细胞治疗患者相关信息属病患隐私，不得泄露，除按《医疗机构病历管理规定》明确可以查阅病历资料的人员和机构外，其他与研究不相关的人员不得查阅，特殊情况应经医务处批准。

（6）中心需要使用患者相关信息进行宣传或学术活动，应与患者或监护人签订《病例信息使用协议》，明确使用的目的、内容、范围，双方的权利和义务及违约责任，归入

病历存档。

（7）患者可随时撤回病例信息使用的授权，从患者或监护人通知中心时开始，中心停止相关信息的使用。

（六）质量管理

1. 各部门职责

（1）领导小组

① 讨论制订各项操作流程、操作规范、单病种诊疗常规、临床应用科研立项审核等。

② 制订细胞治疗临床研究的质量目标，建立细胞治疗临床研究质量与安全管理体系，控制细胞治疗临床研究质量，推动质量与安全管理持续改进工作。

③ 审批细胞治疗临床研究工作流程、管理制度、设备配备、病区设置、质量管理方案，指导中心质量管理小组开展活动。

④ 对各上报的细胞治疗临床研究差错、事故及严重不良反应进行调查、分析，形成专题报告，提出改进意见和处理建议，提交院领导决定。

（2）医务处、质控处

① 会同细胞治疗临床研究与应用中心拟订细胞治疗临床研究的医疗质量和安全管理制度并呈领导小组讨论。

② 会同细胞治疗临床研究科室拟订各项疾病的诊疗常规，检查、治疗的操作规范，细胞申请、传送、交接等流程；审核疑难病例的临床治疗方案。

③ 建立完善的医疗质量和安全管理体系，审核治疗病区配置、人员资质、工作流程，协助建立健全规章制度。

④ 开展细胞治疗临床研究不良反应监测，收集、整理、分析不良反应报表，提出应对措施。

⑤ 协助重大医疗纠纷、严重不良反应等重大突发事件的应急处理。

⑥ 制订医护人员的专业培训大纲，组织培训和考核，重点培训各项操作、病历书

写、细胞的基础知识、医疗质量和安全管理法规和制度。

⑦ 每月对项目进行医疗安全、细胞治疗临床研究应用报表、不良反应监测、病历文书、人员培训等业务考核。

⑧ 开展满意度调查，收集病患意见；做好医疗纠纷的投诉处理，防止事态恶化。

(3) 实验室

① 制订和完善各类细胞制备的技术规程和技术标准，并协助中心建立和完善相关规程和标准。

② 负责细胞制备实验技术人员的配备规划，技术人员岗前培训、资格认定和考核。

③ 制订细胞来源、材料、药品、试剂的质量标准和控制流程，并协助细胞治疗临床研究中心建立完善此流程和标准。

④ 制订实验室的仪器设备操作、维护和校准规范，按规定送技术监督部门进行检定。

⑤ 按万级实验室的要求设计细胞制备实验室（车间）的内部空间、动线、流程、洁净度及设施，并协助新细胞治疗临床研究中心筹建和验收。

⑥ 加强细胞制备实验室（车间）生物安全管理，强化技术人员的防护，定期进行实验室生物安全检查。

⑦ 组织实验室参加中国临检中心、省临检中心的各项化验项目室间质控，开展室内质控。

⑧ 定期抽检实验室制备结束、到达中心时的细胞品质，对发生严重不良反应、群发不良反应的细胞制剂进行追溯检测。

⑨ 制订实验室的质量档案管理制度，重点是各项化验检查、试剂、药品等登记存档制度。

(4) 临床研究中心

① 按中心的培训大纲要求，组织医护人员每月进行管理制度、操作常规、诊疗规范、细胞基础知识、各项流程、报表等知识

培训和考核。

② 定期按医疗质量和安全检查标准进行自查、整改，重点检查核心制度、院内感染管理、无菌操作、护理常规、医疗文书、操作规范、医务人员执业合法性、院内急救、防跌倒/坠床措施等。

③ 严格按细胞治疗临床研究的诊疗常规开展临床工作，做好不良反应的临床观察、处理和报告，重点做好严重不良反应的处理工作。

④ 认真做好细胞的验收、核对、保管工作，切实执行细胞销毁制度。

2. 质量标准和指标的设定与修订

(1) 标准设定与修订

① 医疗行为：制定诊疗常规及处置标准，各项治疗和检查的操作规范。

② 现场工作：操作使用的器材、工作说明、注意事项及异常状况的处理对策，制订操作规范。

③ 各项侵袭性治疗和操作的医师制定所需年资、经验与训练等资格条件，制订相关人员评核标准。

(2) 仪器设备标准

① 新购入仪器设备应参照供货商的操作说明及医院需求条件，制订该项仪器设备的检验规范、验收标准、设备维护及操作标准规程。

② 使用部门对使用仪器设备所呈现的功能或检验值，均应建立管制标准与维修的计划，定期实施维修、校正、测试，确保仪器设备运转功能正确、可靠。

(3) 作业时效

① 对于患者直接或间接服务，如细胞申请、接收、细胞应用报表、不良反应报告等工作，均应依医院所要求的目标，制订时间管制标准。

② 管理及使用部门对仪器设备保养、校准周期，均应依医院所要求目标，制订管制

标准。

③ 各项作业时效的标准，于作业制度修订时，应同步重新修订。

④ 各部门主管对所属质量的标准，应督促依时限完成各项作业标准增（修）订。

(4) 质量指标

① 指标项目：依据管理需要，参照中心管理评价指南的质量和安全管理监测指标，设定细胞治疗临床研究的医疗质量和安全指标。

② 指标设定范围：依作业标准、规范及办事细则的性质，订立结构、过程及结果等指标，作为医疗质量与安全的审核依据。

结构指标：针对环境、结构检查，如人员资格及任用、作业标准制订等。

过程指标：医疗服务操作及工作流程的适当性。

结果指标：操作执行或接受治疗后预期及非预期性事件的发生频率。

(5) 质量和安全监控

为了解细胞治疗临床研究的医疗质量是否发生异常，及时纠正偏差，了解医疗最终结果，并审查作业标准是否符合实际需求，以便修订作业标准、流程。

质量监控以明确的标准、指标为依据，制订客观的检查方法，以公平、公正和解决问题的态度执行，协助发现工作上的不足或疏漏之处，促其改善，以防范同样异常发生。

3. 质量与安全检查

(1) 执业范围检查

① 未具资格者或被核定停止独立执行手术、侵袭性检查及治疗者不得独立执行该项医疗业务。

② 对于出现负主要责任医疗事故的医师，或一年内两次以上违反诊疗常规者，暂停独立操作此项技术的资格，待培训合格后恢复。

(2) 医疗服务检查

① 主要检查患者的诊断是否及时、准确，治疗是否及时、正确，用药和细胞是否合理，有无并发症，患者预后情况等。

② 医务处、院感办对治疗室流程、人员训练、院内感染管理、抢救处置、特殊药品管理等事项进行检查，并追踪改善成效。

③ 对细胞的管理流程、设施、制度执行情况进行检查，消除各种安全隐患。

④ 对细胞治疗临床研究的不良反应监测、报告、处理进行专项检查，对严重不良反应和群发不良反应进行专题调查，主要检查细胞使用的适当性。

(3) 病历质量检查

① 医务处每月依《病历质量管理制度》进行病历质量检查及奖惩。

② 重点对严重不良反应、疑难病例、死亡病例的病历进行审查，对重要记录缺失或医疗处置不当者，病患知情同情制度未执行者，请经治医师说明情况，并与相关专家讨论，提出处理意见。

(4) 细胞制备实验室（车间）检查

① 检验科定期检查实验室细胞的制备流程、操作标准建立和执行情况，抽查制备的细胞品质。

② 细胞制备的来源、药品、试剂、材料的质量验收和登记，细胞发放登记。

③ 实验室的仪器设备操作、维护标准操作规程执行情况。

④ 实验室生物安全管理制度执行情况。

⑤ 实验室的室间质控、室内质控开展状况。

(5) 检查结果处理

① 各项检核发现不符合标准或异常的事件，均应通知相关负责人，并要求给予说明。

② 对不符合标准的事项，应及时深入分析、拟定改善措施，修订作业制度、作业标准与作业流程，必要时进行教育训练。

③ 检查结果的报告，内容应含检查项目、目的、对象、时间、结果、问题和原因

分析、具体改善及后续追踪计划。

④根据中心绩效考评管理办法要求，将考核结果与个人绩效挂钩，奖优罚劣，促进工作不断改善。

（七）紧急情况及重大医疗事件报告管理

1. 报告目的

为及时发现、报告细胞治疗临床研究中出现的紧急情况和重大医疗事件，迅速采取应对措施，以减轻患者的损害，防止重大医疗事故发生，同时减少损失，确保细胞治疗临床研究与应用中心安全、有效地应用于临床，结合国家相关法律、法规要求，特制订本制度。

2. 报告范围

(1) 细胞销毁：细胞因质量问题、患者的病情变化或其他特殊原因需废弃并销毁。

(2) 严重不良反应：细胞治疗后患者出现蛛网膜下腔出血及硬膜下血肿、全身性感染、颅内感染、脑疝、脑膜炎、39℃以上高热等严重不良反应。

(3) 群发不良反应：发生 3 例以上同样或不同样不良反应。

(4) 医疗过失事故：发生重大医疗过失，可能导致医疗事故，或导致病患人身损害。

3. 报告内容

治疗中心的医护人员均为报告责任人，临床上发现上述事件后，需按要求填报《紧急情况和重大医疗事件报告表》，详细填报下列内容。

(1) 当事医务人员的姓名、科室、专业、职务和（或）专业技术职务、任职资格。

(2) 患者姓名、性别、年龄、国籍、就诊或入院时间、简要诊疗经过、目前状况。

(3) 重大医疗过失行为发生的时间、经过。

(4) 已采取的医疗救治措施和诊疗计划。

(5) 患方的要求、中心的处理方案。

4. 报告程序和要求

(1) 紧急情况及重大医疗事件报告实行逐级、限时报告，必要时可越级报告。

(2) 临床医生、护士和康复技师在诊疗过程中，应密切注意观察患者病情，如发生上述紧急情况及重大医疗事件，应立即报告值班医生或中心主任，及时进行正确处理，中心主任要立即电话报告医政处。

(3) 主任电话报告后，6h 内应要求经治医师填报《紧急情况和重大医疗事件报告表》，组织召开病例讨论会议，提出患者的诊疗计划和处理意见。

(4) 首次报告后每天书面报告患者的治疗进展，病情变化，诊疗措施和计划，家属的意见。

(5) 在患者出院后 1 周内，主任应组织医护人员进行病例讨论，总结事件发生的原因、处理结果、应对措施缺失、经验教训、改进意见、责任人处理建议、患者愈后状况，形成书面报告呈医务处。

(6) 医务处收到上述报告后，签署意见呈业务副院长，由副院长视事件情况会签相关部门，或召开领导小组会议，讨论决定处理意见。

(7) 上述报告资料中心应存档备查，医务处应建立档案，每半年送质量管理委员会进行讨论分析，针对普遍性问题，提出应对措施。

(8) 发生紧急情况及重大医疗事件的有关病历、原始资料、样本应妥善保存，不得涂改、伪造、隐匿和销毁，以备鉴定。

(9) 发生紧急情况及重大医疗事件，如不及时按规定报告，或有意隐瞒不报，事后经检查发现时，按情节轻重给予当事人处罚。

（八）细胞治疗临床研究的不良反应监测规定

细胞治疗临床研究和其他临床治疗技术一样，存在发生不良反应的可能，在现有技术条件下，不可能完全避免不良反应发生，但部分不良反应可通过加强管理和监测进行预防。

1. 不良反应监测的目的和意义

(1) 本规程所指不良反应是指细胞在正常应用下出现的与使用目的无关或意外的各种临床表现。

(2) 通过对不良反应的近期和长期监测，可规避和防范新技术尚未呈现的潜在医疗风险，达到对细胞治疗临床研究过程中不良反应的可控性，增强该技术临床应用的安全性。

(3) 给细胞治疗临床研究提供更完善、更科学的依据，以指导此技术临床应用研究方案的不断改进和更新。

2. 组织架构及职责

(1) 领导小组职责

① 会同细胞治疗临床研究科室制定细胞治疗临床研究不良反应监测的流程和管理办法，并监督实施。

② 对细胞治疗临床研究不良反应产生的原因进行分析，对其后果及影响进行评估与认定，写出书面的评定报告及处理意见反馈给细胞治疗临床研究与应用中心。

③ 对群发、影响较大并造成严重后果的不良反应应立即组织调查、确认及处理，并做出惩处决定。

④ 定期组织检查并通报细胞治疗临床研究不良反应监测情况，向研究科室提出相关的合理化建议。

(2) 医务处职责

① 负责细胞治疗临床研究不良反应报告资料的收集、统计、整理、评估、通报。

② 定期检查、指导不良反应报告和监测工作的开展情况。

③ 组织医护人员学习细胞治疗临床研究不良反应报告和监测的宣传、教育、培训工作。

④ 组织专家对严重不良反应病例进行会诊、抢救治疗。

(3) 中心负责人职责

① 负责细胞治疗临床研究不良反应监测工作的实施，及时发现和正确处理不良反应。

② 督促医师认真填写不良反应报告表并及时报告医务处。

③ 组织抢救严重不良反应病例，报告患者的治疗计划和病情变化。

④ 对发生的不良反应进行分析，协助医务科对群发、严重不良反应进行调查、核实。

3. 不良反应报告流程

(1) 不良反应实行逐级、限时报告制度，必要时可以越级报告。

(2) 医生、护士和康复技师在和患者接触时，应密切注意观察患者是否有不良反应征象，如果有发生不良反应的迹象，应立即报告值班医生或科主任，及时进行正确处理。情况严重者要立即报告医务处。

(3) 治疗中心指定专人负责细胞治疗临床研究不良反应报告和监测工作，发现可能与细胞有关的不良反应，应详细调查、分析、评价、处理、记录，并填写《细胞治疗临床研究不良反应/事件报告表》报医务处。

(4) 出现较严重的不良反应案例时，或较多患者同时发生不良反应的紧急状态时，治疗中心在2h内报医务处，医务处按突发重大事件应急预案相关原则处理。

(5)《细胞治疗临床研究不良反应/事件报告表》的填报内容应真实、完整、准确。

(6)《细胞治疗临床研究不良反应/事件报告表》应保存10年。

(7) 疑似细胞引起的严重不良反应，医务科与患者家属共同封存细胞制剂，共同委托有资质的机构进行检测。

4. 不良反应监测的评价

(1) 专人负责细胞治疗临床研究项目不良反应监测工作，及时收集整理发生不良反应的病历和《细胞治疗临床研究不良反应/事件报告表》。

(2) 医务处每月会同治疗中心对上报的病历和报表进行专题分析和评价，并将评价结果和意见完整记录存档。

(3) 如有细胞严重不良反应事件报告，专家委员会立即组织专家讨论，提出处理意见。

（九）应急处理预案

为规范细胞治疗临床研究中医疗损害的处置管理措施，保证细胞治疗临床研究顺利开展，提高医疗服务质量，保障医疗安全，参照相关法律、法规、诊疗常规和操作规范，制订了细胞治疗临床研究事故应急处理预案。

1. 适用范围

本预案为细胞治疗临床研究脑卒中险评估和应急处理的依据，适用于细胞治疗临床研究相关科室和各个环节。

治疗中心的员工都有参与事件应急处理的责任和义务，按照"谁主管，谁负责"的原则，实行集中管理、分级负责制，做到各司其职、各负其责。

2. 职责分工

(1) 细胞治疗临床研究领导小组负责指导细胞治疗临床研究，全面负责处理细胞治疗临床研究技术风险评估，启动损害预案，协调各部门处理重大损害事件。

(2) 细胞治疗临床研究与应用中心具体负责实施细胞治疗临床研究项目，制订临床研究方案，进行安全性、有效性分析，提出安全保障措施；及时报告、处理细胞治疗临床研究损害事件；负责制订和完善细胞治疗临床研究方案、质量保证措施。

(3) 医务处负责细胞治疗临床研究的医疗质量检查，定期组织风险评估，在领导小组的指导下，协调相关部门处理损害事件，及时向领导小组汇报。

3. 风险评估

(1) 建立细胞治疗临床研究损害预警机制，领导小组每半年会同细胞治疗临床研究与应用中心对进行一次常规风险评估，提出整改意见，降低风险。

(2) 负责细胞治疗临床研究的主要技术人员、设备配置等支撑条件变动后，随时向医务处报告，及时组织进行风险评估，决定是否适合继续开展细胞治疗临床研究，并向领导小组汇报。

(3) 细胞治疗临床研究流程更改、操作规范变动前，治疗中心将相关内容向伦理委员会、学术委员会报告，管理制度的变动向质量管理委员会报告，经审查同意后方可执行。

4. 预案启动程序

(1) 细胞治疗临床研究发生下列情形之一的，启动应急预案：可能造成患者人身损害后果；

严重不良反应事件；三人以上群发不良反应。

(2) 医护人员发现上述情况后，按工作程序上报到医务处，医务处核实情况后向领导小组负责人汇报，决定是否启动细胞治疗临床研究应急预案。

(3) 领导小组确定启动应急预案后，由医务科通知治疗中心和护理部、细胞制备实验室（车间）、重症监护室等相关科室，按各自职责分工做好应急处理。必要时组织召开讨论会，研究解决方案。

5. 应急处理工作程序

(1) 治疗中心医护人员在开展细胞治疗临床研究时，发现患者出现不良反应时，医护人员立即报告科室上级医师或科主任，科主任立即向医务处报告，经医务处核实后，立即报告领导小组负责人。

(2) 细胞治疗患者无生命危险，立即采取以下措施。

① 立即暂停细胞治疗，并根据当时具体情况采取适宜应急补救措施。

② 做好患者的保护性医疗措施，防止继续发生医疗损害。

③ 科主任组织相关技术专家会诊讨论，研究进一步的补救措施和是否继续进行细胞治疗。

④ 治疗中心选派技术过硬人员根据补救对策及时处理患者，操作中应尽量避免和（或）减少其他并发症发生。

⑤ 操作后，必须严密观察患者病情，防止发生其他意外情况，及时按规定整理材料报医务处。

(3) 医护人员在开展细胞治疗时，发现患者有生命危险时，立即采取以下措施。

① 医疗技术操作立即以抢救患者生命为主。

② 科主任或医务处接到报告后，应立即在事发地点组织相关技术专家抢救患者生命，同时讨论和采取损害补救处理对策。

③ 待患者生命危险解除后，再进一步会诊讨论、研究详细补救处理对策。补救对策应防止发生患者的进一步损害，尽量减少损害和避免发生其他损害后果。

④ 技术操作完毕后，必须派专人严密监护患者病情，必要时送重症监护室观察治疗，防止发生其他意外情况。及时按规定整理材料报医务处。

(4) 细胞治疗患者的医疗损害怀疑系细胞治疗问题时，应及时通知细胞制备实验室（车间）主任，将留样细胞送检，同时核检该细胞的采集、制备、发放记录是否完整，操作流程是否规范，预防类似事件发生，必要时得请求领导小组，暂停细胞制备实验室（车间）工作，待问题查清后恢复。

(5) 医护人员在发现上述事件时，一定要做好家属的病情告知和安抚工作，原则上由患者的经治医师请示科主任，统一意见后，再告知患者或家属，必要时由科主任亲自执行，并将告知内容和家属意见记入病历。

(6) 按医疗事故处理条例要求，医务处及时做好病历的保管，必要时与家属共同做好病历的封存和细胞等标本的留取、封存、送检。

(7) 细胞治疗患者发生《医疗事故处理条例》规定上报的卫生行政主管部门的情况时，医务处请示院领导后，按要求的时限上报卫生行政主管部门。

(8) 应急处理结束后一周内，治疗中心应组织进行病例讨论，医务处派人参加，会议总结送领导小组审查。

三、临床前研究

细胞治疗临床前期研究的目的是为了求证产品是否具有安全性，以及为期待的治疗效果提供论证。国际医学伦理法规（如《赫尔辛基宣言》和《纽伦堡法典》）强烈建议临床人体实验应立足于临床前期动物实验所取得的成果。因此，在开始实施人类细胞治疗临床研究之前，应该具有离体实验或动物模型实验的证据，必须支持有相关的阳性结果出现的可能性。

（一）安全性评价

1. 生物污染

在人类细胞的提取加工过程中，应特别注意细菌、支原体等的污染。在鉴定细胞群时要特别注意，应检测是否污染有不相干的细胞类型，如有必要，要采取适当的保护措施。

2. 毒性检测

临床试验中用到的细胞必须首先经过动物实验、离体实验（在可能的临床情况和生理条件下）的毒性检测。

在细胞治疗发展过程中，小鼠等小动物模型实验是必需的一个步骤，它们可能只反映主要的毒性反应。而人类和大型哺乳动物在关键生理功能上有很大相似度，所以在检测一项新的细胞治疗的毒性反应时，倾向于做至少一个大动物模型。无论怎样，在用动物作为获取细胞治疗的远期作用信息时，需要对实验动物进行长期监控。

3. 致瘤性

体外培养的细胞，尤其是经长时期培养的细胞或处于压力状态下的细胞，可能变异为非整倍体，或发生 DNA 重排、缺失，以及其他一些基因突变或外在表现的突变，可能导致严重的病理改变，比如肿瘤形成等。可以移植给患者的细胞必须达标，以最大限度地减少培养获得性突变的风险。

鉴于形成畸胎瘤是多能干细胞的性质和固有能力，对人胚胎干细胞、诱导性多能干细胞或其分化产物的潜在致癌性需特别注意。任何细胞产品都有致癌性风险。尤其是使用经大量体外培养或基因修饰后的细胞时，风险性更大。在任何细胞产品被认证为可临床应用于人体之前，对其致癌性的风险评估需要在一个独立的审查机构指导下进行。

4. 组织损害

局部运用细胞治疗还是整体运用细胞治疗，产生的副作用是不同的。局部应用时，细胞的肌肉或皮下注射一般不会产生系统性副作用（除非植入的细胞中混有抗原成分），但是最终会对捐赠细胞产生部分性损害。与之相似的是，局部皮肤移植可能会产生移植皮肤组织的坏死以及后续的组织损伤和感染等，但很少引起系统性副作用。另一方面，把细胞局部移植入脑和心脏这样的器官时，可能会因移植本身或移植细胞对本体组织造成的损害威胁生命。尤其是当细胞制备过程中，混入了与解剖部位迥然相异的细胞（比如不同组织来源的细胞），在评估对局部和系统的毒害作用时，必须谨慎小心。

5. 非预期分化

因为植入的细胞需在体内存活并扩增，细胞的系统性输送便产生了额外的毒性问题。输送移植细胞使其融入宿主细胞的长期性效果还未明了。鉴于动物和人类的生理差异，临床前期研究阶段的动物模型并不能全面真实地反映所有预期的不良反应，例如：动物模型并不适用于细胞治疗过程中对疼痛和疼痛加剧程度的分析，但很多疾病的治疗都需减轻疼痛。

6. 医疗安全性

目前，除造血干细胞已用于血液病患者

的移植外，多数的细胞治疗尚"未被验证"。如果细胞治疗的有效性在临床前研究中得到证明，那么经同行评议后便可开展临床试验，从而使其获得治疗证明。某些情况下，细胞治疗已经利用动物实验中获得的充足科学数据得到了验证，但是由于细胞数量不足、可移植的患者数缺乏，或需要通过科学的发展来优化临床试验过程等原因，就需要进一步开展医疗创新，并在少数缺乏较好治疗方案的患者中开展临床试验。此时，若条件允许，还可以通过临床试验来获得细胞治疗的医疗验证。如果细胞治疗缺乏关于其有效性的合理证据或临床前证据，那么将无从获得治疗证明（图 7-1）。

（二）有效性评价

1. 细胞模型　如果有可能以动物模型来进行细胞治疗有效性实验，临床前试验应测定细胞制品在体内的生物学功能及其治疗效果。若某种细胞治疗方法，因种属特异性等原因无法用动物模型体内试验来证实其有效性，应做特别说明，并提供和引证有效性的其他依据。因为要考虑到各种可能的临床情况和组织生理变化，临床前期研究需有足够的动物模型。除了已证实的、可控且确凿的、只用相同细胞的人体研究，其他临床前期研究都需制定细胞临床研究伦理。调研者需要制订应用于小动物模型的临床前期细胞治疗方案。若经独立的同行审查，大动物模型确有必要，也需制订同上方案。

由于移植用细胞的表现形式不同，以及受者的免疫反应不同，临床前期实验报告中动物模型结果不同等，或多或少地会对细胞在人体的表现形式产生限制性影响。在对临床前期研究资料做独立的同行审查时，必须考虑进去这些不确定因素。只有值得信服的临床前期研究资料被合理地、谨慎地在患者身上做过多次检测后，才可以经历严谨公正的科学和伦理督察。

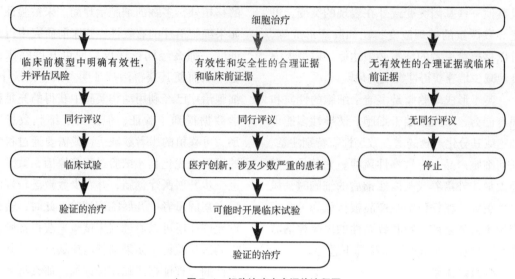

▲ 图 7-1　细胞治疗安全评价流程图

2. 动物模型　鉴于细胞治疗的目的是组织修复和根除疾病，临床前期研究需论证期待的治疗效果，这就要研究在各种可能的临床情况和组织生理变化下的各种动物模型。在界定移植用细胞的基本生理时，要研究从动物模型或人的病变组织中提取／培养细胞的机制。在给临床前期模型做细胞移植后，全面了解其起效时的生理机制，并不是启动临床试验的强制性前提条件。尤其是对那些严重且无药可医的疾病，若细胞治疗的效能和安全性已经动物实验证实，或相同来源的细胞经人体研究得到确凿的证实之后，便可启动临床试验。

小动物模型应该被用来检测野生型／病理性／被修改过基因型的细胞移植，以观察经细胞治疗后的动物的形体和功能恢复情况；也可以用来观察组织修复／恢复的生理机制。小动物模型还可以用来观察研究：细胞治疗过程中的给药剂量和给药途径；可达到最佳治疗效果的年龄和疾病期；细胞的分布和存活方式；组织融合等。

有免疫缺陷的实验鼠在观察研究人类细胞移植的效果、体内移植、分化细胞的稳定性、细胞致癌风险方面有重要价值。尽管会有些局限，但很多小动物疾病模型能可靠地全方位地反映人类疾病。大动物模型在一些方面可能比小动物模型更有意义，比如要观察疾病的复杂性、细胞起效剂量、移植后细胞的存活状态、长期细胞移植后与组织相关的炎症和免疫障碍等。此外，对于许多治疗方法来讲，大动物模型在对比例增高、生理情况、移动性和可行性的评估等方面不可或缺。

在做细胞治疗研究时，只有小动物模型不足以反映，或需在负载模型上检测一些像骨骼、关节、肌腱这样的结构性组织时，才用到大动物模型。被选中的大动物模型必须可以反映相同的人类疾病，同时需考虑到各种特殊情况。

但是，需要注意的是：检测遗传性免疫缺陷的小动物模型时比较简单，但大动物在接受人类细胞移植时往往需要用到免疫抑制剂。药物的副作用可能会干扰实验的长期评估。

是否需要用灵长类动物（人类除外）做研究，需要建立在具体问题具体分析的基础上。只有该研究允许把干细胞或其产物用于患者治疗，但缺少一些其他实验无法得到的且又必需的实验性信息时，才可以用到灵长类动物（人类除外）。所有涉及使用灵长类动物（人类除外）的研究实验，都应该在合格的、具有精湛技术的兽医工作人员的严密指导监督下进行。

四、临床研究适应证选择原则

基于细胞治疗基础、临床研究文献及临床观察报告，总结归纳细胞治疗临床研究的适应证选择，建议细胞治疗临床研究适应证选择遵循以下原则。

（一）干细胞治疗临床研究适应范围

1.*神经系统疾病*　脊髓损伤、脊髓炎后遗症、脑卒中（脑出血、脑缺血）后遗症、病毒性脑炎后遗症、多发性硬化、帕金森病、亨廷顿病、老年性痴呆（阿尔茨海默病）、运动神经元病（包括肌萎缩侧索硬化、进行性脊肌萎缩、进行性延髓麻痹）、遗传性共济失调、小脑萎缩、脑瘫、脑发育不全、遗传性痉挛性截瘫、进行性肌营养不良、脑外伤后遗症、外伤性周围神经损伤。

2.*内分泌疾病*　糖尿病、糖尿病并发症。

3.*免疫系统疾病*　系统性红斑狼疮、风湿性关节炎、类风湿性关节炎、皮肌炎、硬皮病、干燥综合征等。

4.*心血管病和周围血管病*　心肌梗死、扩张型心肌病、心力衰竭、下肢闭塞性脉管炎。

5.*眼科疾病*　先天性视神经发育不全、视神经萎缩、黄斑变性、羽状胬肉。

6.*消化系统疾病*　肝纤维化、肝硬化失代偿期、重症肝炎、克罗恩病、重症胰腺炎。

7.*运动系统疾病*　股骨头坏死、骨折不愈合、骨性关节炎。

8.*泌尿系统疾病*　慢性肾功能不全、肾病综合征。

9.*血液系统疾病*　髓性白血病、淋巴瘤、再生障碍性贫血、镰状细胞贫血、自身免疫性溶血性贫血等。

（二）免疫细胞治疗临床研究适应范围

慢性淋巴细胞白血病，淋巴瘤，恶性黑色素瘤，恶性神经胶质瘤，乳腺癌，非小细胞肺癌，小细胞肺癌，胰腺癌，肝癌，胃癌，胆管癌，结直肠癌，肾癌，转移性膀胱癌，前列腺癌，滑膜肉瘤，上皮细胞癌等。

（三）细胞治疗禁忌证

1.高度过敏体质或有严重过敏史者（仅限做自体骨髓移植）。

2.休克、全身衰竭，以及患者不能配合检查者。

3.有全身或穿刺部位、种植部位感染者，需控制感染后再行干细胞治疗。

4.有凝血功能障碍性疾病，如血友病等。

5.梅毒抗体阳性、艾滋病抗体阳性者。

6.脑性瘫痪患儿做脑室分流术后禁止经腰穿途径治疗。

7.有严重的精神障碍者。

8.诊断尚未明确者。

五、临床研究者手册

研究者通常指计划或实施研究的个体，包括主要研究负责人、合作研究者、研究队伍中的其他成员。研究者所实施研究的环境及研究类型将影响其角色及所承担的责任。胜任的、有见识的、尽责的、富有同情心且可靠的研究者可以最大限度对人类受试者给予保护。机构可以通过相关措施来增强研究者各方面的能力，改进研究机构对受试者的保护力度。机构采用各种措施来确保实施研究的个体——不管是主要研究负责人、合作研究者，还是研究团队中的其他成员，都应认识并履行他们的职责。

现行的研究者手册应符合包含试验安全性和有效性相关的临床前试验信息。

（一）封面

产品名称、试验赞助商，版本及日期。

（二）厂商的具体信息

包括名称、地址、电话号码、传真号码及联系人。

（三）生产场所

（四）产品说明书

包括：终产品的生物描述及临床说明；细胞／组织的来源：自体、异体，以及细胞／组织来源说明；给药途径；作用机制。

（五）技术回顾

与该临床试验相关的科研历史背景、已有动物模型（包括参考文献及支持文献）。

（六）过程特征

1. 捐赠者

(1) 对捐赠者的描述，包括性别、年龄及捐赠者之前使用的药物。

(2) 捐赠者的选择。

(3) 捐赠者的疾病筛查及服药史。

2. 制备过程的材料来源及特征

(1) 生长基质及其组成的描述及特性。

(2) 传染源的检测手段。

(3) 人类及动物来源的组成部分。

3. 加工

(1) 对体内操作的描述（重点在于优化条件使感染性试剂和感染其他类型细胞的风险降到最低）。

(2) 加工过程控制（IPC）：加工过程控制的相关材料；感染检测（微生物、病毒、真菌）；每个步骤的完整性和功能检测。

(3) 加工过程中的特征。

(4) 流程图。

4. 终产品的特征

(1) 目的。

(2) 预期及相关的生物活性。

(3) 远期风险。

(4) 用体外实验评估细胞性质、纯度及效能，如果有可能应选用合适的模型（动物模型）。

(5) 活性细胞数量及比率的定量分析。

(6) 稳定性：定时检测细胞的表型和基因型。

(7) 毒性：加工过程、组织培养及动物实验中的残留物的允许极限。

（七）体外模型试验结果

（八）动物模型结果

（九）前期人体试验结果

（十）质量保证系统

六、研究参与者职责

（一）研究者应具备的条件

负责临床试验的研究者应具备下列条件。

1. 在医疗机构中具有相应专业技术、职务和执业资格，高级职称。

2. 有试验方案中所要求的专业知识和专业经验。

3. 对临床试验方法具有丰富经验或者能得到本单位有经验的研究者在学术上的指导。

4. 熟悉申办者所提供的与临床试验有关的资料与文献。

5. 有权支配参与该项试验的人员和使用该项试验所需的设备。

（二）研究者职责

1. 研究者必须详细阅读和了解试验方案的内容，并严格按照方案执行。

2. 研究者应了解并熟悉试验药物的性质、作用、疗效及安全性（包括该药物临床前研究的有关资料），同时也应掌握临床试验进行期间发现的所有与该药物有关的新信息。

3. 研究者必须在有良好医疗设施、实验室设备、人员配备的医疗机构进行临床试验，该机构应具备处理紧急情况的一切设施，以确保受试者的安全。实验室检查结果应准确可靠。

4. 研究者应获得所在医疗机构或主管单位的同意，保证有充分的时间在方案规定的期限内负责和完成临床试验。研究者须向参加临床试验的所有工作人员说明有关试验的资料、规定和职责，确保有足够数量并符合试验方案的受试者进入临床试验。

5. 研究者应向受试者说明经伦理委员会

同意的有关试验的详细情况，并给予和说明《知情同意书》。

6. 研究者负责做出与临床试验相关的医疗决定，保证受试者在试验期间出现不良事件时得到适当的治疗。

7. 研究者有义务采取必要的措施以保障受试者的安全，并记录在案。在临床试验过程中如发生严重不良事件，研究者应立即对受试者采取适当的治疗措施，同时报告药品监督管理部门、卫生行政部门、申办者和伦理委员会，并在报告上签名及注明日期。

8. 研究者应保证将数据真实、准确、完整、及时、合法地载入病历和病例报告表。

9. 研究者应接受申办者派遣的监查员或稽查员的监查和稽查，及药品监督管理部门的稽查和视察，确保临床试验的质量。

10. 研究者应与申办者商定有关临床试验的费用，并在合同中写明。研究者在临床试验过程中，不得向受试者收取试验用药所需的费用。

11. 临床试验完成后，研究者必须写出总结报告，签名并注明日期后送申办者。

12. 研究者若要中止临床试验，必须通知受试者、申办者、伦理委员会和药品监督管理部门，并阐明理由。

（三）申办者职责

1. 申办者负责发起、申请、资助、组织和监查人体试验研究，可以是国家机构、基金会、个体投资者，或公司（如生物科技公司、制药企业等）。申办者负责发起、申请、组织、监查和稽查临床试验，并提供试验经费。申办者按国家法律、法规等有关规定，向国家食品药品监督管理局递交临床试验的申请，也可委托合同研究组织执行临床试验中的某些工作和任务。

2. 申办者选择临床试验的机构和研究者，认可其资格及条件以保证试验的完成。

3. 申办者提供研究者手册。

4. 科研机构申请认证就必须与所有的申办者确认与声明人体研究保护的要求或规定。这些要求或规定可包括：符合伦理的实施研究，传播研究中所获取的知识，对研究中受伤害的受试者进行医疗补偿等。

5. 申办者、研究者共同设计临床试验方案，述明在方案实施、数据管理、统计分析、结果报告、发表论文等方面的职责及分工。签署经双方同意的试验方案及合同。

6. 申办者向研究者提供具有易于识别、正确编码并贴有特殊标签的试验药物、标准品、对照药品或安慰剂，并保证药品的质量合格。试验用药品应按试验方案的需要进行适当包装、保存。申办者应建立试验用药品的管理制度和记录系统。

7. 申办者任命合格的监查员，并为研究者所接受。

8. 申办者应建立对临床试验的质量控制和质量保证系统，可组织对临床试验的稽查以保证质量。

9. 申办者与研究者应迅速处理研究中所发生的严重不良事件，采取必要的措施以保证受试者的安全和权益，并及时向药品监督管理部门和卫生行政部门报告，同时向涉及同一药物的临床试验的其他研究者通报。

10. 申办者中止一项临床试验前，须通知研究者、伦理委员会和国家食品药品监督管理局，并述明理由。

11. 申办者负责向国家食品药品监督管理局递交试验的总结报告。

12. 申办者应对参加临床试验的受试者提供保险，对于发生与试验相关的损害或死亡的受试者，承担治疗的费用及相应的经济补偿。申办者应向研究者提供法律上与经济上的担保，但由医疗事故所致者除外。

13. 进行临床试验时，若研究者不遵从已批准的方案或有关法规，申办者应指出以求纠正，如情况严重或研究者坚持不改，则应终止研究者参加临床试验并向药品监督管理部门报告。

（四）监察员职责

管理监督的目的是确保细胞临床试验的安全性、科学性，使有关临床试验设计和执行方式的资料对以后的生物医学研究团体有可靠的参考价值。所有涉及细胞临床应用的研究，不管是公立支持的还是私人赞助的，都需要经过独立的审查、认证以及受试者研究监督机构的持续监测。目的主要是用补加的专业知识去衡量细胞治疗研究及其应用在各临床学科的独特方面。审查和监督程序必须独立于调研者之外，不论其是公共机构的、地区的还是国家水平的，也不论调研者是否受雇于合同制研究机构。

在细胞治疗临床试验中，必须包含独立的审查和消息知情程序，主要是为了：①最大限度地减少可能存在的影响该研究的利益冲突；②最大限度地提高受试者的收益和研究结果与目标的吻合性；③最大限度地尊重受试者参与试验的自愿性。

细胞治疗研究项目必须经过多个组织的独立评估，包括认证机构、本地的同行审查、资料安全性检测委员会等。在启动细胞治疗临床试验时，调研者需遵循本地或该国的管理认证程序。

监查员应遵循标准操作规程，督促临床试验的进行，以保证临床试验按计划方案执行。具体内容如下。

1. 在试验前确认试验承担单位已具有适当的条件，包括人员配备与培训情况，确保该单位实验设备齐全、运转良好，具备各种与试验有关的检查条件，估计有足够数量的受试者，参与研究人员熟悉试验方案中的要求等。

2. 在试验过程中监查研究者对试验方案的执行情况，确保在试验前取得所有受试者的知情同意书，了解受试者的入选率及试验的进展状况，确认入选的受试者符合试验要求。

3. 确认所有数据的记录与报告正确完整，所有病例报告表填写正确，并与原始资料一致。所有错误或遗漏均已改正或注明，经研究者签名并注明日期。每一受试者的剂量改变、治疗变更、合并用药、间发疾病、失访、检查遗漏等均应确认并记录。核实入选受试者的退出与失访已在病例报告表中予以说明。

4. 确认所有不良事件均记录在案，严重不良事件在规定时间内做出报告并记录在案。

5. 核实试验用药品按照有关法规进行供应、储藏、分发、收回，并做相应的记录。

6. 协助研究者进行必要的通知及申请事宜，向申办者报告试验数据和结果。

7. 应清楚如实地记录研究者未能做到的随访、未进行的试验、未做的检查，以及是否对错误、遗漏等作出纠正。

8. 每次访视后做一书面报告递送申办者，报告应述明监查日期、时间、监查员姓名、监查的发现等。

七、研究记录和数据管理

（一）细胞治疗临床试验记录

病历作为细胞治疗临床试验的原始文件，应完整保存。病例报告表中的数据来自原始文件并与原始文件一致，试验中的任何观察、检查结果均应及时、准确、完整、规范、真实地记录于病历中，并正确地填写至病例报告表中，不得随意更改。确因填写错误，做任何更正时均应保持原记录清晰可辨，更正者需签署姓名和更正时间。

应详细记录细胞治疗临床试验中各种实验室数据，或将原始报告复印件粘贴在病例报告表上。不仅需具体记录在正常范围内的数据，对显著偏离或在临床可接受范围以外的数据也需加以核实并记录。检测项目必须注明所采用的计量单位。为保护受试者隐私，病例报告表上不应出现受试者的姓名。研究者应按受试者的代码身份记录。

（二）数据管理

数据管理的目的在于把试验数据迅速、完整、无误地纳入试验报告，所有涉及数据管理的各种步骤均需记录在案，以便对数据质量及试验实施进行检查。用适当的程序保证数据库的保密性，为此，研究单位应具有计算机数据库的维护和支持程序。

研究者需要积累以下实验资料：受试对象的社会统计学特征、经济偿还能力（若情况允许）、受试者在试验中可能获得的任何收益和伤害等。这些资料对健康部门的研究者及政策决议者有重要意义，因为他们可以从这些临床试验资料中获取有用的信息，从而为以后的临床试验做指导，或制定调整对细胞干预治疗的认证和保险政策。

收集数据时，研究者应该清楚地提供以下信息。

1. 数据储存的形式（可识别、可再识别、非可识别）。

2. 使用和（或）披露数据的目的。

3. 是否要求有：① 为未来研究所需的特定的、延伸的或非特定的知情同意。② 需要免除同意时要获得审查机构的许可。

4. 研究者应该识别以可识别形式存储的数据不能在免除了伦理审查的研究中使用。

5. 记录对使用受试者数据的任何限制条件，但要确保研究者可寻访到收集的数据。

6. 研究者和数据库的保管者要注意受试者的储存数据的保密协议，保管者应该采取一切预防措施来防止未经受试者同意的数据被访问。

细胞治疗临床试验中受试者的分配必须按试验设计确定的随机原则方案进行，每名受试者的处理分组编码应作为盲底由申办者和研究者分别保存。设盲试验应在方案中规定揭盲的条件和执行揭盲的程序，并配有相应的处理编码的应急信件。在紧急情况下，允许对个别受试者紧急破盲而了解其所接受

的治疗，但必须在病例报告表上述明理由。

临床试验资料的统计分析过程及其结果的表达必须采用规范的统计学方法。临床试验各阶段均需有生物统计学专业人员参与。临床试验方案中需有统计分析计划，并在正式统计分析前加以确认和细化。若需作中期分析，应说明理由及操作规程。对治疗作用的评价应将可信区间与假设检验的结果一并考虑。对所选用统计分析数据集需加以说明。对于遗漏、未用或多余的资料需加以说明，临床试验的统计报告必须与临床试验总结报告相符。

为促进细胞治疗向临床转化的透明性，为确保细胞治疗在临床应用中有效且具竞争性地发展，为防止以后临床试验中的受试者不再冒有不必要的风险，任何有关的正面或负面结果及毒副作用的发表报道都是值得嘉许的。研究者需发表有关试验的正面和负面的结果及毒副作用。为确保试验信息的完整性，为促进专业指导的高标准，研究者在把他们的试验结果公布于普通媒体和患者宣传组织或协会之前，应该经过专业的科学论坛评论或在科学期刊上经过同行审查。

八、研究不良事件报告职责

（一）研究者职责

临床试验草案及国际性指南均明确规定，有责任将下述内容报告给试验赞助者。

1. **死亡**　主要研究者必须在 24h 内准确地将死亡事件报告给医疗机构伦理委员会主席和医疗机构负责人。

2. **其他严重的不良反应**　如果严重的不良反应是不可预期的，且不能排除使用试验用品与不良反应无关，主要研究者必须在 24h 内准确地将事件报告给医疗机构伦理委员会主席。

3. **使用试验性医疗器械时的误操作**　主要研究者必须在 24h 内准确地将任何有损医疗装置或医疗器械安全性和有效性的误操作

报告给医疗机构伦理委员会主席。

（二）医疗机构 / 伦理委员会的职责

1. 死亡 当收到死亡事件报告时，伦理委员会主席应立即调查此事件。如果主席认为使用试验用品和（或）参与临床试验与死亡无关，则必须在30天内准确地将事件及结论报告给伦理委员会。

(1) 如果伦理委员会主席认定死亡与使用试验用品和（或）参与临床试验有关，则必须立即通知医疗机构负责人成立调查团。调查团必须在医疗机构获知事件详细情况的15天内对事件进行讨论，并确定死亡与使用试验用品和（或）参与临床试验是否有关。

(2) 如果调查团认定死亡与使用试验用品和（或）参与临床试验有关，应明确临床试验是否可以继续进行或是否应该被中断（不可招募新的参与者），或是否建议伦理委员会中断该临床试验。调查团应将其讨论结果告知医疗机构负责人、研究者和伦理委员会。

(3) 如果决定中断或建议中断临床试验，伦理委员会主席或其指定人应当给研究者寄送书面的中断试验指示。伦理委员会将在其下一次会议中讨论调查团的决定，并决定是否接受此决定。按照惯例，应当在会议记录中记录伦理委员会的讨论和结论。

2. 其他严重的不良反应 研究者应当向伦理委员会提供关于严重不良反应患者继续治疗的跟踪信息，委员会就研究者所提供的信息进行讨论。委员会就报告内容进行讨论，分析这些严重不良反应对参与者安全的影响并在会议记录中记录。

（三）赞助者职责

1. 赞助者负责对试验产品的安全性进行持续评价。

2. 赞助者需将任何可能影响参与者安全性的信息、影响试验方法的信息及可能影响批准试验部门决定的信息，通知所有实施或批准临床试验的团体，即研究者、伦理委员

会和卫健委。

3. 原则上，赞助者需依据药品监督管理局药品评审中心的规定，向卫健委、研究者及所有与临床试验有关的团体报告。

九、研究过程和结果管理

（一）研究延长 / 进展报告

在临床试验批准失效2个月前，如果有必要，主要研究者需依据如下步骤申请延长试验期限。

1. 研究者需要向伦理委员会递交一份临床试验的进展报告，包括报告的日期，医疗机构负责人批准临床试验的日期及批准的有效期，申请号及卫健委的批准号，研究者姓名及部门，参与试验的其他研究者姓名，临床试验的主题，试验草案的编号和日期，知情同意书的版本和日期，退出临床试验参与者的人数及退出原因，中断临床试验参与者的人数及中断原因，细述观察到的不良反应，如果可能的话，提供治疗结果，停止招募患者和（或）完成试验的预期日期，要求延长试验期限的原因，如有必要，研究者需要注明这一年中对申请文件所做的修正。

2. 伦理委员会批准延长试验期限申请后，寄给医疗机构负责人寻求批准。

3. 对于以上未提到的情况，需将批准寄给卫健委寻求额外批准。

4. 医疗机构负责人批准延长试验期限后，需要将批准寄给主要研究者。

5. 研究者需将批准的副本寄给试验赞助者。

（二）研究完结报告

1. 临床试验结束时，研究者需向伦理委员会提交试验结题报告，包括报告的日期，医疗机构负责人批准临床试验的日期（如果曾经延长了试验期限，必须说明延伸的日期），申请号及卫生部的批准号，研究者姓名及部门，临床试验的主题，试验草案编号和

日期（如果有的话），知情同意版本和日期，临床实验参与者的人数，退出临床试验参与者的人数及退出原因，中断临床试验参与者的人数及中断原因，细述观察到的不良反应，如果可能的话，提供治疗结果，临床试验完结的日期，关于收集/发放试验产品的报告，细述临床试验文件保存期限和保存地点。

2. 临床试验总结报告的内容应与试验方案要求一致，包括以下内容。

(1) 随机进入各组的实际病例数，脱落和剔除的病例及其理由。

(2) 不同组间的基线特征比较，以确定可比性。

(3) 对所有疗效评价指标进行统计分析和临床意义分析。对统计结果的解释应着重考

虑其临床意义。

(4) 安全性评价应有临床不良事件和实验室指标合理的统计分析，对严重不良事件应详细描述和评价。

(5) 多中心试验的疗效评价，应考虑中心间存在的差异及其影响。

(6) 对试验药物的疗效和安全性以及风险和收益间的关系做出简要概述和讨论。

（三）研究保存文件

1. 临床试验准备阶段需保存的文件，见表 7-1。

2. 临床试验进行阶段需保存的文件，见表 7-2。

3. 临床试验完成后需保存的文件，见表 7-3。

表 7-1 临床试验准备阶段需保存的文件

	临床试验保存文件	研究者	申办者
1	研究者手册	保存	保存
2	试验方案及其修正案（已签名）	保存原件	保存
3	病例报告表（样表）	保存	保存
4	知情同意书	保存原件	保存
5	财务规定	保存	保存
6	多方协议（已签名）（研究者、申办者、合同研究组织）	保存	保存
7	伦理委员会批件	保存原件	保存
8	伦理委员会成员表	保存原件	保存
9	临床试验申请表		保存原件
10	临床前实验室资料		保存原件
11	国家食品药品监督管理局批件		保存原件
12	研究者履历及相关文件	保存	保存
13	临床试验有关的实验室检测正常值范围	保存	保存
14	医学或实验室操作的质控证明	保存原件	保存
15	试验用药品的标签		保存原件
16	试验用药品与试验相关物资的运货单	保存	保存
17	试验药物的药检证明		保存原件
18	设盲试验的破盲规程		保存原件
19	总随机表		保存原件
20	监查报告		保存原件

表 7-2　临床试验进行阶段需保存的文件

	临床试验保存文件	研究者	申办者
1	研究者手册更新件	保存	保存
2	其他文件（方案、病例报告表、知情同意书、书面情况通知）的更新	保存	保存
3	新研究者的履历	保存	保存原件
4	医学、实验室检查的正常值范围更新	保存	保存
5	试验用药品与试验相关物资的运货单	保存	保存
6	新批号试验药物的药检证明		保存原件
7	监查员访视报告		保存原件
8	已签名的知情同意书	保存原件	
9	原始医疗文件	保存原件	
10	病例报告表（已填写，签名，注明日期）	保存副本	保存原件
11	研究者致申办者的严重不良事件报告	保存原件	保存
12	申办者致药品监督管理局、伦理委员会的严重不良事件报告	保存	保存原件
13	中期或年度报告	保存	保存
14	受试者签认代码表	保存原件	
15	受试者筛选表与入选表	保存	保存
16	试验用药品登记表	保存	保存
17	研究者签名样张	保存	保存

表 7-3　临床试验完成后需保存的文件

	临床试验保存文件	研究者	申办者
1	试验药物销毁证明	保存	保存
2	完成试验受试者编码目录	保存	保存
3	稽查证明件		保存原件
4	最终监查报告		保存原件
5	治疗分配与破盲证明		保存原件
6	试验完成报告（致伦理委员会国家食品药品监督管理局）		保存原件
7	总结报告	保存	保存原件

（四）研究中存在的主要问题

1. 申办者和（或）研究者对药品临床试验质量管理规范（GCP）缺少了解，不遵照 GCP 的要求进行设计和研究。

2. 无或未取得知情同意书。

3. 未经伦理委员会批准即开始临床试验。

4. 缺乏临床试验统计专业人员。

5. 方案中无试验样本量计算依据。

6. 不遵守随机化原则和盲法要求。

7. 临床试验药品无发放、回收和销毁记录。

8. 出现失访和中途退出者时随意增补受试者。

9. 不遵守试验方案。

10. 记录不准确、缺失或随意涂改，不能提供所需的原始文献。

11. 修改试验方案未获伦理委员会批准或未通知试验各方。

12. 缺乏临床试验质量控制程序。

13. 无临床试验标准操作规程（SOP）。

14. 试验结束后有关文件和原始资料不及时归档。

15. 研究资料没有价值。

16. 试验地不合法。

17. 临床研究涉嫌违规。

（五）研究成果的知识产权

赋予生命形态专利保护是否恰当在国家范围内引起很大争议。1980 年以前生命形态一直被认为是"自然的产物"，不具有专利保护资格。自从第一个生物技术专利诞生的 20 年以来，多方批评指出生物的专利保护助长了生命还原论思想，这种思想主要是去除有生命体和无生命体的区别。一些科学家和律师对这些专利存在是否能促进科学发展深表怀疑。一些伦理学家认为基因或经基因改造的生物体应当被视为人类的共同财产。另外一些思想家和倡导者从平等性出发对专利的作用提出质疑，认为专利会阻碍科研的发展并妨碍公众利益。

生物技术公司就此做出反应，强调为了保证超大量资金投入和发展生物技术所需的超长周期，专利保护是必不可少的。生命专利的支持者专利保护的产品本质上并没有变化，而是在形式上经过分离和提纯后可作为重要的科技进展标记。他们同时还宣称有效的生物科技专利保护可保证美国在此领域的领先地位。

美国专利和商标局（United States Patent and Trademark Office，USPTO）已经表明经过分离和提纯的细胞是可申请专利的物质。根据 USPTO 规定，细胞产品和研究工具符合申请专利的三大标准：创新性、实用性和新颖性。

当研究完全由私营机构赞助时，如当前讨论的细胞治疗研究属于私有物质，根据某些条款规定可以商业或研究为目的而申请新的知识产权。例如持有某些细胞治疗产品专利的公司有权要求相应产品仅在严格的材料转让协议下使用。他们还可以制定一些包括限制细胞治疗使用权在内的条款。

基于细胞治疗研究的广大前景，应鼓励发展有广大需求的细胞治疗产品。政府投资有前景的科研使得联邦机构和实验室共同持有专利权，并可以促进细胞科技进展和传播的方式也实行专利保护。为了取得最大的公共利益，议会或 USPTO 可采取措施保证以保护基础和未来产品发展的方式获取科研工具。其中一种方式是规定一种强大的研究免责，使得第三方可以在未获取专利权持有者允许的情况下获得细胞产品和研究工具进行科研。另一种方式是尽可能地通过获得非专用特许。此外还有一种方式是在少数特定情况下可使用的强制许可。

正如预期的那样，在美国围绕细胞的专利问题已经变得更加错综复杂，在涉及细胞分化、细胞基因修饰和细胞分化方法等方面都有新的专利申请。欧洲有些机构拒绝给未修饰的人胚胎干细胞（hESC）提供专利权，尽管并没有改变当局的决定，但已有很多党派呼吁大家反对这项规定。

第8章 细胞的采集处理及细胞库的管理规范

一、细胞制备实验室（车间）生产质量和安全规范

（一）细胞制剂的制备应遵循《药品生产质量管理规范》（GMP）的基本原则及其相关规定以及其他适用的规范性文件。

（二）细胞制剂制备机构（以下简称制备机构）应建立符合 GMP 要求、完整的细胞制剂制备质量管理体系，并设立独立的质量管理部门，履行质量保证和质量控制的职责。

（三）制备机构应根据每种细胞制剂的特性及其制备工艺进行风险评估，并建立合理的质量管理策略。

（四）制备机构的工作区域应合理设计及布局。各功能区域应相对独立，应有满足其功能需要的空间、设施、设备和洁净度要求。质量控制区应与制备区实施物理隔离，行政区、生活区及辅助区等应不妨碍细胞制剂的制备。

（五）细胞制剂制备的内、外环境应满足其质量保证和预定用途的要求，应严格控制微生物、各种微粒和热原的污染风险。

（六）细胞制剂制备管理负责人、质量管理负责人和质量受权人应具有与职责相关的专业知识（细胞生物学、微生物学、生物化学或医药学等），同时应具有 5 年以上的相关工作经验或接受过相应的专业培训，应能够履行细胞制剂制备或质量管理的职责。制备管理负责人与质量管理负责人、质量受权人不得相互兼任。

（七）从事细胞制剂制备、质量保证、质量控制及其他相关人员（包括清洁人员、维修人员、物料仓储管理人员等）均应根据其工作性质进行专业知识、安全防护、应急预案的培训和继续教育。制备机构应建立人员档案，包括卫生及健康档案。对直接进行制备和质控操作的已离职员工档案，应至少保留 30 年。

（八）从事细胞制剂制备的人员、质量控制人员、包装人员应及时记录并报告任何可能导致污染的情况，包括污染的类型和程度。制备机构应采取严格的措施，避免体表有伤口、患有传染性疾病或其他可能污染细胞制剂的人员从事制备、质量控制和包装的操作。

（九）应建立设备、仪器、设施的管理档案，并建立唯一的编码标识系统，确保其使用情况的可追溯性，并对相关设备按照其说明书要求建立完善的使用及维护管理制度。

（十）与细胞制备、质量控制直接相关的仪器、设备，如灭菌柜、超净工作台、生物安全柜、空气净化系统和工艺用水系统等，应经过验证或确认，经质量管理部门批准后方可使用，并进行计划性校验和维护。

（十一）如采用电子信息系统进行管理，制备机构应建立电子信息系统的设计、运行、使用、升级、变更等管理程序，并对其运行的准确性和完整性进行定期验证。

二、细胞库建设规范

（一）质量管理体系

1.应建立与细胞贮存相符的质量管理体

系，包括但不限于以下内容。

(1) 制订质量方针和质量目标。

(2) 建立贮存各个环节中细胞、采集物或关键物料的质量标准。

(3) 设立独立的质量管理部门，负责参与所有与质量有关的活动。

(4) 明确各个部门的质量管理要求。

(5) 定期检查质量管理体系的有效性和适用性。

2. 应建立并实施质量保证和质量控制体系，包括但不限于以下内容。

(1) 取样、样品、样品贮存、环境监测等管理。

(2) 质量控制中心的管理。

(3) 批准和放行的管理。

(4) 深低温保藏稳定性的考察。

(5) 确认和验证。

(6) 变更控制。

(7) 内部审核和外部审核 (含供应商评估)。

(8) 质量回顾分析。

(9) 偏差处理。

(10) 纠正措施和预防措施。

(11) 不合格品控制。

(12) 投诉与不良反应的管理。

3. 应建立质量风险管理系统对细胞贮存的质量风险进行评估、控制、沟通和市核。

4. 如涉及委托其他机构进行采集、培养、检验、运输或废弃物处理等工作，应建立并实施对所委托工作的质量管理体系，包括但不限于以下内容。

(1) 所委托工作的质量要求。

(2) 评估受委托机构的质量体系是否满足所委托工作的质量要求。

(3) 委托双方的质量管理职责。

(4) 委托协议、通知和其他相关文件的管理。

(5) 变更控制。

(6) 委托工作中的交接和检验。

（二）岗位职责和人员管理

1. 应明确规定与细胞库质量有关的部门和岗位职责。

2. 应为各个岗位配备足够数量并具有相应资质 (职称、学历、培训和实践经验) 的专业操作人员和管理人员。如个别岗位职责需委托他人，受委托人应同样满足该岗位职责的资质要求，委托人仍然承担最终责任。

3. 应对与细胞库质量有关的所有人员进行与岗位要求相适应的培训和继续教育培训。

4. 关键人员应至少包括质量管理负责人和细胞操作负责人。质量管理负责人不得与细胞操作负责人兼任。

5. 关键人员应为全职人员，应具有与职责相关的专业知识，同时应具有 5 年以上相关工作经验或接受过相应的专业培训，应能够履行责要求。

（三）设施和功能区管理

1. 应根据细胞贮存的质量要求对细胞库的选址和内、外环境进行管理。

(1) 应建立在自然环境良好的区域，应远离空气严重污染、水质严重污染或病原微生物 (含未知或无检测手段的病原微生物) 丰富的场所，应远离振动或噪声干扰的区域。

(2) 应进行环境风险评估。

(3) 细胞库的内环境应清洁，地面、路面及运输等不应对细胞的加工和贮存造成污染。

(4) 建筑物应布局合理，间距恰当，人流、物流应不穿越或少穿越。

(5) 应建立并实施防虫、防鼠、防花粉等措施，防止无关动植物进入关键区域。

2. 应根据细胞贮存的要求对细胞库的设施进行管理。

(1) 应有满足要求的面积。

(2) 应设置功能区，功能区可包括细胞操作区、质量控制区、深低温保存区、医疗废物存放区和其他辅助区等。各功能区应有独立的空间、设施和设备。

(3) 功能区的设计、建造、运行和维护应满足细胞贮存的要求,应能防止污染、交叉污染、混淆和差错,应便于清洁、操作和维护。

(4) 应采用持续供电系统和集中供氮系统,实现连续和稳定地提供电力和液氮,确保深低温保藏条件长期稳定。

3. 细胞操作区应设立洁净区,洁净区的设计、建设、管理、进出、使用、清洁、消毒、环境检测等参见《药品生产质量管理规范》无菌药品附录。

4. 与细胞直接接触且非最终灭菌的物料和器具的操作应在 B 级背景下 A 级洁净度级别的环境中进行,包括但不限于以下内容。

(1) 无法高温灭菌的试剂的配制、分装和过滤除菌,如冻存液的配制、分装等。

(2) 已灭菌的物料和器具的装配。

5. 质量控制区应与细胞操作区和深低温保藏区物理隔离,应设有醒目标识。

6. 质量控制区内的细胞接收室、无菌检查室、特定病原体携带样品操作室应采用独立通风系统。

7. 深低温保藏区内的环境、通风、照明和空气指标(包括氧分压)应符合液氮安全存放要求和安全操作要求,应装备空气成分自动监测和报警系统。

8. 深低温保藏区内的地面应耐压、耐冻、防滑。

9. 医疗废物存放区应设在远离其他功能区、可封闭、能耐受清洗和消毒的独立设施中。

（四）物料和设备管理

1. 应对物料和设备进行管理。管理的范围,包括但不限于以下内容。

(1) 物料的评估(含供应商评估)、采购、抽样、检验、标识、存放、领用等工作。

(2) 设备的采购、安装、确认、标识、使用、清洁、校验、维修等工作。

(3) 电子设备的设计、安装、标识、校验、维护等工作。

(4) 应用软件的设计、安装、备份、维护等工作。

2. 所使用的冻存材料和试剂,包括但不限于以下内容。

(1) 冻存管、冻存袋等接触细胞的内包装材料。

(2) 配制冻存液的试剂。

(3) 配制冻存液、重悬细胞、分装细胞以及采样等操作中所使用的器材。

(4) 贮存工艺中与质量标准相关的试剂和物料,如检测用试剂等。

（五）卫生和安全管理

1. 应根据细胞贮存的质量要求对工作人员的安全、健康、卫生及良好行为规范进行管理。

(1) 应对专业操作人员进行安全教育,培训合格后方可上岗操作。

(2) 应对可能影响贮存质量的功能区域设立人员准入制度和登记制度。

(3) 应对可能直接接触细胞或采集物的专业人员进行上岗前健康检查和年度健康检查以决定是否可以上岗或继续任职。

(4) 应建立特定功能区域内的人员卫生要求和良好行为要求。

(5) 应建立进入特定功能区域前的人员卫生检查制度。

(6) 应在各个功能区内配备必要的防护措施。

2. 应对特种设备、危险品等进行管理,包括但不限于以下内容。

(1) 对特种设备、容器或运输工具的安装、确认、检验、使用、维护等参见《中华人民共和国特种设备安全法》。

(2) 对麻醉药品和精神药品、化学品及危险品的使用和管理参见《危险化学品安全管理条例》《麻醉药品和精神药品管理条例》。

(3) 对劳动防护用品和设备的配备和管理参见《中华人民共和国职业病防治法》和《劳动防护用品监督管理规定》。

(4) 对医疗废物的管理，参见《医疗废物管理条例》。

3. 应建立并实施针对断电、自然灾害、生物危害、化学危害、人员意外伤害、设备故障或者其他突发性事件的应急预案的标准规程，应按照预案的内容定期组织人员培训和演习，应定期修改和更新应急预案。

4. 应建立液氮发生泄漏，或者液氮设备发生故障或破损等事故的应急预案，应配备备用的液氮深低温保存设备。

5. 应急预案应包括但不限于以下内容。

(1) 制定事故报告方式和内容以及安全防护措施。

(2) 确定联系人和联系方式，以便出现紧急状况时及时到场进行维护。

(3) 根据紧急状况和事故类型制订应急事故处理方案。

(4) 次生伤害的预报和预防。

(5) 配置备用的设备、空间和转运工具。

(6) 应及时、准确地报告相关部门名称。

(7) 书面事故结论的格式和存档方式。

（六）文件管理

1. 应建立文件管理的标准操作规程，系统地设计、制订、审核、批准和发放文件。

2. 应建立书面的质量管理文件（包括质量标准、质量管理文件、标准操作规程等）。文件应经过质量管理部门的审核，并由适当的人员签名和注明日期。

3. 使用电子系统进行管理时，应制定电子系统的管理规范，规范电子系统的开发、安装、人员培训、数据完整性的监控、系统维护、备份等工作。

4. 应记录与细胞库质量管理有关的每项活动。记录应能保证细胞库的质量控制和质量保证等活动可以被追溯。

5. 记录的内容应符合现行的质量管理体系，应由各项工作的操作者及时按照实际情况填写。

6. 纸质记录应准确、清晰并有电子备份。用电子方法贮存的记录应定期建立纸质备份。

7. 贮存细胞的记录应包括但不限于接收记录、培养记录（如适用）、分装记录（如适用）、冻存记录、检验记录、贮存细胞的入库放行记录、出库批准记录，细胞来源机构提供的记录（如采集记录、供体健康筛查等）、关键物料设备的供应方提供的记录（如质量分析报告等）、物料的检测记录、细胞库与合作方或者客户之间的协议等。

8. 贮存细胞的记录和备份（含电子记录和电子备份）应保管到该批细胞被使用或处理后的 30 年。细胞库其他一般工作（如质量控制、员工培训、机构管理等）的记录和备份（含电子记录和电子备份）应保管 30 年。在整个保管期限内应定期对记录的保管情况进行检查。

9. 细胞库与合作方或者客户之间应签署协议以明确各方职责。细胞库应建立协议的标准规程。

10. 应建立通知的标准规程，当细胞接收、细胞冻存、细胞转移或运输等过程中出现异常或特殊情况，导致或可能导致该份细胞不符合质量标准或者预定用途时，细胞库应通知受影响的机构或个人。

11. 对外界（包括供应方、使用方以及专业医护人员等）提供的说明材料应具合法性。说明材料中关于治疗的内容应遵守相关法规，并经过细胞库负责人的审查和批准。

（七）细胞库的质量要求

1. 应根据每种贮存细胞的制备阶段、生物学特性、贮存目的和预定用途建立相适应的细胞库质量标准。

2. 应根据每种贮存细胞的质量标准制订

独立的检测要求，并实施相应的检验项目。

3. 干细胞库宜根据贮存细胞的质量标准进行分级管理，分级可包括初级细胞库、主细胞库和工作细胞库。

4. 初级细胞库的贮存细胞宜在 B 级背景下 A 级洁净度级别的环境中分离或制备；主细胞库和工作细胞库的贮存细胞应在 B 级背景下 A 级洁净度级别的环境中制备。

5. 免疫细胞库的贮存细胞应在 B 级背景下 A 级洁净度级别的环境中分离或制备。

6. 主细胞库

(1) 主细胞库的质量标准中应规定同一种类和同一预定用途的贮存细胞的代次要求。

(2) 主细胞库的质量要求较初级细胞库应更加全面。

(3) 主细胞库的质量检测项目不得直接引用初级细胞库的质量检测结果。

7. 工作细胞库

(1) 工作细胞库的贮存细胞的代次应不超过临床要求的最高限度代次。

(2) 工作细胞库应根据工艺流程和贮存细胞的生物学特性对关键的质量检测项目进行重新检测。

8. 如适用，应根据贮存细胞的来源地特点建立相适应的来源地质量标准并增加检测项目 (如寄生虫检测等)。

9. 应根据贮存细胞的不同质量标准在细胞冷冻和深低温保藏区内分别设置独立的房间并各自建立准入管理。

三、细胞采集标准

(一) 细胞采集机构

1. 对捐赠者的检查和评估，必须有合适且可为其保密的工作场所。

2. 必须有针对捐赠者的医学急救措施。

3. 必须有指定的场所对采集细胞所使用的试剂及设备进行适当的准备及贮存。

4. 当需要局部或全身麻醉时，必须由持证的合格麻醉科医生操作执行。当需要中心静脉置管时，必须由合格医生进行执行操作。

5. 每一细胞采集机构必须严格遵守操作规程，以把对雇员、捐赠者、志愿者和患者的健康危害降到最低。为达到安全这一目标，有关机构必须提供适宜的环境和符合要求的设备。

6. 必须有保证生物性、化学性及放射性安全的操作规程，具有监督相关人员接受培训和遵守这些规程的体系。

7. 细胞采集过程必须谨慎操作，应认识到其作为传染病传播媒介的潜在危险性。

8. 捐赠者的健康若涉及收集程序的安全问题，必须应以书面形式向机构的员工传达。

9. 在成为捐赠者之前，必须接受以下检查及评价：询问病史，由经过专门训练的医师进行体格检查，以及实验室检测。实验室检测用来评价细胞采集过程中的风险，包括：是否需要建立中心静脉通道，血细胞采集过程中是否需要活动物理疗法，以及骨髓采集的麻醉问题等。这一系列评价措施必须以书面形式记录下来。

(二) 工作人员

1. 细胞采集机构必须设有细胞采集主管 / 主任主管。在细胞采集处理方面有相关的经历、经验。

2. 细胞采集医学主管 / 主任主管直接负责在采集之前对捐赠者细胞进行评估，最终批准是否对捐赠者的细胞进行采集，指导细胞的采集和处理过程，注意产生细胞采集过程中的并发症，并监督相关人员遵守操作规范。

3. 在执行细胞采集工作的机构中，必须有数量充足的、训练有素的技术支持人员。

4. 与操作相关的培训、继续教育及能力拓展训练必须记录在案。

（三）质量管理

1.采集机构必须具有书面的质量管理方案。方案应至少包括如下内容：监管捐赠者护理的方法（包括对过失、事故、不良反应的检出），重要成果的参数，定期汇总数据的审查手段（审计），对采集项目中重要操作的验证以及对会议、审查、文件资料、纠正措施和报告的要求。

2.该机构的细胞采集主管／主任主管要对涉及该机构的质量管理方案负责。

3.采集机构必须在指定人员的监管下建立并维持质量管理项目。该指定人员审查和批准该机构的政策和操作规程是否符合法规和标准要求，及其质量审核行为是否合理。

4.该方案必须制订、实施相应措施并记录在案，从而为重要产品的如下方面进行质量认证：生产场所、工艺、设备、试剂、标签、容器、包装材料及使用的计算机系统。必须由细胞采集机构的主管总监决定对哪些内容进行认证。

5.对认证和审计的评价要根据特定的文件来审查，而该文件必须由质量管理项目中的合适人员批准后方可使用。

（四）实验室检测

1.**检测地**　采集标准中需进行的检测必须在符合国家法律规定的实验室内进行。

2.**用品和试剂**

(1) 细胞采集过程中使用的试剂必须符合相应标准，及确保无菌操作。

(2) 内部试剂的生产工艺必须经过验证。

(3) 细胞采集过程中使用的所有库存用品和试剂必须经过肉眼检查以排除损坏和污染，检查方案必须记录在案。检查必须包括密封的破损、异常颜色、失效日期等。

(4) 细胞采集过程中使用的所有用品和试剂必须以安全、卫生、有序的方式贮存。

(5) 试剂和一次性用品的批号和失效日期必须记录在案。

3.设备

(1) 对细胞采集过程中使用的设备，必须以清洁而有序的方式维护并合适安置，以方便清洁、校准和维修。

(2) 对设备的监测、标准化和校准，必须按标准程序操作手册中的描述，并参考制造商的建议。

（五）细胞采集记录审查

1.细胞采集的相关记录必须由细胞采集主管或指派人员定期审查。

2.必须对细胞采集做深入彻底的调查并成文，包括记录任一不良事件的决议及最终结局、产品是否达到了所规定的所有规格技术的参数要求等。

（六）过失、事故和不良反应

1.每一细胞采集机构必须具备如下体系：发现、评估、书面记录和报告过失、事故、可疑不良反应和生物制品的偏差。机构的细胞采集主管应对其校正行为书面记录并审查。

2.细胞采集相关的所有临床可疑不良反应，必须依据标准操作规程立即进行评估，并由细胞采集主管审查。

3.细胞采集相关不良反应评估的书面材料应纳入细胞采集记录范围之内，并将其提供给捐赠者的医师。

4.如果适用，该事件也应报相应的管理机构、临床机构和细胞处理实验室。

（七）结果分析

1.产品质量的书面文件和审查应纳入现行质量管理体系。

2.细胞采集产品的审查应持续进行。

3.若出现细胞采集相关的所有可疑不良反应，必须立即进行评估并由细胞采集主管审查。

4.细胞治疗临床结局的书面记录和审查应纳入现行质量管理体系。

（八）政策和操作规程

1.细胞采集系统必须有书面的政策和操

作规程，包括采集过程的所有方面，如筛选，许可，采集，治疗，急症处理，安全措施，对捐赠者和患者的保密措施，质量管理与改进，过失，医疗事故和不良反应等；另外，也需考虑生物制品的偏差，校正措施，员工培训，能力评估，结果分析，审计，标记，贮存，运输，失效日期，分发和特殊分发，医疗废物和生物有害废物的处置，设备和用品，维护和监管，清洁和卫生措施，突发意外处理计划。

2. 细胞采集项目必须建立详尽的标准操作规程手册。标准操作规程手册必须包括以下内容。

(1) 准备、执行、审查所有操作步骤的规程。

(2) 操作规程的标准化文件格式，包括工作表格、报告和一般表格。

(3) 对各个程序进行编号的系统。

3. 操作规程必须足够详细、明确，以便合格的技术人员遵守，并顺利完成操作。每一操作规程应包括以下内容。

(1) 明确说明操作目的。

(2) 明确说明所需设备和物品。

(3) 明确说明规程的目标、可接受的结果以及预期结果范围。

(4) 适当列出部分参考文献。

(5) 细胞采集机构主管或特定指派人员应在具体操作之前将各项操作及其修改的审批程序记录在案，其后每年一次执行。

(6) 若可行，应列出正确的订单、报告、标记、格式等范例。

（九）捐赠者评估、选择和管理

1. 必须具有捐赠者评估操作规程，以保护细胞捐赠者和接受者的安全。规程中要有对捐赠者可能传播的疾病以及细胞采集过程中捐赠者可能遇到的风险进行评价。对捐赠者评估和筛查的检测结果必须记录在案。

2. 必须具有捐赠者评估与筛查的书面准则。

3. 评估过程中发现的任何异常必须书面报告给候选捐赠者，以便为其后续治疗与护理提供建议。

4. 对于不符合标准的捐赠者，要经过医师的对其合理性的书面认证以及捐赠者和受者双方的知情同意才可以捐赠。必须具有确保捐赠者隐私和患者健康信息安全的操作规程。

5. 与细胞采集安全性有关的捐赠者健康问题必须以书面形式与采集机构的工作人员沟通解决。

6. 候选捐赠者必须接受以下评估：病史、体格检查、实验室检查，以评估细胞采集过程中可能遇到的风险，如是否需要建立中心静脉通道，血细胞采集过程中是否需要活动物理疗法及骨髓采集中的麻醉措施。此评估内容应记录在案。

7. 病史至少要包括接种史，外地居留史，输血史。

8. 在细胞采集前 7 天之内，每一位捐赠者必须做如下传染病相关的检查：①艾滋病毒Ⅰ型；②艾滋病毒Ⅱ型；③乙型肝炎病毒检查；④丙型肝炎病毒检查；⑤梅毒螺旋体（梅毒）检查；⑥巨细胞病毒检查（之前检测阴性者可不做）。

9. 在每次细胞采集之前，必须由具有相应资格的从业人员对捐赠者是否适合捐赠做出书面评估。机采外周血产品时，首次采集时应在采集前 72h 内对捐赠者进行全血细胞计数（包括血小板计数），后续机采则必须在采集前 24h 内进行此项工作。

（十）干细胞捐赠者知情同意

1. 同种异体捐赠者

(1) 在对患者进行大剂量细胞治疗之前，必须由对细胞采集程序比较熟悉的持证医师或其他保健服务者负责捐赠者的知情工作，获其同意并将此记录在案。

(2) 应详细解释，以让捐赠者可以理解细胞采集程序，内容应包括采集程序可能发生的重要风险和收益，为保护捐赠者和受者健康所做的检测实验，以及捐赠者查看相关检测结果的权利。

(3) 捐赠者必须有咨询相关疑问的机会，并有权拒绝捐赠。

(4) 若为未成年捐赠者，必须按相关法律的规定获得其父母或法定监护人的知情同意并将此记录在案。

(5) 若捐赠者要被归入造血祖细胞捐赠者资料库内，必须提前获得捐赠者的知情同意和授权并记录在案，才能将捐赠者的健康信息公开。

2. 自体捐赠者

(1) 必须由对细胞采集程序比较熟悉的持证合格医师或其他保健服务者负责患者的知情工作，获其同意并将此记录在案。

(2) 应详细解释，以让患者可以理解细胞采集程序，内容应包括：采集程序可能发生的重要风险和收益，为保护患者健康所做的检测实验，以及患者查看相关检测结果的权利。

(3) 患者必须有咨询相关疑问的机会，并有权拒绝捐赠。

(4) 若为未成年患者，必须按相关法律的规定获得其父母或法定监护人的知情同意并将此记录在案。

（十一）细胞标记

1. 标记操作

(1) 标记操作必须以适当的方式进行，以避免产品被错误标记。

(2) 标记操作必须包括如下质量管理内容。

① 收到产品后，在生产者审核、采集机构主管或相关指派人员批准之前，不应取下货运箱上的标签，以确保产品品种、内容物的准确性。

② 不同产品的未用标签必须有序存放以

免出错。存放的已废弃标签必须销毁。

③ 应具有标记核对体系，以避免在标记货运箱的过程中出错。

④ 所有的标签应清晰可辨，并使用防潮油墨打印。

(3) 标签必须牢固贴附于货运箱上。

(4) 标签上应注明产品的名称及重要修改。

(5) 需再次装入另一货运箱的产品，必须在另一货运箱上以适当的方式再次予以标记。原货运箱上有关产品的信息包括：采集或处理机构名称，独特的数字或字母数字标识符，采集的日期时间，产品标识，捐赠者和受者的信息，都应予以记录保存。

(6) 标签贴附于货运箱上之后，货运箱必须留有足够的敞开空间以便于查看内容物。

(7) 产品标签必须完整。

(8) 必须遵守相关的法律法规。

2. 产品标识

(1) 必须给每一产品分配唯一的数字或字母数字标识符，以便于将该产品与其捐赠者、捐赠者的医疗档案及对该产品的操作和最终处理联系起来。若某一产品被分装入多个货运箱，必须有相应操作可把它们区分开来。

(2) 采集机构可以为产品设计增补、补充的单一数字或数字字母标识符。增补的标识符不允许使原来的标识符含糊不清。必须予以指定每一与标识符相关的机构。在运输过程中，为了保密可能会将产品上的捐赠者姓名和采集机构的标识符模糊不清以致难以辨认，但是只要有足够的记录在案的材料便可以准确找到原捐赠者。

3. 标记内容

(1) 部分标记

① 若货运箱上的空间只允许贴附部分标记，标记至少应包括如下内容：产品的唯一标识符、产品的正确名称、预定接收者的名字和标识（若有相关信息）。

② 当产品分发出去时，必须同时提供附加信息。

(2) 采集结束时的标记

① 采集结束时的标记应在货运箱从捐赠者处拿走之前进行。

② 细胞采集在手术室或机采系统完成后，在初始货运箱上的标记应包含采集过程的信息。

(3) 生物危害标记

① 在采集机构对产品进行分发前，若检测过程中发现有相关传染病的可能，必须使用生物危害标记。

② 若产品未行相应检测或未得到检测结果，也应使用生物危害标记。

（十二）记录

1. 采集机构记录　采集机构必须贮存 10 年之内的有关质量控制、员工培训或能力拓展、机构日常工作、机构管理及机构其他日常事务的记录。但不要求所有记录均能立刻找出。

2. 患者医护记录　患者医护记录（包括知情同意书）必须按照政府相关法律法规的要求保密存放。

3. 科研记录　必须按照政府相关法律法规的要求保密存放科研记录。

4. 责任划分情况下的记录　若细胞采集、加工及运输过程有两个或两个以上的机构参与，每一机构的记录必须如实描述自己的责任范围。其他采集机构必须向对细胞进行最终处理的机构提供与细胞采集及加工相关的所有记录的副本，以便该机构确定所处理细胞的安全性、纯度、效力等。

四、细胞加工工序管理规范

（一）细胞加工机构及实验室（车间）

1. 进行细胞加工的机构必须具备相关操作所需的足够的空间以及条件。

2. 机构内必须为每一处理步骤分配合适

大小的操作空间，以避免标记错误以及产品污染。

3. 机构应采取措施尽量减小各项操作对雇员、患者、捐赠者和参观者健康和安全的危害。

4. 机构必须具有书面的操作规程来指导感染的控制、生物安全、化学及放射安全、工作场所突发事故的应急处理、废弃物的处理。

(1) 在安全操作手册中，应对暴露于传染病、化学生物及放射性危害物质时如何应对给出指导。

(2) 必须对去污和医疗废弃物处理技术给出介绍。对人体组织的处理，必须遵守政府相关法律法规，并最大限度上减小其对机构员工和环境可能造成的危害。

5. 在工作区域内，不许进食、饮水、吸烟、化妆、戴摘隐形眼镜。

6. 当处理人体组织样品时，应戴手套并穿防护衣。不许在工作区域之外穿着防护衣。

7. 机构内必须具备各项操作所需要的设备。

8. 机构各项工作应按照标准操作规程的要求整洁而有序地进行。

9. 机构应采取措施防止未经授权的人员进入。

（二）质量管理

1. 细胞加工实验室（车间）必须在指定人员的监管下建立并维持质量管理方案。该负责人必须审查并核准相关操作是否符合法律法规的要求和标准，并进行质量审核。

2. 必须制定、实施、记录相应操作规程来审定或评估机构内进行的各项重要操作、设备、试剂、标记、货运箱、包装材料、计算机系统等。必须由实验室主管/主任主管来决定对哪些方面进行审定和评估。

3. 必须根据质量管理系统内相关人员审核通过的文件来对验证和审计工作进行评估。

4.结果分析　临床结果的记录和审查必须纳入现行的质量管理体系。

（三）产品检测

1.实验室（车间）主管必须制定相应的实验和操作来测定、检测与其细胞产品的安全性、有效性相关的性质，所有结果应永久保存。

2.对细胞加工实验室（车间）的实验能力，必须有由实验室（车间）主管指定的实验室能力比对验证文件来进行评价。

3.若标准规定的某些实验无法由细胞采集机构或实验室（车间）完成，则必须由符合相关法律法规规定的实验室来完成。

4.进行任何细胞采集后，均应按照标准操作规程的要求进行有核细胞计数。

5.细胞加工机构必须按照标准操作规程的要求管理并记录细胞治疗产品的微生物污染。实验室主管或特定指派人员必须及时审查微生物培养的结果。受者的医师必须及时报告细菌培养的任何阳性结果。

6.对于要进行进一步操作从而导致细胞群性质发生改变者，应运用相关有效检测方法在操作前后分别评价靶细胞群的性质。

（四）用品和试剂管理

1.必须制定、实施、记录相应操作规程来审定或评估机构内进行的各项重要操作、设备、试剂、标记、货运箱、包装材料、计算机系统等。必须由实验室（车间）主管来决定对哪些方面进行审定和评估。

2.用于产品加工和保存的试剂必须达到相应等级并需无菌。

3.内部试剂的生产程序必须审查有效后方可使用。

4.每一用品和试剂在入库之前必须检查是否有破损和污染。检查必须包括密封有无破损，有无异常颜色，失效日期。

5.产品加工、检测、冷藏、贮存、运输中所使用的所有物品和试剂必须以安全、卫生、有序的方式保存。

6.在加工、贮存、运输过程中与产品直接接触的所有用品和试剂必须无菌。

7.用品和试剂的使用应遵守生产商所提供的操作指南。

（五）设备管理

1.对细胞加工、检测、冷藏、贮存、运输、移植过程中使用的设备，必须以清洁而有序的方式维护并合适安置，以方便清洁、校准和维修。

2.必须按照标准操作规程手册及生产商的操作指南的要求，定期对设备进行检查、标化和校准。

3.应使用灭菌设备来防止并消除微生物污染。

4.用于样品、细胞产品、血液产品、人体组织及试剂贮存的冰箱和冷冻机不得作为他用。

5.细胞加工记录的审查。

6.产品相关的记录必须由实验室（车间）主管或特定指派人员定期审查。

7.应在产品的加工、检测、冷藏、贮存过程中或之后的合适时间进行审查。

8.若出现不符合要求的差异或产品未能达到某些规格的要求，必须进行彻底的调查（包括解决方案和最终结果）并记录在案。

（六）过失、事故和不良反应

1.每一细胞加工机构必须具备如下体系：发现，评估，书面记录和报告过失，事故，可疑不良反应和不适。实验室主管应对其校正行为书面记录并审查。

2.细胞采集相关的所有临床可疑不良反应，必须依据标准操作规程立即进行评估，并由机构的医学主管审查。

3.相关不良反应评估的书面材料必须纳入细胞加工记录范围之内，并将其提供给患者的医师。

4.如果适用，该事件也应报相应的临床

机构、采集机构和相应管理机构。

（七）细胞加工操作规程

1. 细胞加工机构必须有书面的政策和操作规程，包括其操作与加工过程的所有方面，急症处理和安全措施，对捐赠者和患者信息的保密，质量管理与改进，过失、事故和不良反应，纠正措施，员工培训，能力评估，结果分析，审计，标记，贮存（包括主要贮存设备出现故障时的候选贮存方法）、运输，失效日期，分发和特殊分发，医疗废物和生物危害废物的处置，设备和用品，维护和监管，清洁和卫生措施，突发意外处理计划。

2. 细胞加工实验室（车间）必须建立详尽的标准操作规程手册。

3. 标准操作规程手册必须包括以下内容。

(1) 准备、执行、审查所有操作步骤的规程。

(2) 操作规程的标准化文件格式，包括工作表格、报告和一般表格。

(3) 对各个程序进行编号的系统。

(4) 操作规程必须足够详细、明确，以便合格的技术人员遵守并顺利完成操作。每一操作规程应明确说明操作目的；明确说明所需的设备和物品；明确说明规程的目标、可接受的结果以及预期结果的范围；适当列出部分参考文献。

(5) 实验室主管或加工机构的医学主管应在具体操作之前将各项操作及其修改（包括相关有效性验证研究）的审批程序记录在案，其后每年一次。

(6) 若可行，应列出正确的订单、工作表、报告、标记、格式的示例。

五、细胞超低温贮存管理规范

（一）细胞贮存时间

取自产品的样品应与产品贮存在完全相同的超低温条件下，并应保证在 5 年内样品

可以用于检测。

（二）操作规程

超低温操作规程必须纳入细胞加工机构的标准操作规程并包括如下内容。

1. 细胞产品或其样品的名称和冷藏标准。

2. 冷冻保护液及其终浓度。

3. 冷冻贮存容器。

4. 可再次冷冻贮存的产品数量范围。

5. 超低温贮存后，最终产品中的有核细胞浓度范围。

6. 冷却速度。

7. 冷却后产品的温度。

8. 产品贮存温度的容许范围。

（三）细胞贮存条件

1. **细胞贮存时间** 贮存细胞产品的机构必须制定有关贮存时间、贮存条件、适用于丢弃情况的政策。在进行细胞采集之前，必须将这些政策告知于患者、捐赠者、相关移植中心。

2. **温度**

(1) 必须在标准操作规程手册中明确规定贮存温度。

(2) 对以液体状态贮存的细胞，必须按照标准操作规程中规定的温度范围及贮存时间进行贮存。

(3) 对超低温保存的产品，必须按照标准操作规程中的规定，贮存在适宜温度范围并使用合适的超低温保存液。

3. **产品安全**

(1) 会对细胞产品产生不利影响的物品不许与细胞产品贮存在同一冰箱或冷冻机中。

(2) 对贮存在液氮中的产品，应采取措施尽量减小微生物交叉污染的风险。

4. **监管**

(1) 用于贮存细胞产品的冰箱或冷冻机必须有连续检测温度或至少每八小时监测一次温度的系统。对贮存在液氮中的产品，不必实时监测温度。

(2) 必须有相应的措施保证液氮冷冻仪器中液氮的足够含量。

5. 报警系统

(1) 细胞加工所使用的产品及试剂的贮存设备必须有一直维持在工作状态的报警系统。

(2) 报警系统必须具有声音信号。

(3) 若实验室工作人员并非一直在贮存设备附近工作，必须在全天 24h 均有人员值班的地方设立远程报警装置。

(4) 报警设备对于报警温度及液氮水平的设定，必须保证有足够的时间挽救相应产品。

(5) 若贮存设备出现故障，必须有书面的指导可供遵循。这些指导应存放在贮存设备附近以便需要时取用。应在贮存设备附近及每一远程报警装置附近放置相关材料以提醒实验室工作人员应注意的操作规程。

(6) 必须定期对报警系统的各项功能进行检测。

(7) 最初的贮存设备无法使用时，必须有另外的具有合适温度的贮存设备可以用于产品的贮存。

6. 安全性　贮存设备必须安置在安全的位置。若该贮存设备无人看管，必须将该设备或其所在区域加锁保管。

7. 库存控制

(1) 必须使用库存控制系统，以便确定每个产品及其相关样品的贮存位置。

(2) 库存控制系统的记录应包括如下内容。

① 捐赠者姓名或标识。

② 患者姓名或标识（若有信息）。

③ 产品的唯一标识符。

④ 产品或标本的名称。

⑤ 采集日期。

⑥ 贮存设备标识。

⑦ 贮存设备的位置。

⑧ 分发日期。

⑨ 处置措施。

六、细胞运输与发放管理规范

（一）运输安全

1. 在非冻结及超低温保存产品的运输过程中，必须采取相应的措施保护产品在运输过程中的完整和相关人员的安全、健康。

2. 包装非冻结产品的初级容器必须置于另一塑料袋中并密封，以防泄漏。

3. 非冻结及超低温保存产品在运输途中必须置于另一集装箱中。

(1) 集装箱必须热绝缘且符合相关运输方式的规定。

(2) 集装箱必须能承受运输过程中内容物的泄漏、冲击、压力变化以及其他异常情况。

(3) 集装箱必须能适用于所用低温材料的运输。

4. 对于需在 -80℃以下保存的产品，必须保证运输途中有足够的液氮，以确保液氮可供产品在预计到达时间内使用，并应在此基础上至少延长 48h 使用时间。

5. 产品在运送途中，必须保持在细胞加工实验室（车间）指定的贮存温度。

6. 分发产品的机构必须为运输工具提供温度监控仪器。

7. 运输产品的集装箱外部必须按照要求进行标记。

8. 运输产品的集装箱内部同样也必须按照要求进行标记。

9. 集装箱的标记必须遵守所使用低温材料及生物制品运输的有关规定。

10. 产品到达后，接收机构必须确认低温材料（液氮）的存在，并记录温度监控仪器的工作状态。

（二）运输方法

1. 必须尽量减少运输时间，且时间应在

细胞产品要求的时间内送达。

2. 必须有应急情况下的其他运输方案。

3. 产品不许接受用来检测金属物体的 X 线设备的照射。若必须进行检查，可进行手动检查。

（三）运输记录

1. 运输记录必须记录产品在两机构间运输的路线。

2. 运输记录必须记录产品起运和到达的日期时间。

3. 运输记录必须记录产品的来源机构、送达机构、负责运输和接受产品的员工。

4. 运输记录必须记录专递人员的身份，以及运输过程中出现的任何延误和问题。

（四）细胞分发前的注意事项

1. 细胞分发前的检验

(1) 用于细胞输注的产品必须在分发之前由两名训练有素的员工进行检验，以确定其标签是否正确及产品货运箱是否完好无损。

(2) 若货运箱被损坏或受者信息未经确认，实验室主管或特定指派人员必须给出具体授权证明后方可使用。

2. 细胞分发后产品的退回

(1) 产品发生如下情况方可退回。

① 从实验室分发出去之后，产品初次包装货运箱被损坏。

② 在分发之后的贮存和运输过程中，产品温度贮存在不合适的范围内。

③ 若产品出现上述情况，则必须由实验室主管或特定指派人员决定是否接收退回的产品。

(2) 实验室主管或特定指派人员需与患者医师就退回产品的再次使用或丢弃问题进行商讨。

(3) 关于产品退回，退回后对产品的检验，确定产品安全性、有效性的后续措施等一系列事件的文件必须贮存在实验室的记录之中。

七、细胞采集、生产记录管理规范

（一）采集机构、加工机构、移植机构及患者之间的记录和知情沟通材料须视作拥有相应特权并应保密。必须在遵守相应法律法规的前提下建立保密安全措施并遵守之。

（二）对每一产品的加工、检测、超低温保存、贮存及输注或其他处置的每一步骤，均应及时记录，以便日后查验。

（三）记录必须清晰明了不退色，清楚标明每一关键步骤的责任人，必须记录各个步骤的日期时间，并记录检测结果，必要时对结果加以解释说明。

（四）每一步骤的记录必须尽量详细，应使得富有造血祖细胞加工及移植相关经验的人员可以清楚了解每一步骤，并方便相关授权人员进行查验。

（五）必须提供相应的记录，以便得到特定细胞加工过程所用物品和试剂的货号及生产商。

（六）记录必须完整、妥善保存、可追溯。

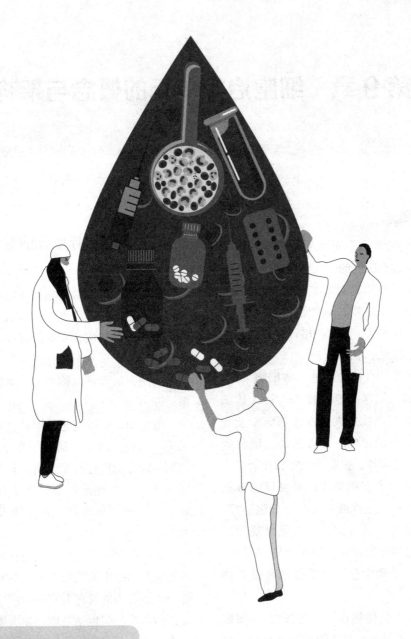

下 篇

细胞治疗单元展望

第9章 细胞治疗单元的概念与架构

一、概念

"细胞治疗单元"是在生物医学治疗模式的指导下，在医院的一定区域内，利用现代体细胞治疗技术针对那些临床上众多的、用常规手段治疗效果不佳的变性、坏死和损伤性、退行性疾病，具有严格诊疗规范和明确治疗目标的医疗综合体。

这个医疗综合体应该是由体细胞采集、制备、培养、储存等专业技术人员，体细胞治疗专业医疗技术人员，各临床专业技术人员、物理治疗师、心理医师、语言康复治疗师、营养师、职业训练师和社会工作者等组成的一个有机整体，对目标患者进行全面的临床专业诊断和分析、细胞治疗、肢体功能康复、语言训练、心理康复和健康教育，能够改善住院患者医疗管理模式，提高临床疗效和生存生活质量的高效开放系统。

同时向人们传达这样一种理念："细胞治疗单元"不是一种具体的疗法，而是一套针对适宜疾病和目标患者的科学管理系统，能充分体现"以人为本"的医疗服务理念，以及现代科技手段和传统医学密切配合的综合性科学诊疗和康复体系。

从流程上，它应该涵盖上述多种疾病的各个发病时期，一直延伸到患者的家庭康复和社区管理，是针对上述目标患者群体的一个完善的、科学的、综合性健康管理和服务体系，包括疾病的专业常规治疗、细胞治疗、康复训练治疗、心理辅导以及家庭医学指导等各个环节。

二、细胞治疗单元的基本形式和架构

细胞治疗单元由独立的体细胞制备实验室（车间）、管理工作人员和独立的病房、临床工作人员构成，或者只有独立的体细胞制备实验室（车间）及管理工作人员而无固定的病房，后者可以称之为"虚拟细胞治疗单元"。

组织团队成员应包括团队管理者，细胞采集、制备、培养、储存等专业技术人员，细胞治疗专业医疗技术人员，相关临床专业技术人员，物理治疗师，职业训练师，心理医师，语言训练师，营养师及社会工作者等。

具体的形式和组成人员可因地制宜，虚拟的细胞治疗单元因没有固定的病房，必须有一个强有力的管理者和一个固定的接待中心，团队成员应包括专职的单元管理者、接诊者（护士）、临床医师和康复治疗师等，负责单元管理、患者接待、院前沟通和评定等工作，其他成员可以有其他日常工作，但均应在被呼叫后约定的时间（15~30min）赶到。

基本形式

1. 完全细胞治疗单元 一个完全的细胞治疗单元应该由独立的细胞采集、分离、制备单元[细胞制备实验室（车间）]，细胞治疗单元（细胞治疗室和相应的治疗小组），患者管理和康复单元（细胞治疗康复病区及相应医护、康复小组）构成，为接受体细胞治疗的患者提供一种系统的治疗服务、临床专业管理和康复训练等（图9-1）。

2.虚拟细胞治疗单元 由细胞制备单元和细胞治疗单元构成一个开放的平台，这个平台对所有的临床专业科室开放，以适应和满足所有适合细胞治疗病种的需要。鼓励所有的临床专业科室参与细胞临床研究事业，但这个平台的管理必须是相对独立可控的，这样做的目的不仅仅是技术和管理的要求，也是资本时代的选择（图9-2）。

相比较而言，前者适用于全科模式，便于管理和经营，更有利于临床技术水平的提高，有利于品牌塑造。

后者适用于多病种模式，有利于资源利用最大化，同时也会加大管理和运营成本，增加经营和管理风险。所以从运营效果和投资回报上讲，两者没有绝对的优势可比性。相反，如果全科中心做得好，一样会得到丰厚的投资回报率，尤其是单位资本投资回报率即成本效益比会远远大于后者。

对于医疗机构而言，具体按照哪种模式设置主要取决于现阶段的政策、空间、人员配置等，长远发展思路是建设独立建制的完全细胞治疗单元。

对于投资者而言，要在不同的战略发展阶段，因时因地制宜，选择合适的形式和经营模式，充分把握运营管理成本的基础上合理把握机会成本管理，争取投资效益最大化。

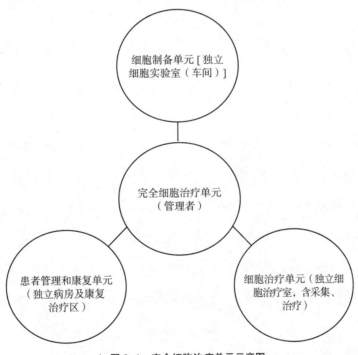

▲ 图9-1 完全细胞治疗单元示意图

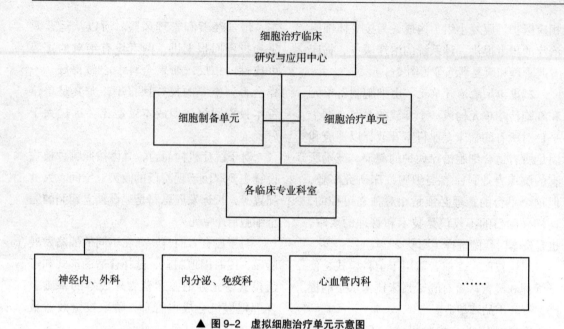

▲ 图 9-2 虚拟细胞治疗单元示意图

第 10 章　细胞治疗单元的建设与运营

医疗环境

建立细胞治疗单元需要一定的医疗环境支持，根据细胞治疗技术特点和临床应用要求，细胞治疗应该获取卫生行政部门批准后开展，建立细胞治疗单元的最低条件如下。

1. 三级甲等医疗机构，具备较强的医疗、教学和科研能力，具有与所开展细胞治疗项目相应的诊疗科目并完成药物临床试验机构备案。

2. 具有较强的医疗、教学和科研综合能力，承担过省级及以上科技部门或卫生行政部门立项的细胞治疗领域研究项目，且具有来源合法，相对稳定、充分的项目研究经费支持。

3. 具有与开展细胞治疗相适应的项目负责人、临床医师、实验室技术人员、质量控制人员及其他相关人员。

4. 具有符合《干细胞临床研究管理办法（试行）》《干细胞制剂质量控制及临床前研究指导原则（试行）》要求，满足细胞制备所需要的实验室以及相应的设施设备。

5. 建立细胞治疗质量管理及风险控制制度体系，具有与所开展细胞治疗相适应的风险管理和承担能力；具备完整的细胞质量控制条件、全面的细胞临床研究质量管理体系和独立的细胞临床研究质量保证部门；建立

细胞制剂质量受权人制度；具有完整的细胞制剂制备和临床研究全过程质量管理及风险控制程序和相关文件（含质量管理手册、临床研究工作程序、标准操作规范和试验记录等）；具有细胞临床研究审计体系，包括具备资质的内审人员和内审、外审制度。

6. 细胞临床研究项目负责人和制剂质量受权人应当由机构主要负责人正式授权，具有正高级专业技术职称，具有良好的科研信誉。主要研究人员经过药物临床试验质量管理规范（GCP）培训，并获得相应资质。机构应当配置充足的具备资质的人力资源进行相应的细胞临床研究，制定并实施细胞临床研究人员培训计划，并对培训效果进行监测。

7. 成立学术委员会和伦理委员会，建立本医疗机构细胞治疗临床研究和转化应用项目立项前审查制度。

8. 具有防范干细胞临床研究风险的管理机制和处理不良反应、不良事件的措施。

9. 有可追溯的信息化管理体系。

10. 如果是大型中心开展心脑血管疾病的细胞治疗，还应有其他专业设备、专业技术人员要求，包括：①磁共振成像或磁共振血管成像；②磁共振弥散加权成像和磁共振灌注加权成像；③CT 血管造影；④经食管超声心动图；⑤心脑血管造影等。

第11章 细胞治疗单元信息化管理系统建设

一、系统特点

1. 理想的电子病历(computed patient record，CPR)是包含一个患者所有医疗信息数据的全记录，包括各种检查数据（包括一期检查、体液化验结果）、诊断结论、治疗计划、治疗过程等，是进行诊断和细胞治疗的基础。由于单病种细胞治疗方案可以规范和统一，细胞治疗电子病历完全可以实现格式化、标准化。

2. 诊断和治疗的科学性适应循证医学模式的要求，细胞可以治疗的疾病大多是目前可以明确诊断的疾病，针对不同的病种探索制订科学、规范、统一的细胞治疗指南，同时建立相关疾病的知识库、数据库，可以自动或半自动地根据CPR得出诊断结论和治疗计划，确保诊断和治疗方案的科学、规范、统一。

3. 体现科学的管理模式细胞治疗单元的医疗服务模式是对传统医疗模式的改革和探索，主要是医疗工作流程上的优化以及医疗服务种类的多样化、人性化。

4. 软件设计要求具备各项指标的统计分析功能，通过大样本使用后，实现归纳总结得出科学结论的功能。

二、工作流程

1. **疾病诊断** 疾病诊断程序是整个软件系统中最核心的程序，应该体现电子病历和智能化诊断的优势。

(1) 患者注册：患者可以通过客户端（电脑/手机）网上自行注册，自行登录进入患者基本信息录入页面，按页面提示录入基本病历信息。当患者到医院就诊时，由接诊者帮助患者进行注册，按要求详细录入患者信息，已自行录入基本信息的患者，接诊者按其注册号登录进一步录入详细病历信息。

(2) 查看病史记录：患者注册完成后，就进入该患者的以往病史视图，该视图列举了该患者每次看病过程中的检查记录、诊断记录和治疗记录（可以是患者自己录入的，也可以是接诊者录入的）。一般来说，一页显示一次就医服务的所有内容，并显示一个就医服务的列表，通过前后按钮进行不同记录的切换。以往病史视图可以在之后的诊断过程中随意切换出来，供医生查看。

(3) 询问临床表现：诊断的第一步是询问临床表现（症状、体征等）。在诊断视图中分层列出各种临床表现选项，临床表现的分层结构详尽且规范，一方面通过选择方便临床表现的输入，另一方面通过分层结构对于医生填写临床表现起指导作用。选择一种临床表现，该临床表现显示在编辑框中可以修改，修改完毕后添加入临床表现框。临床表现输入完毕后，可以直接进行检查结果录入，也可以让患者先去做检查，回来后再录入。

(4) 患者列表选择：患者做完检查回来后，可从列表中选中该患者，继续进行检查结果录入。在诊断过程中的任何步骤，都可暂时中断工作，之后通过患者列表选择选中患者继续检查。

(5) 检查结果录入：检查结果录入也是一

种分层的结果数据，选择和输入方式同症状录入类似，其中顶层是各种检查类别，如心电图、动态心电图、超声心动图等。

(6) 诊断结论：诊断结论时，视图中显示临床表现、检查结果和上次的诊断结论以供参考。诊断结论的选择与前面类似。重点排除细胞治疗的禁忌证。

(7) 治疗方案：制订治疗方案时，视图中显示症状、检查结果、诊断结论以及上次的治疗方案以供参考。治疗方案包括细胞治疗、药物治疗、康复治疗、饮食治疗（食谱）、运动治疗等，每类治疗都作为一个步骤逐步完成整体治疗方案的制订。每类治疗方案都包括非智能性的以及智能性的两种，非智能性的与诊断类似，包括分层选项；但智能性的可能较为复杂，必须建立在科学、规范、统一的细胞治疗指南的基础上，初期设计可以根据前面的诊断结论，综合自动得出治疗方案的可能性（以百分比表示），按可能性从高到低列出供选择。智能选择是一个不断学习的过程，每次选择的最终结果都会影响下一次的可能性百分比值。药物治疗列出各种药物的可能性百分比以及用量的范围；康复治疗得出各种治疗方法的可能性百分比以及频度、幅度等范围；饮食和运动治疗类似。同样这些百分比是一个自动学习、动态调整的过程。

2. **患者管理** 主要功能包括患者预约、登记、会员管理、治疗管理，这些功能通过一个工具条进行管理。不同的按钮弹出不同的界面。

(1) 患者预约：显示一个患者预约的列表，每行列表包括患者姓名、出生日期、性别、电话、来访时间、服务种类、备注（医师或设备，视服务种类而定）。同时包括一个来访时间范围选择框，缺省为当天，可选两天内、三天内、一周内、所有等选项，以控制列表的内容。包括新建预约、预约修

改、预约删除、预约选中按钮。预约删除按钮则提示"是否确定删除？"。新建预约、预约修改两个按钮都可弹出信息录入对话框。预约选中按钮和双击操作一致，选中某条预约，进入登录界面。

(2) 患者登录：显示一个患者登录信息的列表，每行列表包括患者姓名、出生日期、性别、电话、来访时间、服务种类、服务状态。同时包括一个来访时间范围选择框，缺省为当天，可选两天内、三天内、一周内、所有等选项，以控制列表的内容。另外包括患者姓名、出生日期、性别、电话等编辑项，以及服务种类、医师选择。并包括清空、新建、修改按钮。

(3) 会员管理：显示一个会员列表，每行列表包括会员姓名、出生日期、性别、电话、会员级别。包括新建、修改、登记、预约按钮。新建和修改都弹出信息录入对话框。信息录入对话框中包括患者姓名、出生日期、性别、身份证号、家庭住址、邮编、电话、E-mail 地址、会员级别、随访计划等信息。登记则弹出对话框，显示患者姓名、ID，服务种类选择、医师名选择。预约也弹出对话框，显示患者姓名、ID、服务种类选择（包括出诊）、医师选择、设备选择。会员管理应具备特别提醒功能，如生日提醒、复诊提醒等。

(4) 治疗管理：主要对康复治疗情况进行登记。包括一个治疗时间安排列表，列出当天在每台设备中和每个康复治疗师需要治疗的患者列表，每行列表项应包括患者 ID、姓名、性别、出生年月、登记时间、状态。治疗完毕后，选择某个患者，可进行治疗开始时间和持续时间的录入。

(5) 细胞管理：包括人员管理、设备管理、诊断统计、治疗统计、不良反应等。这些功能应该可以通过相应的工具条进行管理，不同的按钮弹出不同的界面。

第12章 细胞治疗单元建设示例

以下为"山东省××医院细胞治疗康复中心"建设示例。

一、项目背景

山东省，目前已成为我国仅次于广东省的第二大经济体，总人口九千多万，经济发达、交通便利，不仅心脑血管疾病、糖尿病等富贵病的发病率越来越高，发达的公路交通网络和较多的矿产资源导致了因交通事故和矿产安全生产事故产生的损伤性疾病较多。济南作为山东省省会，机场、车站、街头等地随处可见大型医疗广告，其中不乏省内乃至全国有名的大型综合性医院，如山东大学齐鲁医院、山东省立医院等医院的宣传广告，山东省医疗市场竞争激烈程度由此可见一斑。

××医院作为一家行业性质的二级甲等医院能够在强手如林的市场竞争环境下健康运营和发展，先后建成山东省首家拥有以"三瘫"（偏瘫、截瘫、脑瘫）治疗和康复为主的神经康复中心，使国际流行的"卒中单元"得以实现。还设立了山东省血栓病防治工程技术研究中心、内镜外科中心、放射介入治疗中心等具有高科技技术含量的特色诊疗项目。其中神经康复中心还成为山东省残联、山东省卫生厅联合指定的"山东省肢体残疾康复技术指导中心"和"全国颅内血肿微创清除技术临床指导中心"，足以说明该院以高新技术项目统领医院发展的科技兴院战略是正确的，如今山东省××医院领导又以超常的胆识和魄力，把发展的目光放在了干细胞治疗这一个代表生物医学科技前沿的临床治疗新技术，使××医院又一次站在了济南医疗市场竞争的最前端，然而如何把这一项尚不为大多数人所知的新的生物医学技术转化为××医院又一个新的特色医疗项目，让医院的发展从此迈上一个新的台阶是摆在医院和投资者面前共同的课题。

医疗领域本身是一个对技术要求、专业要求、安全要求及口碑要求较高的行业，一项新技术的出现要获得市场（顾客）的认同，获得成功，除了自身各方面的软、硬件都要过硬外，还需要法律法规的许可，由于相关政策和法规的滞后和缺失，干细胞临床应用技术的宣传和推广尚处于一个敏感地带，这就需要我们深入研究当前政策环境，把干细胞技术的应用和推广完全纳入到××医院发展战略的层面，制订差异化、个性化的营销策略，在完成××医院整体品牌塑造的同时，将干细胞技术转化作为××医院又一个新的特色高科技医疗项目。

所以，本规划的侧重点在于立足于××医院现有优势资源，合理选择项目切入点，并在充分市场调查和论证的基础上，确立项目重点发展方向，在打造××医院生物医学技术特色的基础上推出"山东省××医院细胞治疗康复中心"，让目标受众在认同××医院是一家拥有最新生物医学技术的医院的同时，潜移默化地认识到干细胞治疗技术可能给他们带来的益处和希望。

宣传策略上理性把握医院宣传动态和消费者心理，科学指导医院的宣传，合理规避法律风险、保障医疗安全；有计划、有条理地统筹安排宣传内容，形成整体化、系列化的递进式科普宣传形式，达到权威、有效、科学、系统地强化医院知名度、提升美誉度的宣传效果和目的，将山东省××医院打造成一家生物医学技术特色明显的现代化高科技医院，将"山东省××医院细胞治疗康复中心"打造成为山东省乃至全国、全球知名的细胞治疗康复中心。

二、项目定位

在当前医疗政策环境下，只有在战略层面给"细胞治疗康复中心"（以下简称"中心"）一个准确的定位，才能在当前的政策环境和市场竞争局面下争取政府、医院等各方面的支持，游刃有余，为××医院"科技兴院、质量建院"的发展战略服务。

首先，该"中心"是深圳××干细胞工程研究所和山东省××医院共同建立的一个代表全球生物医学发展最前沿的高新技术研究和应用平台，在这个平台上，××医院可以享受到深圳××干细胞工程研究所拥有的北京大学、清华大学、中山大学、香港科技大学、美国斯坦福大学等国内外一流科学家团队的专业学术支持，通过这个平台广泛整合院内外优势资源，提升××医院科研和新技术临床应用能力，提高医院品牌形象和竞争力。

其次，该"中心"是××医院领导班子在对医疗服务市场发展趋势进行准确分析和判断的基础上，基于发展特色高新医疗技术项目的考虑而做出的一个战略举措，该"中心"的建立，将使医院在日趋激烈的医疗市场竞争中拥有一个强有力的竞争武器，该"中心"的运营成功，将是××医院一个新的经济增长点，成为××医院飞速发展的一个突破口。

最后，双方共同的目标是把"中心"建成济南市一流的细胞医学治疗中心，向有特定需求的顾客群体提供最先进的细胞治疗技术，幽雅的医疗环境和人性化的服务，从而获取相应的投资回报。

三、项目发展战略

（一）近期发展战略

"准确切入，占领制高点；重点发展，创品牌效应"。

1. 准确切入，占领制高点 山东省××医院神经康复中心是山东省首家拥有完整"卒中单元"的以"三瘫"（偏瘫、截瘫、脑瘫）治疗和康复为主的神经康复中心，是山东省残联、山东省卫生厅联合指定的"山东省肢体残疾康复技术指导中心"和"全国颅内血肿微创清除技术临床指导中心"。山东省血栓病防治工程技术研究中心是山东省唯一一家专门从事血栓性疾病诊断治疗和预防的科研机构，在科研、产品开发、学科建设和血栓病的预防和诊治方面，均取得了相当好的成绩。上述两个中心均有着良好的市场基础和学术推广条件（省级继续教育项目），同时在内镜外科、放射介入治疗等方面具有一定的优势，结合心脑血管疾病和血栓性疾病的发病特点，以及××医院在干细胞研究方面的探索，所以把神经损伤性疾病、血栓性疾病、股骨头坏死的干细胞治疗和康复作为开展××医院干细胞治疗项目的切入点，以充分利用××医院现有临床资源，降低市场进入难度，迅速启动市场，占领山东省干细胞治疗市场的制高点。

2. 重点发展，创品牌效应 随着中国社会的发展，生活水平的不断提高，脑卒中患者年龄渐趋年轻化，成为威胁我国国民的第三号"杀手"，每年有515万～744万人因脑卒中入院。脑卒中后存活的患者，60%～80%有不同程度的残疾，而且男性患者中的42%、女性患者中的24%有再次脑卒中的可能，严重影响了患者的正常生活，使健康受到极大的影响。因此脑卒中后患者的健康管理显得非常重要，医护人员细心的治疗、关心、鼓励可以减少再次脑卒中的机会，但如果能结合干细胞治疗，不仅能够减少残疾率，更能够在更大程度上预防再次脑卒中的发生。因此，如果我们能够围绕脑卒中患者的健康管理，深度发掘××医院现有的资源优势，重点打造"山东省××医院康复医学科"，将干细胞治疗技术作为一项新的高科技临床康复技术引入"卒中单元"，建设一个"拥有干细胞技术的卒中单元"。利用神经内外科专业医生对"卒中单元"的认可和影响，吸引大量的患者到"山东省××医院康复医学科"接受专业的康复治疗，通过院内教育逐步培育干细胞消费市场，将"山东省××医院康复医学科"打造成为国内一流的干细胞治疗、康复和培训基地，并作为细胞治疗康复中心的一个重要单元进行建设，创出品牌效应，必将为干细胞在脑卒中康复方面的应用打开一片广阔的局面！

（二）远期战略

"积极探索，勇于创新，不断开拓新项目，以点带面促发展"。

1. 方向 经过认真市场调查，选择"自闭症的干细胞治疗"作为中心远期发展的重点方向。

2. 背景 自闭症又称孤独症，1943年美国医生、心理学家利奥·凯纳（Leo.Kanner）首先提出"婴幼儿孤独症"的概念，它是一种脑功能障碍引起的严重的长期发展障碍的综合征。通常在三岁前可以察觉。主要表现：①人际交往障碍，即不愿与人交往，缺乏对视，分不清称谓，不合群，无语言或只有很少语言或只是鹦鹉学舌的仿说，言语发展严重障碍。②情绪与行为异常，即对物品有怪异的兴趣和玩法（如长时间旋转某物），长时间重复某些动作，莫名其妙的表情（哭、笑、闹），对某些声音、画面、广告很敏感，不知道害怕危险，肢体粗大运动和精细运动发育不平衡。

目前国内外许多人认为，治疗儿童自闭症唯一有效的方式是训练，把它归结到教育问题，单纯由特殊教育界人士来对自闭症进行行为教育和康复训练，以期望能达到正常人的行为标准，回归社会。虽然有大批的社会教育工作者，投身到其中，但效果往往不令人满意，其中关键原因是他们只把自闭症看成单纯的心理障碍。现在研究结果表明：自闭症是一种脑功能障碍引起的严重的长期发展障碍的综合征。基于这样的理论，人们对干细胞在自闭症的治疗和康复方面进行了积极的研究和探索，并取得了可喜的成果，深圳××干细胞工程研究所更是在临床应用方面走在了世界的前列，目前已治疗国内外患者近数十例，疗效显著，引起了医学界的广泛关注。

目前，全球自闭症患者约3500万，我国有100多万，未被发现和有自闭症倾向的儿童人数则更多。为提高人们对于自闭症及相关研究和诊断的关注，帮助消除自闭症患者面临的障碍，提高国际社会对于早期诊断和干预自闭症的重视，2007年12月24日联大通过决议，从2008年起，将每年的4月2日定为"世界自闭症日"。据调查，山东省是全国儿童自闭症的高发区，大约有自闭症儿童3.6万人，其中济南有2000多人。为了引起社会对自闭症儿童的关注，山东省残联分别在山东大学齐鲁儿童医院和济南市明天儿童康复中心建立了省级孤独症儿童康复训练机构，并从2006年起，省财政安排专项资金在全省范围内组织实施万名贫困残疾儿童康复救助工程。但由于自闭症儿童训练中心比较少，全济南的容纳能力现在还不足300个儿童，远远不能满足市场需求。

有鉴于此，并基于深圳××干细胞工程研究所在儿童自闭症的干细胞治疗方面的成功经验，我们本着积极探索，勇于创新的精神，依托"山东省××医院康复医学科"这个干细胞治疗和康复基地，开展儿童自闭症的干细胞治疗康复，在不断总结经验的基础上，在山东省××医院建设一个叫响济南、山东乃至全国的儿童自闭症干细胞治疗康复中心，使之成为××医院一个新的生物治疗品牌和经济增长点，并起到以点带面的作用，以此推动其他疾病的干细胞治疗和康复。这将会是山东省××医院可以在全国乃至全球取得完全竞争领先地位的突破点。

（三）项目运营策略

"科研导入，教育推进，服务多赢，品牌制胜"。

1. 科研导入

(1) 科研是医院综合实力的体现，也是在当前政策环境下受到各级政府和科研主管部门支持的创新行为，所以，从科研角度导入干细胞技术不仅可以得到上级部门的支持，合理规避政策及相关医疗风险，也可以提升医院在业内的地位，迅速铺设干细胞临床应用网络，打造稳固的市场终端。

(2) 科研是医生开拓眼界、提高临床技能的根本，我们为医生创造一个由国内外一流的科学家团队组成的、高水平的、可持续发展的平台，只要他们参与到这个项目中来，他们就有机会站在了全球生物医学发展的最前沿，有机会分享生物科技发展的成果（学术论文的发表、专业地位的提高，社会声誉的传播等），由此充分调动他们的积极性、主动性、参与性，降低市场运作难度和成本，迅速扩大品牌知名度。

(3) 操作实务

① 成立"山东省××医院青年医师干细胞学术沙龙"，定期组织与干细胞有关的各项学术及文娱交流活动，提高青年医师对干细胞研究和应用的积极性，借此建立一支稳定的院内干细胞临床研究和推广队伍。

② 协助沙龙成员完成有关干细胞科研课题的设计、申报、培训及论文发表、成果申报等。

③ 依托××医院细胞治疗康复中心建立一支专业、高效的临床科研管理团队，这个团队的核心任务是帮助沙龙成员进行干细胞临床科研项目的设计、组织、管理，提供必要的服务（比如文献检索、整理等）。

④ 临床科研管理团队负责制订完善、规范的干细胞临床应用体系和指导原则，严格实施单病种项目管理，让所有参与到项目中的医生都感觉有章可循，有"法"可依。

2. 教育推进

(1) 随着医疗服务市场竞争的加剧，医院营销早已成为医院经营工作的核心之一。但作为一项临床高科技医疗技术和项目，如何找准自己的潜在顾客并制订科学合理的营销策略，提高顾客认知度、美誉度和忠诚度是一项非常具有挑战性的工作。在现阶段，干细胞不仅对于患者是陌生的，对于很多临床医生来说也是陌生的，所以，把对医生和患者（家属）的教育作为营销工作的基点是非常必要的，尤其是医生，因为医生才是产品的第一购买者。

(2) 操作实务

① 针对医生的教育：依托"山东省××医院青年医师干细胞学术沙龙"，搭建一个很好的青年医生培训和教育平台，就××医院及山东省相关专业医生这个最直接的顾客群，通过培训和交流建立起一个紧密型的干细胞临床科研和应用网络。

医生培训管理步骤可分为以下 3 个阶段。

第一步，院内培训：确立以细胞治疗康复中心为平台的技术推广平台；定期举办沙龙活动；借助院内信息网络平台，定期通报细胞治疗典型病例，并开展在线培训。

第二步，业内培训：将沙龙范围扩大，借助公司专家资源和××医院的社会影响力，定期组织业内活动和培训。

第三步，继续教育培训：与山东省相关医学会合作，举办康复或神经系统疾病新进展继续教育培训班，借以推广干细胞相关知识和技术。

②针对终端顾客（患者及其家属）的教育管理：所谓终端顾客教育管理，就是针对顾客需要获得的信息，进行全面的、系统的归化整理通过专业人士以相对方式促使其认知的过程。除了患者本人以外，作为终端顾客监护人及经济载体的家属，对于终端顾客的消费选择拥有充分的知情权和决定权。而他们正是我们的潜在终端顾客，在当前医疗信息绝对不对称的情况下，对之实行教育式管理不仅符合现代人们的消费心理，也满足了人们了解健康知识的需求，潜移默化地将细胞康复知识传播给我们的潜在终端顾客。在顾客理性消费的时代，充分的认知是建立信任的最主要因素。对顾客进行教育管理是高科技项目市场营销所必须进行的一课。

终端顾客教育管理的方法步骤可分为以下4步。

第一步，教育管理的顾客确认：终端顾客（患者）的监护人；部分终端顾客（患者）；相关目标顾客。

第二步，教育管理的方式确认：固定时间、地点的课堂专家专题讲座；24h专家在线咨询（电话、网络）；相关专家的门诊解答；约定时间的回访、随访；相关康复技能的强化指导。

第三步，教育管理的专家确认：以××医院细胞治疗康复中心的专家为主体，鼓励沙龙成员积极参与。

第四步，顾客教育管理的运作：成立

"××医院健康100爱心家园"，并依托家园定期举办"健康知识讲座"为基本模式，实行标准化管理，保持充分的可复制性。

3.服务多赢

(1)医疗行为说到底也是一种服务行为，既然是服务，就同样适用"顾客至上"的服务理念，而且由于医疗服务行为的特殊性，我们更要强调顾客从躯体到心理等各方面的感受，所以建立一套周到完善的顾客服务体系是非常必要的，需要强调的是我们的顾客不仅仅包括患者还包括和患者密切相关的医生、护士及其周围的所有人，顾客关系营销已成为服务行业最好的营销手段之一，良好的顾客关系，是扩大品牌影响力，提升品牌美誉度和顾客忠诚度，培育潜在市场最基本、最有效的路径。

(2)操作实务

①服务模式：针对顾客的特殊性，引进健康管理的概念和模式，开展"一对一"的沟通、治疗和健康管理服务，使患者可以与医生进行无障碍沟通；建立治疗者个人电子健康档案，制订个性化的细胞治疗保健康复方案，提供院前、院内、出院后等一系列人文关怀服务，让患者切实感受到专业、持久的温馨照顾。

②就诊流程：围绕"健康管理"服务模式，营造和谐、愉快、高效的就诊流程，在提供基础医疗服务的基础上，推出全程导医、温馨陪诊、预约挂号、快速诊断、代付款、代取药、免费电话咨询、限时投诉反馈、义务家庭康复指导、科普宣教、网络家庭病房等特色服务。

③心理区隔：针对该类长期患病的人群存在的心理需求，引进国际流行的心理健康服务的理念，在细胞治疗康复的基础上，增加家庭康复指导和心理健康服务借助，强化康复效果，形成与同质竞争医院明显区隔的"细胞治疗+康复训练+心理康复"全

方位的康复模式，营造亮点，增强核心竞争力。为目标人群打造一个集细胞治疗、院内康复、家庭生活指导为一体的健康管理服务模式，让每一位备受病痛折磨的患者和家属都能感受到享受高质量、高品位健康生活的希望。

4. 品牌制胜 品牌是可以影响一个人终生的力量，当顾客心甘情愿地把自己对健康的追求和对美好生活的希望托付给我们时，就是××医院品牌影响力形成之时，而这一切需要我们付出很多很多的努力，至关重要的是从细节管理入手，树立良好的品牌意识和品牌发展战略。我们的目标是把山东省××医院细胞治疗康复中心建设成为叫响济南、山东乃至全国的细胞治疗康复中心，并以此带动医院的整体发展。

四、基本形式和架构

见图 12-1。

五、组织保障

1. 组织架构（图 12-2）

2. 部门职能

(1) 行政管理部门：全面负责单元管理、运营、市场、宣传以及医院内外公共关系的协调。

(2) 专家委员会：①负责本科室相关专业患者的有关细胞治疗方面的咨询、接诊、病例筛查、疑难病例会诊；②本科室细胞治疗患者的责任管理；③有关细胞临床科研方案的论证。

(3) 临床专业技术组：①负责包括自体骨髓、外周血的采集和细胞移植在内的所有技术性操作；②接受细胞移植治疗患者的治疗前临床评定、治疗后康复评定、随访和临床科研资料的收集、分类和整理；③患者接诊、初筛、协调专家会诊和分诊等日常临床工作；④患者家属的院内外教育和康复指导。

(4) 细胞专业护理组：①细胞（移植）治疗室的日常护理工作；②协助技术组进行自体骨髓、外周血的采集和细胞移植在内的所有技术性操作；③患者接受细胞治疗前后的接送和护理；④细胞治疗室的安全，卫生管

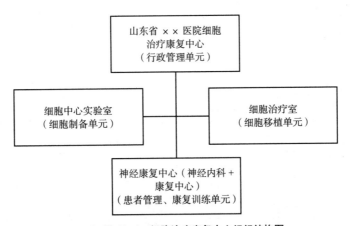

▲ 图 12-1 细胞治疗康复中心组织结构图

注：1. 单元名称："山东省××医院细胞治疗康复中心"最理想的名称应该是"中外合资山东省××医院细胞与再生医学研究中心"
　　2. 单元管理模式：第一阶段把包括细胞制备单元（细胞中心实验室）、细胞移植单元（细胞治疗室）、细胞治疗和行政管理单元共三部分作为医院一个独立建制的科室进行建设，同时也是一个开放的平台，这个平台对所有的临床专业科室开放，以适应和满足所有适宜干细胞治疗病种的需要，鼓励所有的临床专业科室参与细胞临床技术推广和应用。这是一个虚拟细胞再生医学单元

理等。

(5) 细胞制备技术组：①细胞的分离、诱导分化、扩增、培养；②细胞制剂的质量控制；③细胞基本知识的临床培训。

六、工作流程

×× 医院细胞治疗流程示意图（图12-3）。

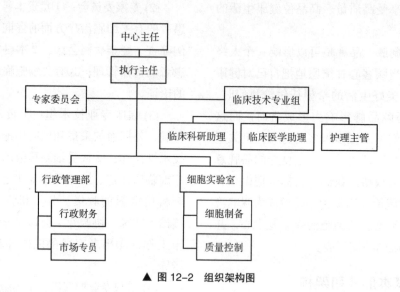

▲ 图 12-2　组织架构图

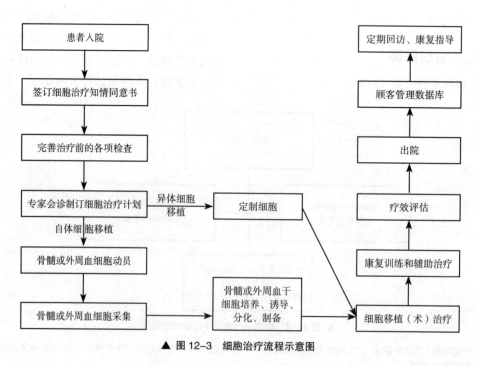

▲ 图 12-3　细胞治疗流程示意图

第13章 细胞治疗单元建设的其他问题

一、疗效产生机制

细胞治疗单元的基本特色在于有经过特殊训练的专业医疗小组、康复治疗师、心理咨询师、护士、患者及家属等全面参与的宣教、干预、治疗、早期康复。这些都能帮助患者树立自信、促进受损机体功能恢复、最大限度地提高患者生存质量和生活品质。除了细胞本身的治疗机制之外，细胞治疗单元可能还有其他一些未知的有效机制，有待我们后续研究发现。

1. 标准诊断和治疗：细胞治疗单元有更好的设施和服务，标准化评估及早期处置方案使诊断更准确，检查更精确，更符合患者的个体化治疗。

2. 减少并发症：以卒中为例，卒中时许多并发症如肺部感染、泌尿系感染、深静脉血栓和肺栓塞是可以早期发现、早期治疗的。设施完善、条件良好的细胞治疗单元内，医护人员接受过特殊专业训练，更及时、更密切地监测患者病情，一旦出现并发症，单元的专业组成员可以采取更积极的干预措施，这些都是卒中单元疗效好的原因。

3. 康复治疗：仍以卒中为例，分析表明卒中后康复训练可促进恢复。早期积极的活动和锻炼也减少了肺栓塞或心血管意外事件的发生率。卒中单元减少残疾（如生活不能自理）的原因是除了药物治疗外，与重视早期康复以及患者、看护者的更多合作，让看护者更好地参与康复计划的制订与实施不无关系。而细胞治疗单元的患者比传统卒中病房的患者花费更多时间锻炼，活动更恰当，且目的性更强。

4. 细胞治疗单元工作人员与患者之间密切的关系及家属的积极参与，会产生较好的心理效果，在患者的恢复中发挥很大作用。

5. 细胞治疗单元专业小组工作全面，对并发症早期监测和治疗；由于专业小组密切合作使诊断评估、针对患者的细胞治疗、常规治疗、康复训练可以联合应用。

二、待解决的问题

1. 细胞治疗单元要求有标准化的单病种细胞治疗指南，国内外尚无标准化的细胞治疗指南，故应积极开展单病种细胞治疗临床研究并在此基础上制订科学的、可行的单病种细胞诊疗指南。

2. 医院需引进什么样的细胞治疗单元，完全的细胞治疗单元还是虚拟的细胞治疗单元，多病种还是单病种的细胞治疗单元。

3. 引入细胞治疗单元是否会增加医疗费用，如何让顾客明白医疗费用与疗效以及生活品质之间的关系，建立细胞治疗单元不是增加患者的整体费用，而是通过提高患者生活生存能力，获得高品质生活的同时，减少日后因患者照护、医疗等增加的支出，具有卫生经济学意义。

4. 康复训练：目前细胞再生医学的成功更多地体现在神经系统疾病上，而这些患者需要专门的康复训练，而当前针对细胞治疗患者康复训练方法和专业康复训练师极其缺乏，故需我们加大细胞治疗的康复训练方法和训练标准化的研究，以最大限度地发掘细胞康复治疗效果。

5. 医院内没有社会工作者，也没有专门的健康教育工作者，因此顾客管理、教育和服务工作是最薄弱的环节。现实做法是责任医生和护士承担这一部分职责，那么对责任医生、护士进行这方面的专业训练是细胞治疗单元不得不做的前期工作，更具有远见的工作是建立完善的顾客教育、管理和服务体系，使细胞治疗单元真正成为一个完善的医疗、康复、教育、管理和服务体系，以达到最好的医疗效果之目的。

三、需要注意的问题

作为一种新的观念，一个新的系统，以细胞治疗单元为主体的组织化康复医疗模式，有一个基本目标，就是让患者了解细胞对他生存和生活的价值，尽早接受细胞治疗和规范的康复训练，营造让患者主动接受治疗的医疗环境。包括以下几方面内容。

1. 一个由多学科小组组成的团队进行的规范化治疗及康复训练，必须具有共同的诊断评价标准，统一的临床指南、操作流程，在此基础上制订严格的团队工作计划，对患者实行全程的规范化管理。

2. 让患者明白细胞对他今后生存和生活的价值，以及接受正规康复训练的必要性，单纯的细胞治疗和单纯的康复都不能称其为细胞治疗单元。

3. 必须营造让患者主动接受治疗的医疗环境，现代细胞移植治疗技术（再生医学）的基本治疗原理是利用细胞特有的向包括神经细胞、心肌细胞、血管内皮细胞、肾脏细胞和肝细胞等在内的各种细胞分化转变能力，通过细胞再生、再造、代替和新生保护和挽救各种变性、坏死性和损伤性组织、器官的功能，焕发患者自身潜在的治疗主动性，减少和预防由此而引发的各种残疾。只有主动性治疗，才能更好地医患配合，取得最佳疗效；只有主动性治疗，才能避免失用性功能减退，增加远期恢复机会；只有主动性治疗，才能提高依从性，规范康复训练，减少不良事件发生；只有主动性治疗，才能提高患者满意度，真正最大限度地回归社会。

4. 细胞治疗单元作为一种观念，一个新的开放性系统，它必须贯彻患者治疗的全过程，不仅强调住院过程管理，更要将细胞治疗单元观念贯彻到院前、住院、院后各个阶段，达到全过程的规范化管理，才能使细胞治疗潜能最佳发挥，患者功能得到最大恢复。

(1) 将细胞治疗、功能康复、健康教育、治疗后随访综合起来，使对疾病的治疗更具有整体性和连续性。

(2) 强调"适时、早期、个体化"的规范治疗，使患者在疾病康复的早期能够得到规范化的细胞治疗及个体化的康复治疗方案，科学、可靠、疗效肯定。

(3) 相对于患者一生而言，一次的投入带来一生生活质量的改变，并不增加患者的整体医疗和照护费用，实现廉价、高效、持久的治疗目的。

(4) 对患者家属进行细胞知识和健康教育，使治疗得到理解和配合，提高治疗效果。

总之，细胞治疗单元作为一种医疗模式，它更是一种新的观念，具体运作形式可能多样，但必须是细胞治疗单元观念贯彻患者治疗全过程，尽可能达到患者全过程规范化管理，使细胞功能得到尽可能地发挥，使患者最大限度地回归社会。

第14章　细胞治疗单元的建设与运营模式

细胞治疗单元作为一种新的医疗模式，具体运作形式可能多样，但必须全过程规范化管理和运作，尤其是在医院合作中，投资关系和管理体制至关重要。目前，医院自行建立细胞治疗单元的可能性不大，大多为技术和（或）资本投资者所为，同时由于医疗服务行为的特殊性和行业准入政策的限制，投资者在投资建立细胞治疗单元的时候，往往依附于一定级别的医院的某个科室，在投资者利益保护方面经常处于弱势地位，随着国家新医改政策的不断明朗，国家的投资将主要集中于基本医疗保障、重大疾病控制和公共卫生体系的建设方面，非国有资本在医疗新技术和高端医疗服务领域的投资将会得到鼓励。因此对于投资者而言，把当前的医疗合作作为一种投资行为，从资本的角度去管理和运营这样一个新生事物更有利于细胞治疗技术的发展和市场的培育。

一、"细胞治疗单元"完全具备一个优秀投资项目的基本要素

1. 可营利性　资本最大的特点就是可以产生价值和剩余价值，简单地说资本的本性在于盈利，如果一个项目不具备盈利的可能，自然就失去了投资价值，而细胞治疗技术项目具备相当好的营利性。

2. 技术壁垒性　细胞治疗技术作为生物医学科学领域的一项高新技术，通过专利等一系列的知识产权保护措施可以形成一定的技术壁垒，可以在一定时间内为投资者赢得盈利机会。

3. 巨大的市场需求　医疗保健市场被誉为继IT以后的第五波财富，就中国市场而言，中国人口巨大，各种重大疾病在中国均有高发的记录。细胞治疗技术研究成果在治疗一些几乎被认定的"绝症"方面显示出来的良好效果和应用前景，势必使其投资者成为第五波财富中的佼佼者。

二、细胞治疗单元产业化必备要素与商业模式

1. 建立细胞治疗临床研究与应用技术平台，使技术的横向覆盖和纵向发展满足产业化的要求。细胞治疗临床研究与应用技术平台应该包括细胞的分离、纯化技术，细胞的体外培养扩增技术，细胞分化和定向诱导技术，细胞临床科研和应用技术。

2. 通过产品和技术服务形成产业化的商业模式，包括医院综合服务收益[治疗费收入、细胞产品（药物）收入等]，知识产权收益（品牌许可费、技术许可费、培训费等），边际收益（生物试剂、耗材配送增值、网站服务收益、广告收入、集成仪器出售及租赁收入等）。

3. 在产权明晰和激励机制完善的基础上，运用资本手段强化细胞治疗单元作为细胞技术产业化商业模式基本运营单元的管理，使其具备可持续的盈利能力。

4. 在上述基础上争取政府支持，在财政资助、政策导向、法律法规建设上都得到国家和地方政府的扶持。

5. 建立开放的技术和资本平台，利用中

国的临床、人才和政策优势，参与国际化竞争与合作。

6.确立一个可实现的产业化目标：①近期目标（1～3年）。利用细胞治疗技术优势建立合作性质的细胞再生医学临床服务网络，以细胞替代和再生医学为主，形成技术服务、产品收入1亿～2亿元人民币，更为重要的是在此阶段通过广泛的市场应用总结细胞临床应用技术规范，通过一切努力使之上升为行业乃至国家标准，形成一定的临床应用技术壁垒，保持行业领先地位。②中期目标（3～5年）。在人才、管理等各方面经验积累的基础上，逐步完成合作医疗服务网络的托管，并实现细胞治疗在组织替代方面的技术突破和升级，新的治疗技术收入达到5亿～10亿元人民币，此阶段的另一个同样重要的目标是通过政府公关和资本运营的手段影响行业和国家的市场准入政策，在一定程度上为后来者竖起一道难以逾越的市场准入门槛（如在资金、场地、设备、人员等方面予以限制）。③远期目标（5～10年以上）。在以上两步实现的基础上，运用资本手段对托管单位进行资本控制和股份制改造，建立完善的企业法人管理机制，实现连锁化经营，同时在技术上进一步升级，完全树立起行业市场主导地位，产业规模超过100亿元人民币。

三、细胞治疗单元的投资管理策略

1.**细胞治疗单元的命名** 上述所有分析都是建立在把"细胞治疗单元"作为一个学科概念的基础上，在实际操作中应该从投资管理策略层面给"细胞治疗单元"一个恰如其分的命名，命名原则：①符合国家相关法律法规；②体现投资主体，提升品牌形象；③便于贯彻投资策略，方便管理和运营；④科学严谨、能够为大多数医院、医生、患者所接受；⑤有利于品牌的形成和传播。有

鉴于此，建议将细胞治疗单元的运营主体命名为"××细胞治疗临床研究与应用中心"，见图14-1。

2.**投资策略与投资主体** 良好的投资策略需要严格的执行，一个明确的投资主体非常必要。细胞治疗技术作为生物科技领域的前沿课题，中国各级政府和科技部门大力支持，而且在相当一个时期内，具有代表性的高新生物科技项目是各级政府招商引资的重点领域和方向，随着新医改政策的逐渐明朗，国家在医疗卫生领域的投资将主要集中于基本医疗保障、重大疾病控制和公共卫生体系的建设方面，非国有资本在医疗新技术和高端医疗服务领域的投资将会得到鼓励。

以细胞治疗单元为载体的细胞治疗技术项目具备良好的投资前景和价值。较好的投资策略应该是充分利用国家相关投资政策，把握行业发展方向，坚持以科研投资为导向，争取良好的投资和运营环境。为此，一个具有国际背景的科技型投资公司应该是最佳的投资主体，以此为主导与目标医院进行医疗投资合作，建立责、权、利明确，产权明晰的非企业型科研团体法人——"合作××细胞治疗临床研究与应用中心"，进而建立完善、系统的细胞治疗单元管理和运营体系，必将会带来预期的投资回报。

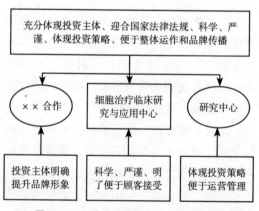

▲ 图14-1 细胞治疗康复中心命名原则示意图

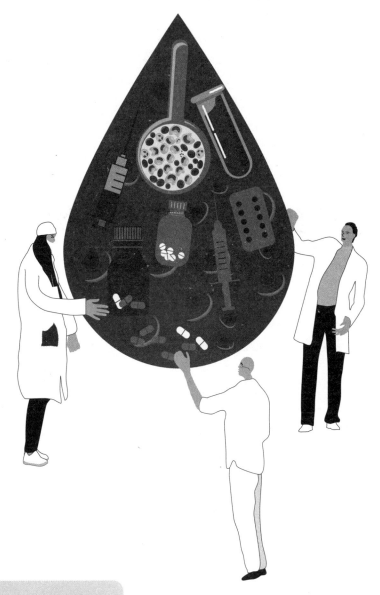

附 录

干细胞临床研究机构
申报模板

干细胞临床研究机构
备案材料

××医院
××××年××月××日

一、干细胞临床研究机构备案申请表

填表说明：

1. 编号由国家干细胞临床研究专家委员会秘书处填写。

2. 申报材料请用仿宋四号字填写，A4 纸双面打印或复印。不得使用没有规定的符号、代码和缩写。

3. 隶属机构指上一级主管部门，无主管部门的可以不填。

4. 如有多个选项，请在所选选项画（☑）。

5. 请标明各部分材料的起始页码，页码位于底部居中，申请表为第 1 页。

6. 请同时提交电子版（光盘）1 份和纸质版原件 2 份（1 份留存省级卫生计生行政部门）。

7. 邮寄地址：××× 邮政编码：××× 收件人：××× 电话：×××

编号：

【声明】				
我们保证：申请表内容及所提交资料均真实、合法，提交的电子文件与打印文件内容完全一致。如有不实之处，我们承担由此导致的一切后果。 其他特别声明事项：				
机构名称				
法定地址及邮编				
执业地址及邮编				
是否教学医院	□ 否　　□ 是		隶属机构：	
医院等级		编制床位数	法定代表人	
机构负责人		职务职称	手机号码	
办公电话（含区号及分机号）			邮箱	
临床研究组织管理机构负责人		职务职称	手机号码	
办公电话（含区号及分机号）			邮箱	
业务专长				
申报联系人		部门	职务职称	
办公电话（含区号及分机号）		手机号码	传真	
邮箱				
《药物临床试验机构资格认定证书》的专业情况				
专业名称	有效期（年、月）		负责人	
近 3 年开展的药物临床试验情况				
临床试验名称			起止日期	试验例数
本次申请为	□ 首次申请　　□ 再次申请			
【申请单位审核意见】 　　　　　　　　　　　　　　　　　申请单位：（加盖公章） 　　　　　　　　　　　　　　　　　法定代表人签字： 　　　　　　　　　　　　　　　　　申请日期：　　年　　月　　日				

二、医疗机构简介及执业许可证书复印件

（一）医院简介

（二）医院机构执业许可证复印件

1. 医疗机构执业许可证
2. 事业单位法人代表证书
3. 组织机构代码证

三、药物临床试验机构简介及资格认定证书复印件

（一）×× 医院药物临床试验机构简介

药物临床试验机构人员组成

机构主任：

机构办公室主任：

机构办公室秘书：

质控工作小组：

资料管理员：

药物管理员：

我院 ×××× 年至今共开展药物临床试验 ×× 项。具体情况如下。

×××× —×××× 年进行的药物临床试验项目汇总

序号	项目名称	申请者	在研 / 结题	试验例数
1				
2				

（二）药物临床试验机构资格认定证书复印件

四、机构干细胞临床研究组织管理体系（框架图）和各部门职责

（一）质量管理体系（框架图）

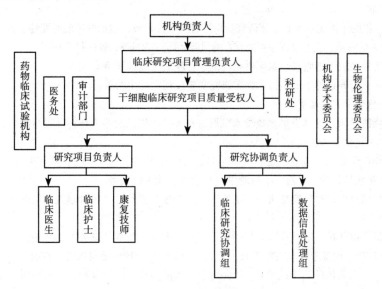

▲ 图 1　干细胞机构治疗管理体系结构

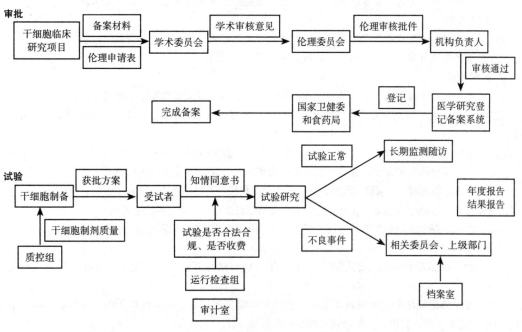

▲ 图 2　干细胞临床研究操作流程

（二）各部门职责

1. 医院学术委员会

(1) 医院学术委员会负责审查本院所有与人体相关的研究的学术审查，其中包括干细胞相关项目的审查。

(2) 本机构学术委员会中有与开展干细胞临床研究相适应的、具有较高学术水平的机构内外的知名专

家，专业领域涵盖临床相关学科、干细胞基础和临床研究、干细胞制备技术、干细胞质量控制、生物医学统计、流行病学等。

(3) 学术委员会主要负责按照国家有关要求制定医院干细胞技术及临床研究的有关管理规定、技术规范等，并监督实施。

(4) 对医院申报的干细胞技术和临床研究项目进行科学性审查，包括开展的必要性、方案的科学性和可行性、主要负责人的资质、实施过程中可能存在的风险和防控措施等，确保科学规范。

(5) 监督、指导医院干细胞技术临床研究规范、有序地实施和评价。

(6) 组织评估、指导处理干细胞技术临床研究实施过程中发生的重大问题。

2. 医院生物医学研究伦理委员会

(1) 医院生物医学研究伦理委员会负责本院所有在人体中以及利用人体标本进行的生物医学研究项目的伦理审查，其中包括干细胞研究。

(2) 本院生物医学研究伦理委员会有委员__名，其中有多名医药背景的委员及秘书了解干细胞研究；非医药背景的委员包括伦理学、法学、管理学、社会学、社区代表等。

(3) 生物医学研究伦理委员会负责对干细胞临床研究项目进行独立伦理审查，确保干细胞临床研究符合伦理规范。

(4) 伦理委员会以《赫尔辛基宣言》为指导，以社会主义医德和伦理要求为准绳，为干细胞临床和科研提供伦理道德理论、论证建议和技术咨询，对重大的干细胞伦理道德问题进行仲裁。

(5) 对干细胞涉及人体的临床试验（包括应用于人体的药物、医疗器械、院内科研、诊断和治疗新技术等）进行科学审查与伦理审查，保护受试者的合法权益。

(6) 积极开展医学伦理道德宣传教育，对涉及干细胞的技术进行医学伦理道德监督。

3. 医院医务处

(1) 学术委员会和伦理委员会批准项目后，协助项目负责人向医疗行政主管部门报备。

(2) 协调各职能处室，协助并监督项目负责人完成计划项目。

4. 医院科教处

(1) 科教处负责干细胞技术学术委员会及医院伦理委员会的日常运营和事务管理工作。

(2) 组织实施医院有关学科建设、科研项目申报及管理、成果申报、学术交流、科研档案管理等各项制度和规定。

(3) 根据医院总体发展规划及年度计划，组织制定科研规划及科研开发计划，并组织相关人员实施。

(4) 配合医院整体发展规划，参与相关学科建设的规划、论证和实施过程的协调工作。

(5) 多渠道组织课题，争取科研经费，负责组织全院科研项目的申报工作（包括投标、申请基金等）；组织院级科研启动基金的征集和论证工作；组织专家委员会对重点研究项目的论证工作。

(6) 了解和掌握全院课题的总体情况，联系和组织国内外科技合作课题，提出相关建议。

5. 药物临床试验机构

(1) 药物临床试验机构负责干细胞技术的整体布局与培育开展，对医院干细胞临床研究工作全面负责。

(2) 负责干细胞临床研究机构备案工作的组织与后续工作跟踪，负责医院干细胞临床研究项目的申报、审核、备案工作，并做好相关会议准备及档案管理工作。

(3) 在上级卫生部门的领导下，负责干细胞管理有关制度、办法和文件的制定、监督和解释，并根据上级政策调整和技术开展情况不断改进完善。

(4) 根据学术及伦理委员会意见汇总干细胞临床研究项目存在的问题，制订项目整改措施；建立健全医院干细胞制剂和临床研究质量管理体制机制。

(5) 负责干细胞相关的各个工作环节质量的总体监控，特别是对干细胞质量管理工作的组织和实施，定期、不定期组织干细胞相关质量检查、考核和评价，判断医疗质量指标的完成情况，提出改进措施防范干细胞临床研究风险的管理机制和处理不良反应、不良事件的措施，及时处理临床研究过程中的突发事件。

(6) 对风险较高的项目，应当采取有效措施进行重点监管，并通过购买第三方保险，对于发生与研究相关的损害或死亡的受试者承担治疗费用及相应的经济补偿。

(7) 及时将临床研究中出现的严重不良反应、差错或事故及处理措施、整改情况等报告国家和省级卫生行政部门和食品药品监管部门。

(8) 受理患者及家属对医院工作人员的投诉，负责医疗纠纷的处理，组织医疗事故的鉴定，负责为患者提供诊断证明的审核及签章。

(9) 负责组织干细胞科研项目的申报和管理工作（含项目申报、中期检查、结题验收等过程管理），负责医院干细胞相关知识产权的管理工作，负责医院干细胞相关科研成果的统计、评价、审核、奖励申报及成果转化、推广、应用的管理，负责干细胞相关科研信息的收集、整理、传递和科研档案的管理工作。

6. 干细胞临床研究机构主要负责人

(1) 对机构干细胞临床研究工作全面负责。

(2) 建立健全机构对干细胞制剂和临床研究质量管理体制机制。

(3) 保障干细胞临床研究的人力、物力条件，完善机构内各项规章制度，及时处理临床研究过程中的突发事件。

7. 临床研究项目管理负责人

(1) 对机构干细胞临床研究项目工作全面负责，由机构负责人授权，全面负责干细胞临床研究质量管理体系建立和运行，组织质量管理体系文件的编制、审核、实施。

(2) 授权任命临床干细胞研究项目负责人、干细胞制剂质量负责人、数据信息处理负责人、研究协调部负责人。

(3) 负责签署干细胞临床研究项目的立项审查意见和临床级干细胞制剂放行；负责干细胞临床研究质量控制和风险防范，处理突发事件及各类研究报告的审批。

(4) 在项目出现重大差错事件时，有权终止该项目。

(5) 负责指导审计部门编制内审计划、委派内审员，组织实施内审，对不合格项目的分析活动和组织预防措施效果的终期审核；负责机构对外合同的签署。

(6) 负责组织参与干细胞临床研究人员的岗前培训、技术考核及继续教育。

(7) 完成机构负责人交办的其他工作。

8. 干细胞临床研究项目质量受权人 负责审核干细胞制备批记录，确保每批临床研究用干细胞制剂的生产、检验等均符合相关要求。

9. 相关科室项目负责人及研究人员

(1) 项目负责人全面负责该项研究工作的运行管理。

(2) 制定研究方案，并严格执行审查立项后的研究方案，分析撰写研究报告。

(3) 掌握并执行标准操作规程。

(4) 详细进行研究记录；及时处理研究中出现的问题，确保各环节符合要求。

(5) 干细胞临床研究人员必须用通俗、清晰、准确的语言告知供者和受试者所参与的干细胞临床研究的目的、意义和内容，预期受益和潜在的风险，并在自愿原则下签署知情同意书，以确保干细胞临床研究符合伦理原则和法律规定。

(6) 在项目执行过程中任何人如发现受试者发生严重不良反应或不良事件、权益受到损害或其他违背伦理的情况，应当及时向科研处、机构学术、伦理委员会报告。

10. 医院审计室 制定和执行干细胞研究的内审制度，建立完善内控制度，对干细胞研究者进行监督，不得收取受试者任何费用。

五、干细胞临床机构主要责任人、临床研究项目管理负责人、质量受权人资质及相关人员接受培训情况

（一）干细胞临床机构主要责任人

简历 + 培训证书（GCP）

（二）干细胞临床研究项目管理负责人

简历 + 培训证书（GCP）

（三）干细胞临床研究项目质量受权人

简历 + 培训证书（GCP）

（四）干细胞临床研究项目管理相关人员培训情况

简历 + 培训证书（GCP）

姓名：		性别：		出生年月日：	
专业：		学历 / 学位：		职务 / 职称：	
简要学习、工作经历： 1. 学习、工作经历 2. 主要学术任职					
获奖情况： 主持科研课题： 科技成果奖： 参与编写教材、专著：					
从事新药临床研究经历：					
GCP 培训情况：					
本人签字：			填写日期：	年　　月　　日	

六、机构学术委员会和伦理委员会组成及其工作制度和标准操作规范

（一）××医院干细胞与免疫细胞临床研究学术委员会成立文件、组成和工作制度

1. 学术委员会成立的文件通知（红头文件复印件）

2. 学术委员会成员

主任委员：

副主任委员：

委员：

秘书：

3. 学术委员会工作制度

第一章　总　则

第一条　为规范××医院干细胞与免疫细胞临床研究学术委员会的组织和行为，依据《中华人民共和国高等教育法》、教育部、××医院有关章程制定本章程。

第二条　学术委员会性质：院学术委员会是在院务会领导下的学术性评议和咨询机构。为学科建设、队伍建设、科学研究、成果转化、研究基地等方面建设提供建设性意见和决策方案，对学科建设和科学研究工作进行督导和咨询，供院务会讨论、决策。

第三条　学术委员会职责

（一）对医院学科建设、科技发展、对外交流和重大学术活动的开展进行专项的调查研究，广泛听取医院各方面的意见和建议，并提出有关决策方案和咨询意见，提交院务会研究。

（二）审议医院学科建设与发展战略，以及科研改革的重大政策与措施，并提出建议或意见。

（三）对管辖的所有科研基金项目、科研成果及科研合作进行审定。

（四）审议本院范围内学术规范、学术道德的相关问题，包括制定、完善和解释医院在学术道德规范建设方面的方针和政策，评估学术道德规范建设方面存在的问题；受理个人、单位对本医院教师的学术道德举报；对学术道德问题进行独立调查，做出明确的调查结论，提出处理建议；开展学术道德的宣传、教育等相关活动。

（五）指导学科建设改革和科学研究的深入开展，监督检查相关工作的落实，对其进展、质量和水平进行评价。

（六）组织全院学术活动。

（七）院务会或院长委托的其他有关事项。

第四条　学术委员会开展审议工作应坚持民主集中制原则以及公平、公正、公开的原则，维护××医院的学术信誉，倡导学术自由，鼓励学术创新，服务于本院发展。

第二章　组成与组成原则

第五条　学术委员会组成

（一）主任委员：1名。

（二）副主任委员3名、委员9名、质量受权人1名、秘书2名。

第六条　组成原则

（一）秉承学术开放与兼容并包的思想，保持学科、专业方面的平衡和委员的代表性。

（二）学术委员会成员必须具备高级职称。

（三）学术委员会组成应能体现老、中、青结合。

第七条　组织原则

（一）学术委员会成员任期4年，可以续聘，原则上连任不超过3届，每届更换人员1/3以上。

（二）学术委员会所有委员均需经院务会讨论批准方可聘任。

（三）委员因退休、离开医院岗位连续1年以上或其他原因需要替换时，委员的替换由学术委员会全体委员半数通过，经院务会批准聘任新委员。

（四）院学术委员会的组织及成员名单上报学校备案。

第三章　委员的资格

第八条　学术委员会委员应具备以下条件。

（一）必须具有高级职称，取得突出的科研业绩，工作在医教研第一线，有深厚的学术造诣，在学科领域有一定影响。

（二）应具有全局观念和履职能力，热心参加学术委员会工作，能坚持原则、顾全大局、为人正直并办事公道。

第九条　委员有以下情况之一者，经医院学术委员会审查批准，由院务会予以解聘。

（一）本人书面申请辞职者。

（二）工作调离，不方便继续担任者。

（三）连续三次无故不出席委员会会议者，或连续一年不能参加委员会议者。

（四）违反本章程有关规定者。

（五）违反国家法律法规或××医院规章制度，特别是有违反学术道德行为，损害了学校或医院利益者。

（六）因其他原因不能胜任者。

<h3 style="text-align:center">第四章　委员的权利与义务</h3>

第十条　委员享有以下权利。

（一）获得医院学科建设与发展等信息。

（二）出席学术委员会会议。

（三）就学术委员会职责范围内的事项发表意见，提出建议，进行审议和表决。

（四）受学术委员会委托可以在医院范围内开展调查工作。

（五）在会议中发表的涉及个人、学科和单位评价的言论享受被保密权利。

第十一条　委员对下列属于保密范围的事项负有保密的义务。

（一）委员在会议中发表的涉及个人、学科和单位评价的言论。

（二）学科的学术秘密与其他秘密。

（三）学术委员会认为应该保密的其他事项。

第十二条　学术委员会讨论事项与委员有直接利害关系时，该委员应回避。学术委员会讨论事项所涉及当事人与委员有配偶或近亲属关系时，该委员在学术委员会讨论时应回避。被要求回避的委员不参加表决。

第十三条　委员因特殊情况不能出席会议时，应向学术委员会主任委员请假，不能出席会议的委员不得委托其他委员代行投票。

<h3 style="text-align:center">第五章　工作制度</h3>

第十四条　学术委员会通过全体会议履行职责。

第十五条　学术委员会实行例会制，每季度召开一次全体会议，必要时由学术委员会主任委员决定临时召开会议。学术委员会决定重大事宜按照少数服从多数的原则，在学术问题上，应尊重少数人的意见。经学术委员会主任委员，或1/3以上委员提议，可以随时召开学术委员会会议。学术委员会主任委员可根据需要召开主任会议，商讨、决定学术委员会日常工作。

第十六条　会议有2/3委员出席，可以做出表决。

第十七条　学术委员会应以无记名投票方式进行表决，出席会议的委员可以投同意票、反对票或弃权票。除法律、法规、学校、医学部及医院规定的特殊情况外，同意票超过应出席会议人数的半数（不含半数）即为表决通过。

第十八条　同一事项在同一次学术委员会会议中不能进行第二次表决，如学术委员会认为拟表决的事项存在尚需调查的问题，经出席会议的半数以上委员同意，可以决定对该事暂缓表决。

第十九条　学术委员会在召开会议讨论重大学术及相关问题时，如认为有必要，可要求当事人或邀请相关专家到会陈述意见或接受询问。

第二十条　遇紧急事宜需要表决时，学术委员会主任委员可决定进行通信投票。

第二十一条　院科教处负责组织协调学术委员会的日常工作。

<h3 style="text-align:center">第六章　附　则</h3>

本章程自公布之日起实施，本章程实施前颁布的有关办法如与本章程有关规定不一致，以本章程规定为准。

4. 学术委员会项目审核管控标准操作规范　为使干细胞临床研究项目的审查和管控工作有章可循，特制定本操作规程，以使学术委员会的工作符合原国家卫生健康委、国家食品药品监管总局印发的

[2015]48 号《干细胞临床研究管理办法（试行）》的规定。

(1) 适用范围：干细胞临床研究项目的审查和管控工作。

(2) 职责

① 秘书：接收申报的干细胞临床研究项目备案材料并检查材料的完整性。向主任委员提交干细胞临床研究项目备案材料并组织召开学术委员会会议。

② 学术委员：对申报的干细胞临床研究项目备案材料进行科学性审查。对受试者权益保障机制进行评估，有效管控风险。

③ 主任委员：审核、批准干细胞临床研究项目后交机构负责人审核立项。

(3) 流程（图 3）

(4) 操作规范

① 干细胞临床研究项目的申报接收

材料的完整性：干细胞临床研究项目的申报材料应符合《干细胞临床研究管理办法（试行）》的相关规定。

项目负责人和相关人员资质审查：干细胞临床研究负责人、主要临床研究人员情况。参加干细胞临床研究和相关法规培训的情况等。

② 召开学术委员会讨论审核

审查内容：研究方案的科学性、可行性；防范干细胞临床研究风险的管理机制和处理不良反应事件的措施；干细胞临床研究管理制度和标准操作规程的制定；按照《干细胞制剂质量控制及临床前研究指导原则（试行）》的要求对干细胞制剂的质量管理、评价标准和相应的设施、设备管理情况；学术审查程序是否合理；有无利益冲突；其他有关事宜。

临时专家组：学术委员会可以根据工作需要组织成立临时性的项目评审、评选专家组，讨论重大学术以及处理相关事宜。

③ 出具学术委员会审查意见：机构学术委员会在进行项目评审时，须有 2/3 以上法定出席成员同意方为有效。根据评审结果，机构学术委员会出具学术委员会审查意见。

④ 上报机构负责人审核立案：机构学术委员会和伦理委员会审查通过的项目，由机构主要负责人审核立项。

⑤ 干细胞临床研究项目进展报告审查

进展报告：报告内容应当包括阶段工作小结、已经完成的病例数、正在进行的病例数和不良反应或不良事件的发生情况等。

⑥ 干细胞临床研究项目结果报告审查

研究结果报告：研究题目；研究人员名单；研究报告摘要；研究方法与步骤；研究结果；病例统计报告；失败病例的讨论；研究结论；下一步工作计划。

（二）×× 医院药物临床试验伦理委员会组成和工作职责

1. 伦理委员会工作职能文件（红头文件复印件）

2. 伦理委员会成员

主任委员：

副主任委员：

秘书：

委员：

3. 伦理委员会工作制度

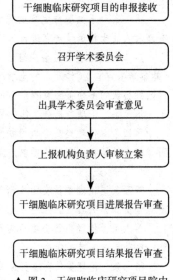

▲ 图 3　干细胞临床研究项目院内审核流程图

第一章 总 则

第一条 干细胞与免疫细胞临床研究伦理委员会是在院长办公会领导下的，为在本医院内进行的所有涉及人的生物医学研究进行医学伦理决策的机构。

第二条 伦理委员会应遵守《药物临床试验质量管理规范》《药物临床试验伦理审查工作指导原则》《赫尔辛基宣言》《涉及人的生物医学研究国际伦理准则》《涉及人的生物医学研究伦理审查办法》等，遵循国际公认的不伤害、有利、公正、尊重人格的原则以及合法、独立、及时和有效的工作原则开展工作。

第三条 伦理委员会工作应是独立的、非营利性的、不受任何参与试验者的影响。

第四条 伦理委员会以维护受试者的尊严、权利、安全和福利为目标，保证所有涉及人的生物医学研究符合科学和伦理道德要求，促进医学研究科学、健康地发展。

第二章 组织机构

第五条 伦理委员会组成需保证其有能力对申请项目的所有伦理问题进行审查和评价，并保证能在没有偏倚和影响其独立性的情况下进行工作。

第六条 伦理委员会委员应是多学科的，多专业的人员组成，其中必须包括：具有中级以上技术职称的医药专业人员；代表社区利益的非医非药背景的人员；法律工作者；其他单位的人员。

第七条 伦理委员会委员是兼职的，任期4年，可以连任，由医院以发文的形式聘任。

第八条 伦理委员会设置主任委员1名、副主任委员2名、委员12名、独立顾问16名、秘书2名，各类人员有明确的职责分工。

第九条 伦理委员会的委员分4组进行会议审查，原则上主任委员应参加每次的审查会议，副主任委员依分组情况各自负责2组，伦理委员会其他委员的分组由秘书协助主任委员确定。伦理委员会会议审查时，该组委员中必须有超过1/2的且性别不同的委员参加，到会委员应包括从事医药相关专业人员、非医药专业人员、法律专家，以及独立于研究/试验单位之外的人员。

第十条 伦理委员会可以聘请独立顾问，独立顾问应就试验方案中的一些问题向伦理委员会提供咨询意见，但不具有伦理审查表决权。

第十一条 接受任命的伦理委员会成员应同意公开其姓名、职业和隶属关系；同意公开其伦理审查所得工作报酬；应签署保密和利益冲突承诺书。

第十二条 伦理委员会成员须熟悉《赫尔辛基宣言》《药物临床试验质量管理规范》和《药物临床试验伦理审查工作指导原则》等相关文件。委员须经过初始培训并考核合格，并应全部参加内部组织的培训以及尽量每年择机参加一次外单位组织的培训，以不断提高伦理审查的能力。

第十三条 伦理委员会应制定标准操作规程，并定期检查、更新，以确保伦理审查工作的规范性与一致性。

第三章 伦理审查工作程序

第十四条 伦理审查的申请与受理

（一）伦理委员会在医院网页上公布伦理审查的相关表格，包括送审文件清单、伦理审查申请书、知情同意书模板等。申请人可以从官网下载或向伦理委员会办公室领取相关表格。

（二）申请人应按照"送审文件清单"的要求向伦理委员会提交申请材料，包括纸质材料和电子版材料，会议审查项目的申请资料需要在会议前至少一周提交。

（三）伦理委员会秘书或工作人员受理申请材料，如申请资料符合要求，填写申请受理登记表。如申请资料不符合要求，将告知申请资料需补充的缺项，以及与审查日期有关的提交补充材料的截止日期。

第十五条 伦理审查形式

（一）伦理委员每月最多召开4次伦理审查会议，时间原则上为每周三下午。秘书负责通知会议日程，并确认会议出席人数超过该组伦理委员人数的1/2，性别不同，且必须有律师和非医药背景的委员出席时，方能召开会议，秘书和工作人员负责准备会议资料，并协助会议主持人为每一个项目指定至少2名主审委员，并在会议前1周将资料递交主审委员审查。

（二）伦理审查会议一般由主任委员主持，主持人负责对伦理审查质量进行管理和控制，并按照会议议程对各项目进行充分讨论，保证每位委员对讨论的问题能充分发表各自的不同意见。主任委员不能主持会议时，由副主任委员代替主任委员的工作。

（三）伦理委员会秘书或工作人员负责会议笔记和会议现场的协调工作。

（四）伦理委员会会议审查程序：主任委员宣布会议开始并主持会议→各委员对项目逐一进行讨论→秘书或工作人员负责会议笔记→委员填写表决票→秘书对表决票进行汇总并宣读结果→主持人在审查汇总表上签字。

（五）伦理审查要点

1. 研究方案的设计与实施。

2. 试验的风险与受益。

3. 受试者的招募。

4. 知情同意书告知的信息。

5. 知情同意的过程。

6. 受试者的医疗和保护。

7. 隐私和保密。

8. 涉及弱势群体的研究。

9. 涉及特殊疾病患者群、特定地区人群的研究。

（六）伦理委员会可以邀请主要研究者或研究者到会，研究者可以在会场讲解临床研究方案设计及其依据的科学性，保护受试者权益与安全的措施，并回答伦理委员会成员的提问。会议进入决定程序时，研究者应离场。

（七）若伦理委员会成员与研究项目有利益冲突，会议开始时伦理委员会成员应申明，在会议进行到该项目的讨论及投票表决时应回避，其表决票应签署"回避"。

（八）伦理委员会审查以会议审查为主要审查方式。有下列情形之一的，可实施快速审查。

1. 对伦理委员会已批准的临床试验方案的较小修正，不影响试验的风险受益比。

2. 尚未纳入受试者，或已完成干预措施的试验项目的年度/定期跟踪审查。

3. 预期的严重不良事件审查。

（九）快速审查由一至两名委员负责审查。快速审查同意的试验项目应在下一次伦理委员会会议上通报。有下列情形之一的，快速审查项目应转入会议审查。

1. 审查为否定性意见。

2. 两名委员的意见不一致。

3. 委员提出需要会议审查。

（十）研究过程中出现重大或严重问题，危及受试者安全时，伦理委员会应召开紧急会议进行审查，必要时应采取相应措施，保护受试者的安全与权益。

（十一）多中心临床试验的伦理审查应以审查的一致性和及时性为基本原则。

第十六条　伦理审查决定

（一）只有参与审查的伦理委员会成员才有决定权，且只有在除伦理委员会成员和工作人员以外的其他人员离场的情况下，才可做出决定。如果存在利益冲突，该伦理委员会的成员应从会议的决定程序中退出；该利益冲突应在审查前向会议主持人说明，并作记录。

（二）伦理委员会以表决票的方式做出决定，以超过到会委员半数意见作为伦理委员会审查决定。审查决定可以是：同意、作必要修改后同意、作必要修改后重审、不同意、终止或暂停已批准的试验。如果是条件性同意的决定，即作必要修改后同意或作必要修改后重审，应在伦理委员会审查意见通知函中提出修改的明确建议。如果是否定性决定，即不同意或终止或暂停已批准的试验，应明确陈述理由。

第十七条　伦理审查决定的送达

（一）伦理委员会秘书应在会后及时按照会议笔记等整理形成会议记录，并根据会议记录和审查结论形成书面的伦理审查意见通知函或批件。在做出决定的会议后一周内，伦理委员会工作人员将伦理委员会的书面决定送达申请人。

（二）"伦理委员会审查批件"包括（但不限于）下列内容：伦理委员会名称；伦理审查编号（按照药物或医疗器械、注册试验或非注册试验、科研项目等分别编号）；项目名称；申办者名称；主要研究者姓名、所在科室；会议时间和地点；审查批准的文件及其版本号、日期；审查决定以及有关定期跟踪审查的注意事项；伦理委员会出席会议签到表复印件；伦理委员会地址及联系电话；会议主持人签署姓名和日期；伦理委员会公章。

（三）"伦理委员会审查意见通知函"包括（但不限于）下列内容：如为"作必要修改后同意"或"作必要修改后重审"的决定，包括要求申请人补充材料或修改文件的建议，申请重新审查的程序；如为否定性决定，即不同意、终止或暂停已批准的试验，明确说明做出否定性决定的理由。

第四章 跟踪审查

第十八条　伦理委员会对所有批准的研究进展情况进行跟踪审查。伦理委员会应根据研究方案的性质及可能发生的风险，在批准研究时确定跟踪审查计划。

第十九条　跟踪审查包括修正案审查，年度/定期跟踪审查，严重不良事件的审查，不依从/违背方案的审查，提前终止试验的审查，结题审查。

第二十条　跟踪审查的审查要点是再次评估试验的风险与受益，在风险受益比仍然合理时试验可以继续进行，若风险受益比不合理，伦理委员会应终止或暂停已批准的试验。

第二十一条　跟踪审查可以采用快速审查、会议审查或实地访视的形式，由秘书协助主任委员决定审查形式。快速审查应在下次会议审查时向委员报告，并征求委员意见。

第二十二条　跟踪审查时，以下情况需要会议审查：修改方案，其可能影响受试者权利、安全或福利，或影响研究的实施；发生与研究实施和研究产品有关的、严重的非预期的不良事件；可能影响研究受益/风险比的任何事件或新信息。

第二十三条　实地访视是到达研究专业科室，访视研究者和受试者，检查知情同意过程和知情同意书签署情况，检查研究是否遵循试验方案、伦理委员会、GCP的要求。

第二十四条　跟踪审查的决定应及时传达给申请人。

第五章 伦理委员会文件的管理

第二十五条　伦理委员会应有独立的档案文件管理系统，文件包括。

（一）伦理委员会制度文档。包括SOP、工作制度、伦理委员会成员职责。

（二）研究项目文档。文档中包括文档目录、批准的方案、方案的增补、知情同意书、严重不良事件和非预期不良事件审查、持续审查报告、总结报告及其他与研究方案相关的沟通文件。

（三）会议记录文档。包括会议议程、委员投票、委员投票汇总、会议笔记、会议记录。

（四）伦理委员会委员资料，包括委员个人简历、签名字样、培训记录、保密和利益冲突协议、委员的聘书。还包括独立顾问的资料（简历、培训记录、保密和利益冲突协议、聘书）。

（五）伦理委员会工作日志类文档。包括审查受理登记表、沟通记录表、稽查和视察记录表、受试者申诉记录表、研究单位实地访查记录表、文件查阅/复印记录。

（六）伦理委员会审查项目数据库打印文档。

（七）伦理委员会经费管理。

（八）年度工作计划与工作总结。

第二十六条　伦理委员会文件保存及保密

（一）伦理审查文件应妥善保管至临床试验结束后五年，或根据相关要求延长保存期限。

（二）对伦理委员会纸质文件以及电子数据库保密是强制性的，伦理委员会成员均要签署保密协议书并履行保密义务。研究者需要查阅相关文件时，需要主要研究者的书面同意。

（三）伦理委员会秘书和工作人员负责文档存取，办理查阅和复印手续。

第六章　财务管理

第二十七条　伦理委员会的评审收取一定的评审费，具体收费标准和交费流程应在医院网页公布。

第二十八条　评审费由财务处收取，并开具发票。

第二十九条　评审费用于支付伦理委员会成员的培训及伦理委员会的日常开支。

4. 伦理委员会工作标准操作规范

(1) 研究方案送审的管理标准操作规范

一、目的

本操作规范旨在规范介绍伦理委员会处理送审的研究方案的流程。

二、适用范围

研究方案的初始审查和跟踪审查时送审资料的管理。

三、职责

伦理委员会秘书和工作人员负责受理、记录、分发送审文件给各位委员审查，在伦理委员会讨论研究方案后收回送审文件。

四、细则

（一）指导研究者准备送审资料

1. 接受申请人就送审文件进行的电话、邮件或面对面的咨询。

2. 秘书或工作人员解释相关问题，提供送审文件清单、初始审查申请表和知情同意书撰写模板等给申请人，或指导其到网站下载。

3. 申请人按要求准备相关文件。

（二）检查送审文件

工作人员接受所递交资料，按照送审文件清单核对所需文件和表格是否有遗漏。如文件有遗漏，立即通知申请人，明确指出遗漏的项目，要求补齐相关项目及遗漏文件。具体见附件1送审文件清单。

1. 秘书核查研究方案是否包括下列内容：研究题目；研究目的；立题依据；预期效果；研究设计；受试者纳入、排除标准和分配入组方法；所需的病例数；干细胞制剂的使用方式、剂量、时间及疗程，如需通过特殊手术导入治疗制剂，应当提供详细操作过程；中止和终止临床研究的标准；疗效评定标准；不良事件的记录要求和严重不良事件的报告方法、处理措施；病例报告表样稿；研究结果的统计分析；随访的计划及实施办法。

2. 秘书核查知情同意书是否包含知情同意书模板中要求的内容。

3. 对已批准的研究方案进行修改或按照伦理委员会的要求进行修改时，工作人员需核对与上次伦理委员会审查文件的更改处是否有下划线或荧光涂色标示。

4. 如果收到电子版的送审资料，需打印出电子版文件，并确认电子文档和书面文档是否一致。将电子文件的打印件与递交的其他文件一起存档。

（三）受理

1. 确认送审文件完整后，秘书或工作人员在递交信的收件人处签署姓名和日期。

2. 复印双方签字的递交信，有申请人签名的原件与送审文件一同保存，复印件交送件人或传真给研究者（适用于快递方式递交文件者）。

3. 在伦理审查项目受理登记表上填写相关内容。

4. 告知申请人发送电子版送审文件，缴纳评审费用。

（四）确定伦理审查的方式

1. 伦理委员会审查以会议审查为主要审查方式。

2. 初始审查和伦理委员会要求修改后重审的方案，需经会议审查。

3. 跟踪审查的审查方式，由秘书协助主任委员确定符合快速审查的条件，符合者可经快速审查，不符合者需经会议审查。

（五）文件保存

1.按送审的先后次序分别确定干细胞临床研究项目审查批件号。

2.办公室工作人员按照研究项目文档的目录整理提交的资料原件，并装订准备存档。对送审资料中目录清晰的项目可直接存档。

（六）附件

附件1：干细胞临床研究项目送审文件清单

一、项目立项申报材料诚信承诺书。

二、项目伦理审查申请表。

三、临床研究经费情况。

四、研究人员的名单和简历（包括临床研究单位和制剂研制单位），干细胞临床研究质量管理手册。

五、供者筛选标准和供者知情同意书样稿（含版本号和日期）。

六、干细胞制备过程中主要原辅料标准。

七、干细胞制剂的制备工艺，质量控制标准和制定依据，以及工艺稳定性数据等。

八、干细胞制备的完整记录和干细胞制剂质量检验报告。

九、干细胞制剂的标签、储存、运输和使用追溯方案。

十、不合格和剩余干细胞制剂的处理措施。

十一、临床前研究报告，包括细胞水平和动物实验的安全性和有效性评价。

十二、临床研究方案（含版本号和日期），应当包括以下内容。

1.研究题目。

2.研究目的。

3.立题依据。

4.预期效果。

5.研究设计。

6.受试者纳入、排除标准和分配入组方法。

7.所需的病例数。

8.干细胞制剂的使用方式、剂量、时间及疗程，如需通过特殊手术导入治疗制剂，应当提供详细操作过程。

9.中止和终止临床研究的标准。

10.疗效评定标准。

11.不良事件的记录要求和严重不良事件的报告方法、处理措施。

12.病例报告表样稿。

13.研究结果的统计分析。

14.随访的计划及实施办法。

十三、临床研究风险预判和处理措施，包括风险评估报告、控制方案及实施细则等。

十四、临床研究进度计划。

十五、资料记录与保存措施。

十六、受试者知情同意书样稿（含版本号和日期）。

十七、研究者手册（含版本号和日期）。

十八、相关知识产权证明文件。

十九、其他相关材料。

1.递交信（请用初始审查模版，含所递交文件清单，注明所有递交文件的版本号或日期）。

2.申办者资质证明。

3.研究病历或研究原始记录（含版本号和日期）。

4. 主要研究者简历及 GCP 培训证书复印件。

5. 主要研究者声明。

6. 组长单位伦理委员会同意批件；其他单位对此项目的否定意见及理由（如有）。

7. 申办者对 CRO(Contract Research Organization, 合同研究组织，这里特指医药研发合同外包服务机构）的委托函（如有）。

8. 其他资料（如受试者日记卡、招募广告、试验保险、申请人类遗传资源审批的相关说明等）。

附件 2：知情同意书模板

第一部分　受试者须知

1. 我们将要开展一项（研究题目），您的情况可能符合该研究的入组条件，因此，我们想邀请您参加该项研究。本知情同意书将向您介绍该研究的目的、步骤、获益、风险、不便或不适等，请仔细阅读后慎重做出是否参加研究的决定。当研究人员向您说明和讨论知情同意书时，您可以随时提问并让研究人员向您解释您不明白的地方。您可以与家人、朋友以及您的医生讨论之后再做决定。

若您目前正参加其他临床研究，请告知研究人员。

本项研究的项目负责人是（姓名，单位），本项研究的申办方 / 资助方是（单位）。

（备注：若为多中心研究，请同时列出组长单位项目负责人和本中心的项目负责人。请说明研究申办方 / 资助方，或研究资金来源和名称，如"国家自然科学基金"。若研究为企业资助，请说明申办方的名称。）

2. 为什么进行这项研究？

简要描述本项研究的目的和背景。

【备注：①对于本研究使用的（包括对照）药物或医疗器械，请明确说明哪些是国家食品药品监督管理局已批准上市的，哪些是研究性的，并对"研究性"进行说明，例如，"研究性"指本研究的药物、器械仍处于研究阶段，其使用还未得到国家食品药品监督管理局批准。对研究用药或器械避免使用"药品""治疗"或"疗法"等字眼，应描述为"研究药物""研究步骤""研究过程"等。②研究背景描述应尽量使用通俗易懂的语言。】

3. 哪些人将被邀请参加这项研究？

简要描述本项研究受试人群的特点。

（备注：以简明易懂的语言概括性描述受试者的纳入和排除标准，避免照搬方案。）

4. 多少人将参与这项研究？

本研究计划招募_____名受试者。

（备注：如果是多中心临床研究，请注明研究机构的数目，同时说明本研究中心计划招募的受试者人数。）

5. 该研究是怎样进行的？

描述研究方法，包括受试者分组、随机和双盲的设置、干预措施、随访时间和内容等。

描述研究步骤和研究期限，包括筛选阶段、试验阶段、随访阶段等试验全过程。

【备注：①对于随机分组的研究，需要予以解释，如"您将被随机分配（像抛硬币一样）到两组中的任意一组（具体说明哪两种情况）。您分配到各组的概率分别为_____"。②对于设置安慰剂的研究，需要对安慰剂予以解释，如"安慰剂是一种外形貌似研究药物的，但不具药效的物质"。③对于研究步骤的描述，请考虑列出时间表，如"第 1 天，静脉注射药物，测定血压，填日记卡等。第 2 天，心电图检查，抽血 4ml 进行肝肾功能检查等"。】

6. 参加该研究对受试者日常生活的影响？

当您决定是否参加本研究时，请仔细考虑如上所列的检查和随访对您的日常工作、家庭生活等可能的影响。考虑每次回访的时间与交通问题。若您对试验涉及的检查和步骤有任何疑问，可以向我们咨询。

研究期间需要禁止服用的药物有：_____。在服用任何新的药物前请咨询您的研究人员。

考虑到您的安全以及为确保研究结果的有效性，在研究期间您不能再参加其他任何有关药物和医疗器械的临床研究。

简述其他要求，如对避孕的要求等。

7.参加本研究受试者的风险和不良反应？

您的研究人员将会监控_____药物的副作用。若试验期间，您发生任何副作用或不适，您应立刻向研究人员报告，这是至关重要的。研究人员可能会给您其他的药物来控制副作用。如果您或您的研究人员认为您无法耐受这些副作用，研究药物可能会完全停用，您可能会退出本研究。

【备注：列举已知的和/或预期的试验药物（包括对照药）不良反应，处理措施，包括受试者及时告知研究人员，研究人员会采取的医疗措施。】

列举研究相关的其他风险，如以下内容。

(1) X线的风险：胸部 X 线检查期间，您将会受到微量辐射，此辐射量的危险为：_____。

(2)抽血的风险：从胳膊抽血的风险包括短暂的不适和/或青紫。尽管可能性很小，也可能出现感染、出血过多、凝血或晕厥的情况。

(3)洗脱期的风险：本研究要求有（说明时间长短）的时间暂停药物治疗（说明具体药物），此期间称之为"洗脱期"。洗脱期间对您的疾病情况可能会有_____影响（请根据情况填写），您可以向您的研究人员咨询洗脱期间的风险和监护措施。

(4)生殖风险

①对女性受试者：如果您正在哺乳、妊娠，或认为自己可能妊娠或备孕，您不能参加本研究。如果您正在妊娠或哺乳，可能会给您和婴儿带来目前尚不明确的风险。研究期间会检查育龄女性的妊娠情况。对于使用_____药物的女性，尚无信息表明_____药物对哺乳或未出生的婴儿是否安全。

为参加本研究，您必须避孕。如果您有性生活，您应使用被您、研究人员和申办者都可接受的避孕方法。您必须持续避孕至研究药物最后一次给药的_____天后。

在参加本研究期间，如果您妊娠或认为可能妊娠，应立即告诉研究人员，这是至关重要的。如果您妊娠，您将被中止研究，研究人员会与您讨论您应做什么。研究人员会提供给您该项目的联系方式，甚至在研究结束后您也可能被询问妊娠和婴儿方面的问题。

②对男性受试者：参与本研究可能会损伤您的精子，而给您在研究期间孕育的孩子带来伤害。这种伤害目前是无法预测的。请您告知您的伴侣这种对未出生婴儿的风险。她应当了解到如果她怀孕了，您需要立刻告知您的研究人员，而她也应该立刻告知她的医生。

(5)其他风险

还可能存在一些目前无法预知的风险、不适、药物相互作用或不良反应。

如果研究涉及调查问卷，请说明可能引起的心理不适，如问卷中的某些问题可能会让您感到不舒服，您可以拒绝回答。

如果研究涉及个人隐私问题，请说明可能造成的伤害，如不慎泄露个人私密信息，可能会给您的工作、学习和生活带来不良影响。

8.参加本研究受试者可能的获益

根据实际情况说明受试者可能的获益。如参本研究有可能获益，但我们不能保证改善您的健康状况（根据具体情况描述，例如安慰剂延误治疗，可能引起病情恶化等）；或参加本研究对您没有直接获益。但我们希望从您参与的这项研究中得到的信息在将来能够使与您病情相同的患者获益。

9.如果不参加此研究，有没有其他备选治疗方案

您可以选择不参加本项研究，这对您获得常规治疗不会带来任何不良影响。目前针对您的健康情况，常规的治疗方法有_____。

（备注：根据实际情况说明常规的治疗方法或治疗药物，并分析利弊。）

10.是否一定要参加并完成本项研究?

您是否参加这个研究完全是自愿的。如果您不愿意，可以拒绝参加，这对您目前或未来的卫生医疗不会有任何负面影响。即使您同意参加之后，您也可以在任何时间改变主意，告诉研究人员退出研究，您不会因退出试验而遭到歧视或报复，也不会影响您获得正常的医疗服务。当您决定不再参加本研究时，希望您及时告知您的研究人员，研究人员可就您的健康状况提供建议和指导。

根据方案中止/退出标准，告知受试者哪些情况下会中止其继续参加研究。

申办方或者监管机构也可能在研究期间终止本研究。如果发生本研究提前终止的情况，我们将及时通知您，您的研究人员会根据您的健康状况为您下一步的治疗计划提供建议。

对于中途退出的受试者，出于安全性考虑，我们有末次随访计划，您有权拒绝。除此之外，希望您将所有未用的研究药品归还您的研究人员。若您退出后，发现新的与您健康和权益相关的信息时，我们可能会再次与您联系。

（备注：受试者退出后，需明确今后将不收集与其有关的新数据。并对如何处理之前收集的研究数据及因不良反应退出的数据向受试者做出细致说明。对受试者退出后的已收集数据，可参考以下内容。）

原则上，在您退出之后，研究人员将严密保存您的相关信息直至最终销毁，期间不会继续使用或透露这些信息。但在以下极少数情况下，研究人员将继续使用或透露您的相关信息，即使您已经退出研究或研究已经结束。这些情况包括：除去您的信息将影响研究结果的科学性或对数据安全的评价；为研究、教学或其他活动提供一些有限的信息（这些信息不会包括您的姓名、身份证号码或其他能识别您身份的个人信息）；当政府监管部门需要监督研究时，他们会要求查看所有的研究信息，其中也会包括您当时参与研究的相关信息。

11.参加该项研究的费用

(1)详细说明试验用药或器械、与研究有关的检查费用由申办者提供。

(2)说明是否有交通费、误工费等的补偿。

(3)说明是否有报酬。若有报酬，说明数额及支付方式，以及自行退出和中止时的处理。

12.发生研究相关伤害的处理

当您的健康状况在参加本研究期间受到伤害时，请告知研究人员（联系人及联系电话），我们会采取必要的医疗措施。根据我国相关法规条例规定，发生与研究相关的伤害时，本项研究的申办方将承担相应的医疗费用及对此提供相应的经济补偿。

（备注：参照我国药物临床试验管理规范第四十三条规定，要求发生研究相关伤害时，申办方负责承担医疗费用以及给予补偿。当本项研究非企业资助时，需说明当发生研究相关伤害时采取的治疗以及补偿措施。）

13.若参加研究，受试者需要做什么?

(1)提供准确的既往病史和当前病情信息。

(2)告诉研究人员您在研究期间出现的任何健康问题。

(3)告诉研究人员您在研究期间服用的任何新药、药物、维生素或草药。

(4)除非经过研究人员许可，否则不应服用任何药物或治疗，包括处方药和在药店柜台购买的药品（包括维生素和草药）。

(5)按医嘱服用研究药物，按要求访视。

(6)在要求的每次访视时，请将未使用的研究药物和所有的空包装归还给研究人员。

(7)记录日志卡，并在每次访视时携带日志卡。

(8)室温（或其他方式）储存研究药物，将研究药物放在儿童接触不到的地方，不要将研究药物给任何人。

(9) 不要参加其他医学研究。

(10) 采取适当的避孕措施（研究期间及最后一次给药_____天内）。

(11) 遵循研究人员的指导。

(12) 有任何不清楚的地方您可以随时询问。

14. 受试者的个人信息会得以保密吗？

如果您决定参加本项研究，您参加研究及在研究中的个人资料均属保密。您的血/尿标本将以研究编号数字而非您的姓名加以标识。可以识别您身份的信息将不会透露给研究小组以外的成员，除非获得您的许可。所有的研究成员和研究申办者都被要求对您的身份保密。您的档案将保存在有锁的档案柜中，仅供研究人员查阅。为确保研究按照规定进行，必要时，政府管理部门或伦理委员会的成员按规定可以在研究单位查阅您的个人资料。这项研究结果发表时，将不会披露您个人的任何资料。

15. 与研究相关的新信息？

在试验过程中我们可能会获知有关治疗的新的信息，我们会及时通知您，让您决定是否继续参加研究或退出。

16. 研究结束之后是否继续提供研究药物治疗？

研究结束后，_____有限公司（申办者）将不再继续向您提供研究药物。您的医生将与您讨论您以后的治疗方案。

17. 如果有问题或困难，该与谁联系？

如果您有与本研究相关的任何问题，请联系_____医生，联系电话_____。

（备注：联系电话应全天24小时均可用，建议同时提供2名研究人员的联系方式。）

如果您有与受试者自身权益相关的问题，可与××医院生物医学研究伦理委员会联系，联系电话：_____。

第二部分　知情同意签名页

受试者知情同意声明

我已被告知_____项目的研究背景、目的、步骤、风险及获益情况。我有足够的时间和机会进行提问，问题的答复我很满意。我也被告知，当我有问题，或想进一步获得信息，应当与谁联系。我已经阅读这份知情同意书，并且同意参加本研究（备注：对于受试者为12岁以下未成年人的研究，改为"我已经阅读这份知情同意书，同意我的孩子参加这项研究"；对于受试者为12岁以上儿童，在此基础上改为"我已经和孩子讨论过这个研究项目，我的孩子同意参加本研究"）。我知道在研究期间任何时刻无须任何理由我都可以（要求让我的孩子）退出本研究。我被告知我将得到这份知情同意书的副本，上面包含我和研究人员的签名。

受试者签名：　　　　　　　　　　日期：

（备注：①当受试者知情同意能力不足时，由法定代理人签字；但若受试者为12岁以上儿童，应单独设计一份该儿童能看懂的知情同意书。②研究人员和申办者应仔细考虑是否将入组知情同意能力不足的受试者，从而决定以下关于"法定代理人签名"的内容是否出现在知情同意书中。）

法定代理人签名（如适用）：　　　　日期：

与受试者关系：

（备注：①当受试者或其法定代理人不能阅读或书写时，必须至少有一名公平见证人在场。公平见证人必须见证知情同意讨论的全部过程，并签字。②研究人员和申办者应仔细考虑是否将入组不能阅读或书写的受试者，从而决定以下关于"公平见证人签名"的内容是否出现在知情同意书中。）

我确认，在知情同意书中的信息是被正确解释了的并且受试者和/或受试者合法代表明白理解了这些信息。受试者自愿同意参加本研究。

公平见证人签名（如适用）：　　　　　日期：

研究人员告知声明

我已告知该受试者（和其法定代理人）项目名称的研究背景、目的、步骤、风险及获益情况，给予他/她足够的时间阅读知情同意书、与他人讨论，并解答了其有关研究的问题；我已告知该受试者当遇到问题时的联系方式；我已告知该受试者（或法定代理人）他/她可以在研究期间的任何时候无须任何理由退出本研究。

研究人员签名：　　　　　　　　　日期：

附件3：干细胞临床研究项目伦理审查申请表

受理编号：

干细胞临床研究项目伦理审查申请表

项目名称：

项目负责人：

申报日期：　年　月　日

填表说明：

1.受理编号由干细胞临床研究机构伦理委员会填写。

2.申报材料请用楷体四号字填写，A4纸双面打印或复印。不得使用没有规定的符号、代码和缩写。

3.请将本申报材料编上页码，页码位于底部居中。

（一）声明

我们保证：①本申请遵守《干细胞临床研究管理办法（试行）》和《干细胞制剂质量控制及临床前研究指导原则（试行）》等规定；②申请表内容及所提交资料均真实、来源合法，未侵犯他人的权益；③提交的电子文件与打印文件内容完全一致。如查有不实之处，我们承担由此导致的一切后果。

其他特别声明事项：

（二）干细胞临床研究伦理审查申请文件

研究项目名称	
伦理评审受理序号	资料递交方式

提出伦理审查的研究项目已提供下列文件：

☐ 1.研究项目负责人简介（包括过去5年与此项目相关的经验）

☐ 2.研究项目的计划任务书

☐ 3.参加单位合作意向书

☐ 4.知情同意书

☐ 5.其他

委员会秘书（签名）		日期	年　月　日

（三）干细胞临床研究伦理审查申请项目概要

1.研究项目相关信息

项目基本信息	项目名称	中文	
		英文	

（续表）

项目基本信息	项目编号				
	研究领域				
	项目资助方				
	项目承担单位				
	项目合作单位				
	涉及国家及地区				
	项目起止时间				
项目负责人	项目负责人	中文		英文	
		职称		学位	
	工作单位				
	电话		传真		
	电子邮箱		邮编		
	地址				
项目主要参与者	姓名	学位		任职	分工

2.研究阶段 □Ⅰ期 □Ⅱ期 □Ⅲ期 □其他

3.研究设计

① 本委员会是否是中心伦理委员会？

□ 是 □ 否（请写明中心伦理委员会）

② 研究方案是否已经被其他伦理委员会批准过？

□ 是（请注明） □ 否

③ 研究方案是否被其他伦理委员会否决过？

□ 是（请注明） □ 否

④ 本研究是否涉及境外地区或国家

□ 是（请注明） □ 否

（四）干细胞临床研究伦理审查内容

4.科学依据和背景（请用通俗易懂的语言简要说明，500字以内）

（续表）

5. 项目研究目的（请用通俗易懂的语言简要说明）

6. 研究项目是否经过干细胞研究的科学评审？
　　□ 是（请说明） □ 否

7. 研究结果的应用
　　7.1 研究完成后，研究结果将用于何种用途？

　　7.2 对于结果的出版是否有限制？ □ 是（请说明） □ 否

8. 研究对象的确定
　　8.1 潜在研究对象如何确定和招募 □ 健康者 □ 患者 □ 其他
　　8.2 是否对研究对象说明研究目的 □ 是 □ 否
　　8.3 是否有筛选研究对象的标准 □ 是 □ 否
　　8.4 如何对样本数据进行统计学分析？（请简要说明统计方法，样本量大小以及统计委托单位）

9. 知情同意
　　9.1 将以何种形式获得研究对象的同意？ □ 书面 □ 口头（请说明选择"口头"的原因）
　　9.2 由谁向研究对象说明研究目的要求？

　　9.3 是否在必要时提供口头翻译 □ 是 □ 否
　　9.4 研究对象（如儿童或无行为能力者）不能表达意愿，请说明由谁表达知情同意？

10. 隐私和保密
　　10.1 此研究是否涉及个人隐私 □ 是 □ 否
　　如是，说明如何保护隐私？使用代码、加密或其他方式

　　10.2 谁有权获得原始数据或研究记录？

　　10.3 研究完成后，如何处理原始数据？

　　10.4 为保护研究对象个人隐私和权利，研究者是否保证在论文报告中不公开个人姓名？ □ 是 □ 否

11. 风险评估
　　11.1 此研究是否导致对研究对象的临床干预 □ 是 □ 否
　　11.2 此研究是否会增加研究对象的额外负担 □ 是（采取的措施_____）□ 否
　　11.3 此研究是否涉及以下弱势群体

子宫中胎儿	□ 是	□ 否
无法成活的胎儿 / 流产的胎儿	□ 是	□ 否
婴儿（0—1 岁）	□ 是	□ 否
儿童（1—13 岁）	□ 是	□ 否
少年（13—18 岁）	□ 是	□ 否
孕妇 / 哺乳期妇女	□ 是	□ 否
老人（60 岁以上）	□ 是	□ 否
特殊人群心智不全	□ 是	□ 否

（五）其他

12. 利益
　　12.1 研究可能给社会带来益处 □ 是 □ 否
　　12.2 研究会给研究对象带来直接利益 □ 是 □ 否
　　12.3 是否给研究对象支付一定补偿性报酬？ □ 是 □ 否

13. 潜在的危害

13.1 本研究是否存在对受试者的潜在危害？ □ 是（请说明采取哪些预防措施）□ 否

13.2 是否给研究对象提供研究人员电话，供紧急联络或必要的查询？ □ 是 □ 否

联系人员姓名： 电话号码：

14. 研究人员保证

14.1 遵守世界医学协会（WMA）通过《赫尔辛基宣言》所阐述的原则，世界卫生组织（WHO）和国际医学科学理事会（CIOMS）合作的《涉及人的生物医学研究的国际伦理准则》，联合国教科文组织（UNESCO）《世界人类基因组与人权宣言》，以及我国《涉及人的生物医学研究伦理审查办法（试行）》《人胚胎干细胞研究伦理指导原则》《人类遗传资源管理暂行办法》中规定的伦理要求。

14.2 我们将尊重伦理委员会对本项目研究提出伦理建议，在研究工作进程中如发现涉及研究对象风险或未预料到的问题，随时与伦理委员会沟通。

14.3 我们将保守研究对象的个人隐私，做好保密工作，所有原始数据，相关文件材料，作机要档案保管，至少在研究结束后保管 30 年以上。

14.4 我们在研究过程保存精确记录，以备检查总结。

申请单位： 日期：

负责人（签名）： 职务：

（2）研究方案的主审标准操作规范

一、目的

指导伦理委员会对研究项目进行审查时如何选择主审委员，并指导主审委员对研究项目进行充分审查。

二、适用范围

本 SOP 适用于本伦理委员会对研究方案初次审查时的主审。

三、职责

（一）主任委员

1. 主任委员：项目审查前，秘书协助主任委员为每个项目选定至少三名主审委员。

2. 三名主审委员中至少有 2 名专业相近的有医药背景的委员（或独立顾问）和 1 名非医药背景的委员，医药背景的委员（或独立顾问）侧重对研究方案进行审查，非医药背景的委员侧重对知情同意书和受试者招募广告进行审查。

（二）伦理委员会秘书或工作人员

1. 负责准备及分发审查资料和主审审评表。

2. 回收审查资料并保存主审审评表。

（三）主审委员

1. 主审委员按附件的主审审评表完成主审。

2. 主审委员在审查过程中发现资料不全时，及时通知伦理委员会秘书。

3. 在伦理委员会会议结束前将填好的主审审评表交还给伦理委员会秘书。

四、细则

（一）主审委员的选择

1. 主审查制度适用于研究方案的初次审查。

2. 秘书协助主任委员根据每一个审查项目涉及的学科领域选择主审委员，每个研究项目至少三名主

审委员。三名主审委员中至少有 2 名专业相近的有医药背景的委员（或独立顾问）和 1 名非医药背景的委员，医药背景的委员（或独立顾问）侧重对研究方案进行审查，非医药背景的委员侧重对知情同意书和受试者招募广告进行审查。

3. 秘书和工作人员负责准备审查资料和主审审评表，可以采用电子版或纸质版的形式提前分发给主审委员。

（二）主审委员对研究项目进行主审和评论

1. 依据主审审评表以及伦理审查应遵循的法律法规对研究项目进行严格审查。

2. 必要时应查阅文献或收集国内外相似的研究项目的资料。

3. 应从以下几个方面进行充分的审查：其中医药背景的主审委员应侧重研究方案的审查，非医药背景的委员侧重对知情同意和受试者招募的审查。

（1）研究方案的设计与实施

① 试验符合公认的科学原理，基于文献或者有充分的临床前研究和前期临床研究资料。

② 与试验目的有关的试验设计和对照组设置的合理性。

③ 受试者提前退出标准、暂停或终止试验标准。

④ 试验实施过程中的监查和稽查计划，包括必要时成立独立的数据与安全监察委员会。

⑤ 临床试验结果报告和发表的方式。

（2）研究者的资格

① 主要研究者的资格与经验。

② 主要研究者有时间开展临床试验，该科室目前承担的相同适应证的临床试验项目数量。

③ 主要研究者是否存在利益冲突。

④ 该科室的设施条件是否符合试验要求。

⑤ 试验参加人员是否符合试验要求。

（3）试验的风险与受益

① 试验风险的性质、程度与发生概率的评估。

② 风险在可能的范围内最小化。

③ 预期受益的评估：受试者的受益和社会受益。

④ 试验风险与受益的合理性：对受试者有直接受益前景的研究，预期收益与风险应至少与目前可获得的治疗的受益与风险相当；对受试者没有直接受益前景的研究，试验风险相对于社会预期受益而言是合理的。

⑤ 医疗器械试验是否同意免除知情同意。

⑥ 临床试验保险。

（4）受试者的招募

① 受试者的人群特征（包括年龄、性别、种族等）。

② 试验的受益和风险在目标疾患者群中公平和公正分配。

③ 拟采用的招募方式和方法。

④ 向受试者或其代表告知有关试验信息的方式。

⑤ 受试者的纳入与排除标准。

（5）知情同意书告知的信息

① 试验的目的、应遵循的试验步骤（包括所有侵入性操作）、试验期限。

② 预期的受试者风险和不便。

③ 预期的受益。当受试者没有直接受益时，应告知受试者。

④ 受试者可获得的备选治疗，以及备选治疗重要的潜在风险和受益。

⑤ 受试者参加试验是否获得报酬。

⑥ 受试者参加试验是否需要承担费用。

⑦ 能识别受试者身份的有关记录的保密制度，并说明必要时，试验的申办者、伦理委员会、政府管理部门按规定可以查阅参加试验的受试者资料。

⑧ 如发生与试验相关的损害时，受试者可以获得的资料和相应的补偿。

⑨ 说明参加试验是自愿的，可以拒绝参加或有权在试验的任何阶段随时退出试验而不会遭到歧视或报复，其医疗待遇与权益不会受到影响。

⑩ 当存在有关试验和受试者权益问题时，以及发生试验相关伤害时，有联系人及联系方式。

(6) 知情同意的过程

① 知情同意应符合完全告知、充分理解、自主选择的原则。

② 知情同意的表述应通俗易懂，适合该受试者全体理解的水平。

③ 对如何获得知情同意有详细的描述，包括明确由谁负责获取知情同意，以及签署知情同意书的规定。

④ 计划纳入不能表达知情同意者作为受试者时，理由充分适当，对如何获得知情同意或授权同意有详细说明。

⑤ 在研究过程中听取并答复受试者或其代表的疑问和意见的规定。

(7) 受试者的医疗和保护

① 因试验目的而不给予标准治疗的理由。

② 研究过程中和研究结束后，为受试者提供的医疗保障。

③ 为受试者提供适当的医疗监测、心理与社会支持。

④ 受试者自愿退出研究时拟采取的措施。

⑤ 延长使用、紧急使用或出于同情提供试验用药的标准。

⑥ 试验结束后，是否继续向受试者提供试验用药的说明。

⑦ 受试者需要支付的费用说明。

⑧ 提供受试者的补偿（包括现金、服务、礼物等）。

⑨ 由于参加试验造成受试者的伤害时提供的补偿或治疗。

⑩ 保险和伤害赔偿。

(8) 隐私和保密

① 可以查阅受试者个人信息的人员规定。

② 确保受试者个人信息保密和安全的措施。

(9) 涉及弱势群体的研究

① 唯有以该弱势群体作为受试者，研究才能很好地进行。

② 研究针对该弱势群体特有的疾病或健康问题。

③ 当研究对弱势群体受试者不提供直接受益时，研究风险一般不得大于最小风险。

④ 当受试者不能给予充分知情同意时，要获得其法定代理人的知情同意，如有可能还应同时获得受试者本人的同意。

(10) 涉及特殊疾患者群、特定地区人群的研究

① 该试验对特殊疾患者群、特定地区人群造成的影响。

② 外界因素对个人知情同意的影响。

③ 试验过程中，计划向该人群进行咨询。

④ 该试验有利于当地的发展，如将其按当地的医疗保健服务，提升研究能力，以及应对公共卫生需求的能力。

（三）填写审查工作表

1. 主审委员应及时填写"主审审评表"。

2.提出具体的修改建议。

3.在主审审评表上签署姓名和日期。

（四）返还审查工作表

1.检查主审审评表和安慰剂对照审查参考表填写的完整性和正确性后，尽快（会议审查项目最晚在该项目的伦理会议审查时）将其交还给秘书或工作人员。

2.办公室工作人员将主审审评表和安慰剂对照审查参考表归档。

五、附件

附件1：主审审评表（初始审查）

主审审评表

伦理审查编号	
方案名称（版本号）	
主要研究者、科室	
申办者	

（一）研究方案的设计与实施		合　理	不合理	不适用
1	试验符合公认的科学原理，基于文献或者有充分的临床前研究和前期临床研究资料			
2	与试验目的有关的试验设计和对照组设置（备注：对照组使用安慰剂或不治疗时，请填写安慰剂对照审查参考表）			
3	受试者提前退出标准、暂停或终止试验标准			
4	试验实施过程中的监查和稽查计划，包括必要时成立独立的数据与安全监察委员会			
5	临床试验结果报告和发表的方式			
6	开展干细胞临床研究的必要性			
7	干细胞制剂的标签、储存、运输和使用追溯方案			
8	不合格和剩余干细胞制剂的处理措施			
（二）研究者的资格		合　理	不合理	不适用
1	主要研究者参加了GCP培训，并有临床试验经验			
2	主要研究者有时间开展临床试验，该科室目前承担的相同适应证的临床试验项目数量			
3	主要研究者是否存在利益冲突			
4	该科室的设施条件是否符合试验要求			
5	试验参加人员是否符合试验要求			
6	主要研究人员资质和干细胞临床研究培训情况			
7	干细胞制剂质量受权人			

（三）干细胞临床试验的风险与受益	合理	不合理	不适用
1　风险在可能的范围内最小化			
2　试验风险与受益的合理性：对受试者有直接受益前景的研究，预期收益与风险应至少与目前可获得的治疗的受益与风险相当；对受试者没有直接受益前景的研究，试验风险相对于社会预期受益而言是合理的			
3　有针对可能产生的风险的措施			
4　是否同意免除知情同意			
5　临床试验保险			
6　干细胞制剂制备过程的质控措施			
（四）供者和受试者的招募	合理	不合理	不适用
1　受试者的人群特征（包括年龄、性别、种族等）			
2　试验的受益和风险在目标疾患者群中公平和公正分配			
3　拟采用的招募方式和方法（特别是招募广告的内容）			
4　受试者的纳入与排除标准			
5　Ⅰ期临床试验的受试者。应排除3个月之内参加过其他临床试验或献血、嗜烟嗜酒、免疫学检查阳性、2周内使用药物或长期使用药物的受试者等			
6　供者筛选标准			
（五）知情同意书告知的信息	合理	不合理	不适用
1　研究目的（表明试验为研究性质）			
2　试验分组，以及随机分到各组的可能性			
3　试验干预措施/程序的说明，包括所有创伤性操作			
4　对受试者的预期风险或不便			
5　预期受益。如果对受试者没有预期受益，应加以告知			
6　受试者可获得的备选治疗，以及备选治疗重要的潜在风险和受益			
7　受试者参加试验是否获得报酬			
8　受试者参加试验是否需要承担费用			
9　能识别受试者身份的有关记录的保密制度，并说明必要时，试验的申办者、伦理委员会、政府管理部门按规定可以查阅参加试验的受试者资料			
10　如发生与试验相关的损害时，受试者可以获得的治疗和相应的补偿			
11　说明参加试验是自愿的，可以拒绝参加或有权在试验的任何阶段随时退出试验而不会遭到歧视或报复，其医疗待遇与权益不会受到影响			
12　当存在有关试验和受试者权益问题时，以及发生试验相关伤害时，有联系人及联系方式			
13　如果有可能影响受试者继续参加试验的信息，受试者或其合法代理人将及时得到通报			
14　受试者参加试验可能被终止的预期情况和/或原因			

（续表）

15	知情同意书要求受试者、研究者签名			
16	知情同意书中要求法定代理人签名是否合理 （提示：只有入组儿童、老年人等弱势群体时才需要法定代理人签名）			
17	知情同意书中要求公平见证人签名是否合理 （提示：只有入组教育程度低下的弱势群体时才需要公平见证人签名）			
18	知情同意书通俗易懂，适合该受试者全体理解的水平			
19	知情同意书无强制性语言			
20	供者知情同意书			
（六）供者和受试者的医疗和保护		合　理	不合理	不适用
1	因试验目的而不给予标准治疗的理由			
2	研究过程中和研究结束后，为供者和受试者提供的医疗保障			
3	为供者和受试者提供适当的医疗监测、心理与社会支持			
4	供者和受试者自愿退出研究时拟采取的措施			
5	延长使用、紧急使用试验药物／医疗器械的标准			
6	试验结束后，是否继续向供者和受试者提供试验药物／医疗器械的说明			
7	出现损害时，采取合理的医疗措施和适当的补偿			
8	受试者需要支付的费用			
9	提供给供者和受试者的补偿（包括现金、服务、礼物等）			
10	试验涉及供者和受试者隐私时，是否有适当的保护隐私的措施			
（七）涉及弱势群体的研究		合　理	不合理	不适用
1	唯有以该弱势群体作为供者和受试者，研究才能很好地进行			
2	研究针对该弱势群体特有的疾病或健康问题			
3	当研究对弱势群体供者和受试者不提供直接受益时，研究风险一般不得大于最小风险			
4	当供者和受试者不能给予充分知情同意时，要获得其监护人的知情同意，如有可能还应同时获得供者和受试者本人的同意			

（八）审查意见
□ 同意　　　□ 必要修改后同意　　　□ 必要修改后重审　　　□ 不同意
（九）建议跟踪审查频率（审查意见为"同意"或"必要修改后同意"时，请填写）
□ 12个月　　　□ 6个月　　　□ 其他
（十）要求修改的内容或不同意的理由

主审者签名：　　　　　　　　　　　　　　日期：

附件 2：主审审评表（供非医学背景委员填写）

主审审评表

伦理审查编号	
方案名称（版本号）	
主要研究者、科室	
申办者	

（一）供者和受试者的招募	合理	不合理	不适用
1	受试者的人群特征（包括年龄、性别、种族等）			
2	试验的受益和风险在目标疾患者群中公平和公正分配			
3	拟采用的招募方式和方法（特别是招募广告的内容）			
4	受试者的纳入与排除标准			
5	I 期临床试验的受试者。应排除 3 个月之内参加过其他临床试验或献血、嗜烟嗜酒、免疫学检查阳性、2 周内使用药物或长期使用药物的受试者等			
6	供者筛选标准			

（二）知情同意书告知的信息	合理	不合理	不适用
1	研究目的（表明试验为研究性质）			
2	试验分组，以及随机分到各组的可能性			
3	试验干预措施/程序的说明，包括所有创伤性操作			
4	对受试者的预期风险或不便			
5	预期受益。如果对受试者没有预期受益，应加以告知			
6	受试者可获得的备选治疗，以及备选治疗重要的潜在风险和受益			
7	受试者参加试验的报酬			
8	受试者参加试验需承担的费用			
9	能识别受试者身份的有关记录的保密制度，并说明必要时，试验的申办者、伦理委员会、政府管理部门按规定可以查阅参加试验的受试者资料			
10	如发生与试验相关的损害时，受试者可以获得的治疗和相应的补偿			
11	说明参加试验是自愿的，可以拒绝参加或有权在试验的任何阶段随时退出试验而不会遭到歧视或报复，其医疗待遇与权益不会受到影响			
12	当存在有关试验和受试者权益问题时，以及发生试验相关伤害时，有联系人及联系方式			
13	如果有可能影响受试者继续参加试验的信息，受试者或其合法代理人将及时得到通报			
14	受试者参加试验可能被终止的预期情况或原因			

（续表）

15	受试者签名及日期、研究者签名及日期			
16	知情同意书中要求法定代理人签名是否合理 （提示：只有入组儿童、精神障碍患者等弱势群体时才需要法定代理人签名）			
17	知情同意书中要求公平见证人签名是否合理 （提示：只有入组教育程度低下等的弱势群体时才需要公平见证人签名）			
18	知情同意书通俗易懂，适合该受试者理解的水平			
19	知情同意书的语言语气（特别是有无强制性语言）			
20	供者知情同意书			
（三）供者和受试者的医疗和保护		合　理	不合理	不适用
1	因试验目的而不给予标准治疗的理由			
2	研究过程中和研究结束后，为供者和受试者提供的医疗保障			
3	为供者和受试者提供适当的医疗监测、心理与社会支持			
4	供者和受试者自愿退出研究时拟采取的措施			
5	延长使用、紧急使用试验药物／医疗器械的标准			
6	试验结束后，是否继续向受试者提供试验药物／医疗器械的说明			
7	出现损害时，采取合理的医疗措施和适当的补偿			
8	试验涉及供者和受试者隐私时，是否有适当的保护隐私的措施			
（四）涉及弱势群体的研究		合　理	不合理	不适用
1	唯有以该弱势群体作为供者和受试者，研究才能很好地进行			
2	研究针对该弱势群体特有的疾病或健康问题			
3	当研究对弱势群体供者和受试者不提供直接受益时，研究风险一般不得大于最小风险			
4	当供者和受试者不能给予充分知情同意时，要获得其监护人的知情同意，如有可能还应同时获得受试者本人的同意			

（五）审查意见
□ 同意　　□ 必要修改后同意　　□ 必要修改后重审　　□ 不同意
（六）建议跟踪审查频率（审查意见为"同意"或"必要修改后同意"时，请填写）
□ 12个月　　□ 6个月　　□ 其他
（七）要求修改的内容或不同意的理由

　　　　　　　　　　　　　　　主审者签名：　　　　　　　　　　日期：

(3) 研究方案初始审查的会议审查标准操作规范

一、目的

为了保证伦理委员会对研究项目的初始审查符合我国法规和国际伦理指南，最大限度地保护受试者，为科学与伦理方面达到高质量的生物医学研究做出贡献。

二、适用范围

适用于本伦理委员会采用会议审查方式对研究项目的初始审查。

本伦理委员会对干细胞临床研究方案的初始审查一般采用会议审查方式。

三、职责

（一）伦理委员会秘书和工作人员

1. 在会议前约一周分发审查文件，一般采用电子版加密发送。

2. 会场的协调和服务。

3. 传达审查决定。

（二）伦理委员会委员

1. 所有参会的委员负责对每一项研究项目进行认真审查和评论。

2. 确保伦理审查文件的保密性，一般在伦理会议审查结束后删除电子版文件。

（三）主审委员

1. 负责对送交的研究方案进行充分审查。

2. 在主审审评表中提出审查决定，指出问题，进行评论。

3. 在会议上陈述其审查意见和审查决定。

4. 最迟在会议结束前将填好的主审审评表返还伦理委员会秘书。

（四）主任委员

1. 主持伦理委员会会议。

2. 审核法定到会人数，提醒利益冲突声明。

3. 审核批准会议记录。

4. 审核和签署审查决定文件。

四、细则

（一）分发会议审查材料

1. 秘书在会议前约一周分发审查文件及主审表，一般采用电子版加密发送。

2. 工作人员准备会场并分发审查表格。

3. 秘书和工作人员记录整个会议讨论过程。

（二）会议审查

1. 主审委员陈述　主审委员简要陈述方案主要涉及的伦理问题，并提出审查意见。

2. 研究者汇报　必要时，要求研究者进行方案汇报。

3. 提问与答疑

(1) 委员提问，研究者回答。委员提问时应遵循一定的顺序，首先针对研究方案的设计、试验的风险与受益提问，然后针对知情同意提问。

(2) 必要时可邀请申办者到会就某特定问题做详细说明。

4. 审查讨论

(1) 不同背景的委员在讨论时的侧重点应不同，有医药背景的委员侧重在研究方案、试验风险和受益，非医药背景委员侧重知情同意和招募广告。

(2) 委员参照如下要点，并按照先研究方案后知情同意的顺序，对研究项目进行充分审查与讨论。

① 研究方案的审查：包括研究方案的设计与实施。研究者的资格。试验的风险与受益。受试者的医疗和保护。

② 研究方案审查讨论结束后，再进行知情同意等的讨论。

③ 知情同意的审查：包括受试者的招募方法、招募广告。知情同意书的内容。知情同意的过程，例如谁进行知情同意，在哪进行知情同意。对弱势群体的知情同意。受试者隐私和保密。

5.知情同意的审查讨论结束后，会议主持人简要总结后提议投票表决。

6.必要时可邀请独立顾问到会就某特定问题提供建议。独立顾问提供建议后应离场。

7.委员投票表决

(1)投票表决必须在申请人、存在利益冲突的委员、独立顾问离场后进行。

(2)委员使用附件的投票表投票，用在"同意""必要修改后同意""必要修改后重审""不同意"的其中之一画钩表示，并在相关的审查要点下写明要求修改的内容或否定意见的理由。

(3)对于同意或修改后同意的研究项目，选择跟踪审查的频率。

(4)未参加审查会议的委员不得由其他委员代替投票，独立顾问不投票。

(5)伦理审查决定的依据

① 同意：在试验项目至少满足以下基本标准时，可以做出"同意"决定。

● 研究方案设计合理。

● 研究者以及研究所在科室符合临床试验要求。

● 对预期的试验风险采取了相应的风险控制管理措施。

● 受试者的风险相对于预期收益来说是合理的。

● 受试者的选择是公平和公正的。

● 知情同意书告知信息充分，获得知情同意的过程符合规定。

● 必要时，有充分的数据与安全性监察计划，以保护受试者的安全。

● 保护受试者的隐私和保证数据的机密性。

● 涉及弱势群体的研究，有相应的特殊保护措施。

② 必要修改后同意：审查认为需要对研究方案及其附属文件做出较小修改或澄清的研究项目，可以做出"必要修改后同意"的决定。

③ 必要修改后重审：审查认为研究者需就研究项目的重要问题做进一步答疑或修改，或补充重要文件材料，可以做出"必要修改后重审"的决定。

④ 不同意：研究本身是不道德的，伦理委员会认为即使通过修改方案或补充资料信息也无法满足人体受试者研究的必须标准，可以做出"不同意"的决定。

8.宣布审查决定

(1)秘书收集所有的投票，使用汇总表汇总。

(2)主任委员或秘书宣布汇总意见和审查决定，并征求委员对审查意见汇总的意见。

(3)审查决定经充分讨论后，以分委员会法定全体委员三分之二以上的意见做决定（伦理委员会审查决定包括：同意、必要修改后同意、必要修改后重审、不同意）。

(4)在可能的情况下，应以一致的投票做出决定。

(5)对于同意或修改后同意的研究项目，讨论并投票决定跟踪审查的频率。

（三）多中心临床试验的伦理验审查

1.拟在我院进行的所有临床试验，不论我院是组长单位，还是参加单位，我院伦理委员会的初始审查一般采用会议审查。

2.多中心临床试验应以审查的一致性和及时性为基本原则。

3.我院为组长单位时，伦理委员会应负责审查研究项目的科学性和伦理合理性。组长单位对临床研究的初始审查和跟踪审查意见应及时让各参加单位备案。

4.我院为参加单位时，伦理审查前必须获得组长单位对该临床试验的审查批准件，同时仍需要对研究项目的科学性、伦理合理性以及在本试验机构的可行性进行审查，审查认为必须做出方案修改时以书面形式告知申请人，并要求申请人告知组长单位，供其考虑和形成一致意见，以确保各中心遵循同一试验方案。伦理委员会有权批准或不批准我院作为参加单位进行该研究项目。

伦理委员会审查时，可以要求知情同意书为本院专用版本。

（四）准备审查决定文件

1. 秘书指导工作人员根据伦理委员会会议汇总表以及会议，起草伦理审查意见或审查批件。

2. 伦理审查决定以"审查批件"或"审查意见"的形式传达。其中在审查决定是"同意"时，以"审查批件"形成传达；在审查决定是"必要修改后同意""必要修改后重审""不同意"时，以"审查意见"的形式传达。

3. "伦理审查批件"的内容包括（但不限于）：伦理委员会名称；伦理审查编号；项目名称；申报单位；申报单位负责人（包括姓名、职务/职称）；项目类别；申请文书及版本号；项目来源及预算经费；项目负责人（包括姓名、职务/职称）；伦理委员会主任委员姓名、办公室电话；伦理委员会秘书；评审日期；伦理委员会参会人员（包括姓名、职务/职称）；伦理审查意见；审批意见和建议；伦理委员会主任委员签名；伦理委员会公章；批复日期。

4. "伦理审查意见"包括以下内容。

(1) 审查决定是"必要修改后同意"和"必要修改后重审"时，审查意见应明确说明修正意见，并告知再次提交审查的要求和流程。

(2) 审查决定是"不同意"时，审查意见中明确说明做出否定性决定的理由，以及告知申请人可就有关事项做出解释或提交书面申诉。

5. 主任委员检查会议记录、会议汇总表与审查批件和审查意见的准确性和完整性；确认后在审查批件或审查意见签名和日期。

6. 工作人员复印"伦理审查批件"和"伦理审查意见"并加盖伦理委员会公章，以备送达研究者和申办者。

（五）伦理审查决定的传达

1. 伦理审查批件或审查意见应在会议后1周内通知申请人。

审查决定是"同意"时，发"伦理审查批件"给申请人。

2. 审查决定是"必要修改后同意"和"必要修改后重审"时，只先发"伦理审查意见"给申请人。待申请人修改后并报送修改后的资料，并伦理委员会快速审查或会议审查后同意该项目进行后，再发"伦理审查批件"给申请人。

3. 审查决定是"不同意"时，发"伦理审查意见"给申请人。若申请人申诉，伦理委员会可能再次会议审查。

（六）资料归档

1. 伦理审查批件、伦理审查意见和伦理委员会会议签到表原件存档。

2. 申请人提交的所有申请材料的原件、伦理审查批件、伦理审查意见和伦理委员会会议签到表复印件加盖公章归入研究项目审查文件（本院临床试验机构办公室人员可以查阅该文件）。

3. 主审审评表、审评表、会议议程、会议笔记、会议记录、汇总表存入会议审查记录文件（除非特殊情况，非本院伦理委员会成员均不能查阅该文件）。

4. 为了保证伦理审查资料的保密性，委员在伦理会议审查结束后及时删除个人电脑上的电子版文件。委员若需要再次审查时，秘书将再次发送。

五、干细胞临床研究项目伦理审查批件模板

干细胞临床研究项目伦理审查批件

×× 医院机构伦理审查批件编号［年份］ 号			
项目名称			
申报单位			
申报单位负责人		职务／职称	
项目类别	□ 基础研究 □ 临床研究 □ 其他		
申请文书及版本号			
项目来源		预算经费	
项目负责人		职务／职称	
伦理委员会主任委员		办公室电话	
伦理委员会秘书		评审日期	
伦理委员会参会人员	姓名	职务／职称	

1.伦理审查意见
□ 同意 □ 必要修改后同意 □ 必要修改后重审 □ 不同意
2.审批意见和建议

主任委员（签名）：

伦理委员会（盖章）：
批复日期：

(4) 研究方案的定期跟踪审查标准操作规范

一、目的

本操作规范是描述伦理委员会如何对已批准的研究项目进行年度／定期跟踪审查。定期跟踪审查的目的是监察整个研究进展过程，除了审查研究方案执行情况外，还要进一步确保受试者的权利及利益。

二、适用范围

本操作规范适用于研究项目的定期跟踪审查事宜，视受试者风险程度决定定期跟踪审查间隔时间，但每年不少于一次。伦理委员会可根据试验过程中的受试者风险程度、研究的性质、受试者的健康状况和研究持续时间等调整定期跟踪审查的频率。

三、职责

（一）伦理委员会有责任去审查研究项目的进展情况及严重或非预期的不良事件的情况，确认使用的研究方案和知情同意书的正确性。

（二）伦理委员会工作人员负责提醒申请人关于研究项目应该接受定期跟踪审查的日期。

（三）伦理委员会委员可对定期跟踪审查做出决议。决议包括要求进一步提供资料、同意试验继续进行、要求修订试验方案或知情同意书、要求修订研究项目定期跟踪审查频率、暂停或终止试验。

四、细则

（一）确定定期跟踪审查日期

1. 在伦理审查批件中明确告知申请人定期跟踪审查频率，要求到期填写定期跟踪审查报告表，并交伦理委员会审查。

2. 工作人员每月从数据库中查找下月应进行定期跟踪审查的研究项目。

3. 工作人员通过传真、电话、电子邮件或其他适当方法通知研究者或申办者代表准备定期跟踪审查的文件。

4. 工作人员在研究项目文档中记录有关定期跟踪审查的通知情况：通知日期、采用的通知方式、被通知的人员姓名。

5. 对逾期未递交的，将不定期再次通知研究者或申办者代表。

（二）受理送审的定期跟踪审查文件

1. 秘书或工作人员核对定期跟踪审查资料的完整性。

2. 定期跟踪审查资料的完整时，在伦理审查项目受理登记表（非初始审查）上登记；必要时，在递交信上回执处签字，表示同意接收文件并将审查。

（三）定期跟踪审查的审查过程

1. 秘书协助主任委员确认采用快速审查或会议审查方式。使用快速审查的条件。

(1) 符合下述三条之一。

①研究已经完成受试者纳入，所有受试者已经完成全部相关干预，研究没有结题只是因为受试者的长期随访。

②尚未开始受试者纳入，且没有发现附加风险。

③研究进入总结的数据分析阶段。

(2) 或者同时符合下述两条内容。

①伦理委员会审查认为研究不大于最小风险。

②研究过程中也未产生附加风险。

2. 秘书和工作人员按会议审查或快速审查的要求准备并递交相关文件。

3. 委员按会议审查或快速审查的标准操作规程审查。

4. 定期跟踪审查时，伦理委员会暂停或终止试验的情况包括（但不限于）。

(1) 多次发生与试验相关的严重不良事件。

(2) 出现涉及受试者风险的非预期重大问题。

(3) 情节严重或持续的违反研究方案。

5. 在达成审查决议后，主任委员在定期跟踪审查申请表上签署姓名及日期。

6. 填写完整的定期跟踪审查申请表是伦理委员会达成的定期跟踪审查决议的正式记录。

7. 伦理委员会会议时汇报经快速审查通过的项目并征求其他委员意见。

（四）审查结果的传达

1. 形成审查决定一周内将定期跟踪审查申请表复印件交给申请人。

2. 如审查决定是"终止／暂停试验"时，立即通知机构办公室。

（五）文件存档

1. 工作人员将填写完整的定期跟踪审查相关文件的原件、快速审查时的定期跟踪审查审评表归入该研究项目文档。

2. 将会议审查时的定期跟踪审查审评表、审查意见汇总表归入会议记录文档。

3. 将定期跟踪审查相关文件的复印件返还给申请人。

(5) 严重不良事件／非预期不良事件的审查标准操作规范

一、目的

本操作规范为审查经本伦理委员会批准的临床试验进行过程中发生严重不良事件及非预期的不良事件或阶段性安全报告提供指导。

二、适用范围

此操作规范适用于由所有研究者、数据和安全监察委员会、申办者、安全监察员或其他相关人员所报告的严重不良事件及非预期的不良事件或阶段性安全报告的审查评估。

三、职责

伦理委员会有责任评估严重不良事件及非预期的不良事件或阶段性安全报告对受试者的潜在危险及伦理问题。适当情况下，委员会有权要求对研究方案、知情同意书作修改或终止／暂停研究。

伦理委员会的秘书负责将报告分类，确定是会议审查或快速审查。

四、细则

（一）严重不良事件／非预期不良事件报告表的样式

研究者可以使用国家食品药品监督管理局严重不良事件报告表，或附件的格式填写报告。非中文的严重不良事件需按以上格式翻译为中文，非中文的非预期不良事件报告需提供中文摘要表格。

（二）递交方式

亲自送审；邮件或快递；传真均可。

（三）严重不良事件／非预期不良事件报告受理

工作人员或秘书检查报告表内容是否完整，不完整时立即通知补充，确认填写完整后在"审查项目受理登记表（非初始审查）"登记。

（四）严重不良事件／非预期不良事件审查方式

审查方式包括会议审查（必要时紧急会议审查）、快速审查、秘书签收备案三种，由秘书根据以下条件判断审查方式。

1. 本院受试者发生的非预期的且与本研究相关的严重不良事件，需会议审查。其中直接导致受试者死亡的，必要时紧急会议审查。

2. 本院受试者发生的预期的与本研究相关的严重不良事件、阶段性安全报告，需快速审查，但在发生频率较高时应会议审查。

3. 我院为组长单位时，其他参加单位的受试者发生与本研究相关的严重不良事件，包括国外发生的非预期不良事件，需快速审查。其他医院发生的与试验无关的严重不良事件，由秘书或工作人员签收。

4. 本院发生的，研究者判断为本研究无关的严重不良事件需快速审查。

5. 我院为参加单位时，本研究在国外发生的非预期不良事件或其他医院发生的严重不良事件，由秘书或工作人员签收。在快速审查或会议审查其他严重不良事件时，可交给委员一同审阅。

6. 来自于独立的数据审查委员会的报告，如建议为无方案修订研究继续进行，则由秘书或工作人员签收；如建议为方案修订或研究终止（暂停），则按修正案或提前终止处理。

（五）严重不良事件／非预期不良事件报告的审查

1. 工作人员准备送审文件。文件至少包括：严重不良事件／非预期不良事件报告表、严重不良事件／非预期不良事件审评表。

2. 可以快速审查的，按快速审查操作规范审查。将文件送给具有相关背景的委员或尽量原主审委员审查。委员审查时间最长为1周。秘书或工作人员收集委员审查结果后交给主任委员或副主任委员审查，主任委员或副主任委员审查意见与委员审查意见均一致为"同意试验继续进行"时，主任委员或副主任委员在"严重不良事件／非预期不良事件报告表"上签署意见并签名及日期，即形成审查决定文件。

3. 快速审查时，委员审查意见均为"要求修订试验方案或知情同意书""要求修订试验方案的定期跟踪审查频率""暂停或终止试验"决定的时，办公室工作人员根据意见形成意见通知函告知研究者；当主任委员或副主任委员审查意见与委员审查意见不一致时，需经会议作进一步审查，主任委员或副主任委员在会议审查后根据审查意见在"严重不良事件／非预期不良事件报告表"上签署意见并签名及日期，形成审查决定文件。

4.会议审查的严重不良事件／非预期不良事件，按会议审查操作规范审查。

5.委员根据该报告对受试者产生的风险／利益比的影响来决定审查意见。

（六）严重不良事件／非预期不良事件审评表

1.委员使用"严重不良事件／非预期不良事件评审表"给出审查意见和建议。

2.委员审查的决定可以包括以下内容。

(1)要求提供进一步资料。

(2)同意试验继续进行。

(3)要求修订试验方案或受试者知情同意书。

(4)要求修订试验方案定期跟踪审查频率。

(5)暂停或终止试验。

（七）严重不良事件／非预期不良事件的审查决定

1.秘书整理快速审查或会议审查的投票。

2.主任委员根据快速审查或会议审查的投票在"严重不良事件／非预期不良事件报告表"上签署审查决定，并签名及日期。

3.通过快速审查的项目需在下次会议上进行汇报，并征求委员意见。

（八）审查决定的传达

秘书或工作人员在形成审查决定后一周内将审查的决定以由伦理委员会填写完整的严重不良事件／非预期不良事件报告表的形式传达给研究者和申办者。

（九）文件归档

1.将严重不良事件／非预期不良事件报告表、严重不良事件／非预期不良事件审评表存入研究项目文档。

2.若采用会议审查，将会议记录、投票结果及汇总等归入会议记录文档。

七、干细胞制备标准操作规程和设施设备、人员条件

（一）××干细胞制备操作标准规程

1.××干细胞制备工艺流程图

2.××干细胞的分离

3.××干细胞的扩增培养

4.××干细胞的传代

5.××干细胞的检测及冻存

6.冻存细胞的复苏及培养

(1)核对需要复苏细胞的批号、冻存管数及保存位置等信息。

(2)用已消毒灭菌的容器取纯水，温度计测量其温度在 $37\sim42℃$，备用。

(3)将所需复苏的细胞冻存管取出后，确认没有漏气，迅速转入温水中，快速震荡。细胞悬液基本溶解时，用75%酒精棉球消毒冻存管外表面后，转入生产车间。

(4)将冻存管转入超净台，用75%酒精棉球轻拭管盖边缘，再将管盖轻轻移除。将冻存管内细胞悬液转入一定培养基中，混匀取样计数。将细胞悬液置于 $175cm^2$ 培养瓶，终体积为 $30ml$。细胞置于 $37℃$、$5\%CO_2$ 的恒温培养箱中培养1天。

(5)复苏培养的细胞第2天更换培养基，终体积 $30ml$，继续扩增培养。

(6)记录：每步操作完成立即填写相应的《××干细胞细胞复苏及培养记录》。

7. 中间体的检测

(1) 把准备用于制剂制备的细胞在回输前 48～72h 进行检测。

(2) 将培养瓶放入超净工作台中，轻轻摇动。

(3) 用移液管自每个培养瓶中取出少量上清液，转入新的 50ml 离心管中，补加等体积新鲜培养基后，混匀。

(4) 用一次性注射器，将离心管中混合液吸出。20ml 上清液进行无菌检测（先注射到含溶血素厌氧培养瓶中，再注射到树脂需氧培养瓶中）；1ml 上清液转入 1 支 1.5ml EP 管（每管 1ml），用于检测内毒素。所有取样管封口，贴好标签，送 QC 做检测。

(5) 细胞更换新的培养基，每瓶 30ml，继续培养。

(6) 记录：每步操作完成立即填写相应《××干细胞细胞制剂送检记录》。

8. 细胞制剂制备

(1) 根据制剂终体积及白蛋白浓度取相应量白蛋白转入注射用生理盐水中，使白蛋白终浓度为 3%，即为细胞保存液，混匀后取 0.2ml 转入 1.5ml EP 管中用于检测内毒素。取样管封口，贴好标签，送 QC 做检测。

(2) 将检测合格的 ×× 干细胞细胞培养瓶放于超净工作台中，轻轻摇动后，收集所有上清，取 1ml 上清转入 1.5ml EP 管中检测内毒素，10ml 上清转入 15ml 离心管中留样，剩余上清离心备用。

(3) 每个培养瓶加入 10ml 生理盐水清洗 2 次，去除清洗液后加入 0.25% 胰蛋白酶，放入 37℃ 培养箱消化。镜下观察基本呈单细胞后，加入离心上清液终止消化，并轻轻吹散细胞。

(4) 收集细胞悬液至 50ml 离心管中，取 0.2ml 送检支原体，其余配平后离心。

(5) 对细胞进行 3 次清洗。

(6) 去上清，进行第一次清洗，每管沉淀细胞用 10ml 注射用生理盐水重悬，吹打混匀后，取样计数，根据细胞量合并细胞悬液至 1～3 管，每管再补加注射用生理盐水至 40～45ml，吹打均匀后离心 5min。

(7) 去上清，进行第二次清洗，每管先加入 10ml 生理盐水，吹打均匀后，取 50ul 转入 1.5ml EP 管中，贴好标签用于细胞计数检测；取 2×10^6 细胞贴好标签用于细胞流式检测。每管再补加注射用生理盐水至 40～45ml，吹打均匀后离心 5min。

(8) 去上清，进行第三次清洗，每管沉淀细胞用 10ml 注射用生理盐水重悬，吹打混匀后，补充生理盐水至 40～45ml，离心 5min。

(9) 去上清，将细胞沉淀均匀重悬于细胞保存液中，轻轻混匀。

(10) 50ml 体积的制剂用注射器将细胞悬液转入转移袋中、热合封口；5ml 体积的制剂转入 5ml 冻存管并封紧瓶盖；1ml 体积的制剂转入 1.8ml 冻存管并封紧瓶盖。核对批号、贴好标签。自封袋装好后送 QC 检测，检测合格后方可用于回输。

(11) 记录：每步操作完成立即填写相应《××干细胞细胞制剂生产记录》。

（二）×× 干细胞制剂生产过程控制

1. ×× 干细胞的代次控制　为避免由于细胞扩增可能产生的遗传和表观遗传的不稳定性，包括染色体的变化以及引发的细胞衰老，保证产品质量与可控，所用于回输的细胞扩增代次控制在 P5 代以内。

2. ×× 组织

3. ×× 干细胞分离过程

4. ×× 干细胞培养及传代

5. ×× 干细胞的冻存

6. ×× 干细胞的复苏

7. ×× 干细胞制剂的制备

(1) 细胞制剂制备时需进行无菌、内毒素及 EGF 残留量检测。

(2) 细胞需经生理盐水清洗三次，然后转入含白蛋白生理盐水中。制剂需留样。

(3) 制剂应进行外观检测，所有检测项目合格后方可用于回输。

8.××干细胞的贮藏与运输　应于 2～24℃避光保存和运输。运输后在规定时间内回输。自生产之时起，有效期为 24h。

（三）细胞库分库

1.××干细胞 P_0 代细胞库的建立　传代至 P_0 代的细胞生长至对数期后，消化、离心并暂存于待检区中。冻存的同时，取样进行无菌、支原体、内毒素检测。检测合格的细胞转移至 P0 代细胞库冻存，不合格的细胞废弃。

2.××细胞 P_1 代细胞库的建立　待需要时，对 P_0 代细胞库冻存的细胞进行复苏培养，当细胞达到80% 融合时根据需要进行冻存，细胞冻存前观察细胞形态，并取上清液进行无菌、支原体检测；细胞消化后制成悬液，进行无菌、支原体、内毒素及表型检测，检测合格的冻存细胞作为 P_1 代细胞库，不合格的细胞废弃。

3.××细胞质量控制标准和制定依据　根据《干细胞制剂质量控制及临床前研究指导原则（试行）》、2015版《中国药典》等要求，对生产工艺、质量标准进行了研究，制定了本公司 ×× 干细胞制剂质量控制标准。

（四）生产设施设备

1.**制剂质量管理信息系统和自动实时监控系统**　细胞产品质量管理信息化系统，对细胞产品管理、订单管理、物料管理、细胞制备、质量控制、细胞存储、细胞运输、疗效反馈等实现了准时、全程溯源的信息化管理，确保了每份细胞产品的安全性和有效性。

多年来在细胞制备中心和细胞组织库 GMP 管理运营方面的经验不断总结优化，自主开发了业内首创的自动实时监控系统，通过对净化系统、洁净环境、仪器设备、生产操作、质检操作和物流运输六大模块的自动实时监控，全程掌握细胞制备中心及细胞组织库硬件设备和人员操作的每一个环节，实现了标准化管理。

2.**设施、设备配备情况**

(1) 按 2010 版 GMP 要求，建成符合标准的洁净车间。洁净级别达到 B 级背景下的局部 A 级。

(2) 建立中央 PLC 系统，自动收集设施、设备参数，进行实时监控和报警，达到以下标准。

① 机组状态异常立即声光和短信报警。

② 机组内各功能段压差异常或超限立即声光和短信报警。

③ 送风风速为 "0" 时立即声光和短信报警。

④ 房间压差超限延时 10min 不恢复声光和短信报警。

⑤ 温湿度超限延时 30min 不恢复声光和短信报警。

⑥ 二氧化碳培养箱温度和二氧化碳浓度超限立即声光和短信报警。

⑦ 冰箱、药品储藏柜、冷藏柜、-80℃冰箱的温度超限立即声光和短信报警。

⑧ 断电立即声光和短信报警。

(3) 建成 0.1T/h 的纯化水制备系统，保证车间的洁净和洁净服的清洗用水要求。

(4) 生产操作视频监控，保证操作的规范性和可追溯性。

(5) 制备操作在生物安全柜进行：有效消除气溶胶暴露所造成的实验室感染及培养物交叉污染。保证样品的无菌操作，保护操作人员的安全，防止操作环境的污染。

(6) 配有二氧化碳培养箱、离心机、倒置显微镜、冰箱、压力灭菌器和干热灭菌器等。

3.**生产过程设施设备控制管理规程**

(1) 生产环境的控制：生产环境要布置合理，各类仪器、设备排列整齐，通道畅通，光线明亮，地面清洁无杂物。人员定位，物流受控，各类物品定置摆放。

(2) 生产车间卫生负责人需每天对车间环境进行台面、地面等局部清洁消毒，每周对车间环境进行整体清洁消毒，以保证环境卫生安全。

(3) 生产负责人需指定相关生产人员每天观察生产洁净区各房间的压差及温湿度是否符合生产要求，并认真记录。

(4) 设备的控制：按照车间平面布置图划分的区域，维修人员负责将所有的设备定置于规定的位置，任何人不得随意移动。

(5) 生产人员每天生产操作前后需对生物安全柜及离心机等设备进行清洁消毒。

(6) 生产负责人需指定相关生产人员每天观察生产洁净区内冰箱、培养箱等设备的温度、湿度等信息并认真记录。

(7) 生产负责人应配合后勤人员定期对车间内各设备进行保养及维护。

4. 生产洁净区设备的清洁、消毒等管理规程

(1) 消毒试剂

① 0.1% 新洁尔灭：用于缓冲间内手消毒及生产洁净区内棚顶、墙面、地面、门窗、设备外壁、照明、风口、传递窗的消毒，配制后有效期为 2 个月。

② 75% 酒精：用于生产洁净区内的设备内、外壁消毒，与 0.1% 新洁尔灭交替使用，开封后有效期为 14 天。

(2) 消毒工具：生物安全柜及超净工作台内紫外灯，及生产洁净区内各室的紫外灯，用于每次生产结束后的设备及房间消毒。

(3) 生物安全柜的清洁、消毒

① 每次开启生物安全柜准备开始操作时，先用 75% 酒精喷洒台面，用无菌丝光毛巾擦拭消毒。

② 每次生产操作完成，清理台面物品，先用超纯水擦拭生物安全柜内的污渍，再用 75% 酒精喷洒台面，用无菌丝光毛巾擦拭干净。

③ 开启生物安全柜内紫外灯，对台面进行消毒，时间为 30min。

(4) 离心机的清洁、消毒：每天生产操作结束后，用浸有 0.1% 新洁尔灭或 75% 酒精的丝光毛巾对离心机的内、外表面进行擦拭消毒。

(5) 地面的清洁、消毒：每天生产操作结束后，用海绵拖把经纯化水浸湿挤干后，清洁房间地面，再开启房间紫外灯按钮，用于房间及地面的消毒。

(6) 每周对全生产洁净区及其设备进行清洁消毒。

① 清洁方式：按先顶棚、再墙面、最后地面，先不可移动设施，后可移动设施的顺序进行清洁。

② 清洁及消毒内容：用浸有 0.1% 新洁尔灭溶液的丝光毛巾，擦洗设备外壁、门窗、墙面、顶棚、照明、风口、传递箱，直至设备无污迹，最后用浸有 0.1% 新洁尔灭的海绵拖把拖地。擦拭完成后，开启房间紫外灯。

5. 检查

(1) 生产洁净区及其设备应无积尘、无污渍。擦拭过程仔细，不得有漏擦的地方。

(2) 生产部经理每周对生产洁净区及其设备的清洁、消毒情况进行检查。

(3) 每半年使用臭氧发生器，进行空调系统管道和房间的全面灭菌。

（五）生产人员条件及简历

1. 生产人员入职要求

(1) 细胞生物学、分子生物学、免疫学、医学类专业大专以上学历，一年以上相关工作经验。

(2) 熟悉细胞生物学实验室技术（细胞培养，细胞分离，显微镜技术等），有无菌操作观念和经验。

(3) 工作细致，踏实肯干，责任心强，有良好的沟通能力和团队合作精神。

2. 生产部岗位培训管理规程

(1) 培训计划制订：每年度 12 月生产部经理制定本部门来年的年度培训计划，交质量部审核，经分管领导审批准后执行。

(2) 新进员工的培训：新进公司员工必须由人事行政部指定人员负责对新进人员进行公司规章制度培训、公司情况介绍，由后勤保障部进行安全教育培训。新进人员由质量部对其进行 GMP、ISO 等相关法律法规的培训。新进人员进入部门后，由生产负责人制定培训内容，包括本部门工作情况介绍、岗位要求及应遵守的有关法律法规、相应操作 SMP、SOP 等进行培训。

(3) 培训方式：指定文件自学为辅，PPT 讲课为主两者相结合的方式。

(4) 培训相应记录：设立《员工培训记录》，记录每次培训情况，内容包括：姓名、培训方式、培训地点、培训时间、培训内容、课时、授课人、考核方式、考核结果等。

(5) 培训效果考核：笔试和口头提问两种方式，进行闭卷考试，得分达到 80 分以上算合格，不合格者要进行补考，考卷需另选一套，两套考卷题目雷同率不得高于 50%。

PPT 演讲：将培训和学习的内容以自己的思路制作成 PPT 并进行演讲。重点考察思路是否清晰、连贯、重点是否突出、内容是否流畅、语言是否得体。

(6) 培训总结和汇报：新进人员培训完成之后，尽快将培训结果进行汇总总结，交于人事行政部存档，合格者由人事行政部颁发上岗证。未经过培训或培训后考核不合格者不得上岗。

(7) 再培训：新生成的文件，所有相关人员必须经过培训，培训人为文件的起草人员。员工岗位变更视同新进员工进行培训。每年度均应进行一次 ISO 基础知识、GMP 基本知识、相应法规及新颁布的法规进行一次再培训。

3. 人员进入生产区管理规程

(1) 正常进入生产洁净区的人员须是该区域的生产操作人员，和与该区域生产相关的质量、生产技术管理人员，以及经培训考核合格的维修、辅助人员。非生产人员指除上述规定人员之外的其他人员，包括外来人员。

(2) 进入生产洁净区的所有人员，必须按照生产洁净区进出流程要求进出。人员需在更换生产区拖鞋，按照六步洗手法清洗双手，并用消毒毛巾擦净手部的水分。一更内戴好帽子和口罩，并确认头发没有外漏；二更内脱去生产区拖鞋并穿好无菌工作服；三更内穿消毒拖鞋，戴无菌手套，并以消毒液进行手消毒后，方可进入生产洁净区。

(3) 人员在进出每个房间时要随手关门，用手肘开关门，并且动作要慢。

(4) 生产内工作人员，动作要稳、轻，减少不必要的活动和交谈，以免造成空气净化困难。

(5) 人员退出生产洁净区时，需经专门的通道退出，并将洁净服留置在相应的容器内，待清洗消毒。

(6) 进入生产区的外来人员，一次进入的人数不得超过 2 人。

(7) 外来人员进入生产区，须填写《外来人员进入生产区登记表》，并经主管领导签字批准。

(8) 外来人员需先经过简单口头更衣培训，在指定人员的带领下，按照生产区要求着装，方可进入生产区。

4. 生产区个人卫生管理规程

(1) 生产人员至少每年体检一次，建立健康档案。

(2) 患有传染病、隐性传染病、精神病者不得从事生产。带菌皮肤病（如皮癣、灰指甲等）及其他有可能污染、影响细胞制剂质量的人员，不得从事生产车间的工作。

(3) 生产人员需经常理发、洗澡、刮胡须、修剪指甲、换洗衣服、保持个人清洁。

(4) 生产车间工作人员，不得化妆、佩戴饰物与手表。按规定洗手、更衣，戴帽应不露头发。工作鞋等不得穿离本区域。

(5) 对于患有传染病和外伤炎症、瘙痒症的，应立即向生产部经理汇报，生产经理重新安排进入生产洁净区的操作人员。患病员工待身体康复后，才能进入生产洁净区工作。

5. 制剂制备和质控人员名单及简历

(1) 生产相关人员名单。

姓　名	学　历	公司职务

(2) 主要人员简介。

(3) 细胞制剂生产、质控人员培训证书。

八、干细胞临床研究质量管理及风险控制程序和相关文件（含质量管理手册、临床研究工作程序、标准操作规范和试验记录等）

为保证干细胞临床试验过程规范，结果科学可靠，保护受试者的权益并保障其安全，根据《干细胞临床研究管理办法（试行）》《干细胞制剂质量控制及临床前研究指导原则（试行）》，建立了干细胞临床研究质量保证体系，各专业质量安全委员会有以下人员组成：组长（主要研究者），组员（观察医生、质量监督员、干细胞保管员、干细胞发放员、生物标本采集员）。

参照国际公认原则，制定本质量管理和风险控制程序和相关文件。管理制度包括干细胞临床试验文件管理制度、各级人员职责、人员培训制度、质量控制制度、财务管理制度等；制定了临床试验的应急预案、急救预案、文件管理、干细胞制剂管理以及受试者招募等相关的标准作业程序。具体内容如下。

（一）干细胞临床研究质量控制制度

干细胞临床研究前的准备与必要条件，进行干细胞临床研究必须有充分的科学依据。在进行人体试验前，必须周密考虑该研究的目的及要解决的问题，应权衡对受试者和公众健康预期的受益及风险，预期的受益应超过可能出现的损害。干细胞临床研究方法必须符合科学和伦理要求。

临床研究所用干细胞由申办者准备和提供。进行临床试验前，申办者必须提供干细胞的临床前研究资料，包括处方组成、制造工艺和质量检验结果。所提供的临床前资料必须符合进行相应各期临床试验的要求，同时还应提供干细胞已完成和其他地区正在进行与临床试验有关的有效性和安全性资料。干细胞的制备，应当符合《干细胞制剂质量控制及临床前研究指导原则（试行）》和《干细胞制剂制备质量管理自律规范》。研究机构的设施与条件应满足安全有效地进行临床试验的需要。所有研究者都应具备承担该项临床研究的专业特长、资格和能力，并经过培训。

为了保证干细胞临床试验过程规范，结果科学可靠，保护受试者的权益并保障其安全，认真执行《干细胞临床试验质量管理规范》，确保干细胞临床试验的质量。内部建立了"三级质控"的管理模式，强化过程中管理，不断提高干细胞临床研究质量管理。

1. 专业质控员质控　在专业组内设立两名有相关专业背景的质控员进行质量控制，认真把好干细胞临床试验质量的第一关。专业质控员必须具有相应中级以上专业技术职称，并参加 GCP 培训，取得培训合格证书。专业质控员必须严格遵守 GCP 及国家有关的法律、法规和道德规范，并严格按照试验方案进行质控。

2. 主要研究者质控　主要研究者必须具有副主任医师以上职称，参加过 GCP 培训，取得合格证书。主要研究者必须保证有充分的时间领导和组织干细胞临床试验，可以支配进行干细胞临床试验所需的人员和设备条件。并对试验全过程进行质量控制。

3. 机构办公室质控　机构办公室负责对项目进行质控，设有质控人员对项目进行监督管理。

4. 干细胞临床研究各级人员职责

(1) 机构主要负责人职责

① 对本机构内进行的干细胞临床研究工作进行全面管理和协调。

② 审定批准管理制度和标准操作规程。

③ 审定批准各专业与申办方或合同研究组织的临床试验合同。

④ 保障干细胞临床研究的人力、物力条件。

⑤ 组织并协调处理临床研究过程中的突发事件。

⑥ 组织接待上级领导部门的检查及稽查工作。

(2) 专业负责人职责

① 负责组织制订、完善本专业与干细胞临床研究相关的各项规章制度和标准操作规程。

② 负责审阅本专业与申办方 / 合同研究组织签署的临床试验合同。

③ 负责监督、管理本专业干细胞临床研究的整个过程，不定期检查试验过程中试验方案的执行，知情同意书的签署，原始数据的记录，干细胞制剂的发放及记录，不良事件和严重不良事件的报告等情况，核实本专业干细胞临床研究是否符合国家相关法律、法规，违规情况一经发现，予以纠正。

④ 接受申办方监查员的监查、院药物临床试验机构管理委员会的检查和各级药品监督管理部门的检查。如有违规情况，除承担主要责任外，应组织本专业相关人员进行自查、整改，并向药物临床试验机构管理委员会提交整改报告。

⑤ 负责组织协调本专业承担临床试验所发生严重不良事件的抢救工作。负责严重不良事件的调查、分析及因果关系的评定，并按规定上报医院生物医学研究伦理委员会，同时通知申办方。负责协调发生严重不良事件的受试者和申办方之间的关系，并协助处理有关经济补偿问题。

⑥ 负责组织本专业医、护、药、研、技人员参加 GCP、GLP、SOP 等与干细胞临床研究有关的法律、法规和临床药理知识的培训工作。

(3) 主要研究者职责

① 试验前主要研究者的职责

A. 获得所在医疗机构的同意，保证有充分的时间在方案规定的期限内负责和完成试验。

B. 参与签订临床试验协议，全部试验经费明示入账。

C. 选择合格的研究人员参加临床试验，明确分工和职责，并相互协作。

D. 负责与统计人员协商试验方案的设计。

E. 负责向伦理委员会提供伦理审查文件，包括：研究人员与条件、实验室合格证和实验规定的实验室检查项目正常值（研究者签名并注明日期）、临床试验方案（主要研究者签字并注明日期）、知情同意书。

F. 确保有良好的医疗设施、试验设备、人员配置进行药物临床试验，应具备处理紧急情况的一切设施，以确保受试者安全。

G. 负责组织临床试验的启动培训，指导研究者学习并掌握试验方案、研究者手册，相关 SOP（如不良事件的应急预案）等文件。

H. 负责组织培训考核，考试合格后签署《研究者授权签名表》。

I. 负责组织研究者签署保密协议及研究者声明，承诺将遵循伦理委员会批准的研究方案及 GCP 的有关规定实施试验，并保证履行对试验相关信息的保密义务。

② 试验中主要研究者的职责

A. 指派研究者完成受试者的招募、受试者的知情同意、受试者的入选，确保有足够数量并符合方案要求的受试者进行入组试验研究。

B. 指导并监督研究者严格按照伦理委员会批准的试验方案和相关 GCP 原则实施试验。

C. 指导研究者对试验中受试者的不良事件进行密切观察和妥善处理，同时高度重视严重不良事件的发现、处置及上报。

D. 负责撰写临床试验的中期小结。

E. 如发现试验方案有可能对受试者造成损害而必须做出相应更改时，应立即上报伦理委员会审批。

F. 试验过程中密切关注国内外最新相关信息报道，确保临床试验安全。

G. 指导并监督研究者及时、完整、规范、真实地完成临床试验的相关记录。

H. 需要终止临床试验时，负责通知受试者、伦理委员会、卫健委和药品监督管理部门，并阐明理由。

I. 接受有关方面派出的稽查员的稽查，以及卫健委和药品监督管理部门的视察，并按照要求提供临床试验中的各种资料和文件以供检查。

③ 试验后主要研究者的职责

A. 对临床试验全过程负责，负责审核 CRF 及签名，撰写总结报告，并签名和注明日期。

B. 负责组织试验记录与数据的复核及试验档案的安全存放，保证只有经过授权的人才能查阅，并采取措施防止意外丢失或过早销毁。

C. 负责配合统计人员完成统计分析报告。

D. 完成上报临床试验资料的答辩。

(4) 研究者职责

① 试验前研究者的职责

A. 必须参加临床试验的启动培训，熟悉并掌握试验方案，确保严格遵循试验方案实施试验。

B. 熟知干细胞制品的性质、作用、疗效及安全性（包括该临床前研究的有关资料），为临床试验中可能出现的不良事件做好医疗准备。

② 试验中研究者的职责

A. 用通俗易懂的语言向受试者充分、详细、如实地说明经伦理委员会同意的有关试验的详细情况，并给予其充足的时间考虑，确保受试者自愿参加，签署书面知情同意书。

B. 严格按照入选标准、排除标准筛选受试者。

C. 负责干细胞制剂的使用，保证所有试验干细胞制剂仅用于该临床试验的受试者，其剂量与用法应严格遵照试验方案。

D. 保证将数据真实、准确、完整、及时、合法地载入原始病历和病例报告表，保持病例报告表与原始资料一致，如有必要的修改或更正，应采取规范的处方。

E. 指导受试者报告任何不良事件，在每次随访时对不良事件进行评估，并详细记录，随访至本次不良事件完全结束，判断与试验药物的因果关系。

F. 发生严重不良事件后，除立即采取措施处理受试者以保证其安全外，必须在试验方案的规定时间内提供详细的报告，报告中用受试者在试验中的编号而不暴露其姓名、住址和身份证号码。对发生死亡的病例，应提供整个过程的报告，如有尸检资料也应写入。报告分送伦理委员会、卫健委和药品监督管理部门。

③ 试验后研究者的职责：协助主要研究者完成数据整理、根据统计分析报告完成总结报告的撰写、资料归档等工作。

(5) 专业临床医师职责

① 在主要研究者领导下进行工作。

② 了解干细胞临床试验方案，负责受试者的选择与排除，按自分法或随机原则给予受试者分组，保证干细胞临床试验严格按方案进行。

③ 负责向受试者讲解知情同意书的内容，指导受试者签署知情同意书。

④ 负责全面观察受试者的身体状况和生理反应以及原始病历和病例报告表的填写、更核。

⑤ 对不良反应进行对症处理，发生严重不良反应时负责组织抢救。填写不良反应报告表并报告有关人员。

(6) 专业护士职责

① 在主要研究者领导下进行工作。

② 了解干细胞临床试验方案，保证干细胞临床试验严格按方案进行。

③ 负责干细胞制品的领取和保管，按要求对受试者给干细胞制品，填写情况。记录某些生理、病理参数。

④ 在医师指导下对药品不良反应进行对症处理，发生严重不良反应时在医师指导下进行抢救。填写药品不良反应报告表并报告有关人员。

(7) 质量受权人职责

① 质量受权人负责审核干细胞制剂批记录。

② 确保每批临床研究用干细胞制剂的生产、检验等均符合相关要求。

(8) 文件管理员职责

① 负责文件分类管理和安全保存。

② 参加省级以上"药物临床试验质量管理规范"培训，熟悉掌握"药物临床试验质量管理规范"的相关内容。

③ 学习各项临床试验的管理制度和相应的标准作业流程，确保试验规范进行。

④ 管理人员接到文件后均需在科室的文件接收、保管记录本上登记，按需复印并及时登记，并放置于科室专用的上锁的文件柜内。

⑤ 文件资料分为书面文件和电子文件两类。电子文件应保存在单独的数据管理计算机中，电子文件要存有备份，书面文件按通用资料和项目资料分类放置、分类管理。

5. 干细胞临床研究质量保证制度

(1) 临床试验开始前专业负责人应召开有主要研究者参加的临床试验启动会，明确试验的目的、性质、内容及相关注意事项。

(2) 应指定合适的人员来执行临床试验，选定的人员要包括不同的分工，明确职责，并对所有参研人员进行培训。

(3) 在试验开始前及试验进行中，均要对实验室设备、医疗设施进行维护、校正，确保在试验过程中所有设备设施能正常工作。

(4) 在试验过程中，研究人员应自觉接受有关部门人员（卫健委、药监局、伦理委员会、组长单位、机构办公室等）对试验研究进程、研究资料（包括知情同意书、CRF 表及病案资料等）的监督检查。

(5) 在试验过程中，研究人员及实验人员应随时按检查内容做好自查工作。

(6) 受试者如有合并疾病，应及时请相关科室会诊。会诊时研究人员除向会诊医师通报受试者病情外，应告知会诊医师患者正在接受干细胞临床试验研究。如会诊医师认为合并疾病病情严重，不宜继续进行试验研究时，应及时向专业负责人汇报，必要时终止试验。

(7) 受试者如出现严重不良事件，如严重过敏反应、癫痫发作、脑出血、意识及精神障碍等，应立即停止试验，并按抢救预案对受试者进行抢救处理，必要时请相应科室会诊，协同解决。

(8) 试验结束后，机构办公室质控人员将再次对整个试验项目进行质控，质控试验是否按方案进行，试验过程中是否执行了标准操作规程，受试者的权益是否得到保护、试验数据是否真实、完整，病例报告表是否填写无误等。

(9) 试验完成后，专业负责人负责审核、汇总临床试验资料，整理后报送机构办公室，机构办公室检查资料的完整性和真实性后及时归档保存。

6. 文件保存与管理制度

(1) 文件资料管理的原则：按《干细胞临床研究管理办法（试行）》和 GCP 要求保存、专人管理、及时归档、分类管理、安全保存。

(2) 文件的分发、生效、接收。

① 分发：文件获批准后，机构负责向相关科室发放各类文件的正本，并在机构发文记录本上登记。

② 生效：新的标准操作规程的有效日期自下发后 5 至 10 天内生效，以保证有充分时间对新的或修订的操作规程进行培训。

③ 接收：各科室文件管理人员接到文件后均需在科室的文件接收、保管记录本上登记，按需复印并及时登记。

(3) 文件的保管、保密和保存。

① 保管：接收文件并登记后，应用固定文件夹夹好，放在科室专用的上锁的、防火的文件柜里，仅可允许授权人员进入存取文档，不得随便传阅与复印。如需查阅或复印，应经机构办公室批准与文件资料管理员联系，登记后方可。使用完毕由文件管理人员负责检查确定文件完好。

② 保密：原始资料的记录不得修改和涂抹，任何人未经机构办公室和伦理委员会同意，不得泄露有关文件内容。文件淘汰后应取出一份存档。其余的及时销毁，不能随意置放。原始资料不得邮寄，患者身份表和知情同意书不可丢失。

③ 保存：文件资料分为书面文件和电子文件两类。电子文件应保存在单独的数据管理计算机中，不应与网络相连，电子文件要存有备份。

(4) 书面文件按通用资料和项目资料分类放置、分类管理：项目立项申报材料诚信承诺书；项目伦理审查申请表和批件；受试者知情同意书；临床研究经费情况；研究人员的名单和简历（包括临床研究单位和制剂研制单位）；干细胞临床研究质量管理手册，供者筛选标准和供者知情同意书样稿；干细胞制备过程中主要原辅料标准；干细胞制剂的制备工艺，质量控制标准和制定依据，以及工艺稳定性数据等；干细胞制备的完整记录和干细胞制剂质量检验报告；干细胞制剂的标签、储存、运输和使用追溯方案；不合格和剩余干细胞制剂的处理措施；临床前研究报告，包括细胞水平和动物实验的安全性和有效性评价；研究者手册；临床研究方案；病例报告表样稿；研究结果的统计分析；随访记录。

(5) 文件的返还：试验结束后，临床试验资料经项目负责人审核，文件资料管理员编目整理后，返还机构办公室，机构档案室负责人验收签字后由机构档案室保管，保管期限为临床试验结束后 30 年。

7. 研究内容的保密制度

(1) 研究者要对干细胞临床研究的方案设计保密。

(2) 研究者要对参加干细胞临床研究的受试者的个人资料保密。

(3) 研究者要对干细胞临床研究的研究病历和病例报告表填写的内容保密。

(4) 研究者要对干细胞临床研究的药物的具体管理保密。

(5) 研究者对干细胞临床研究的原始数据进行保密，不得允许无关人员查看。

(6) 研究者对临床试验资料要进行妥善保管，有专门的房间和上锁文件柜。

8. 知情同意制度

(1) 原则

① 临床试验开始前，研究者必须获得受试者的知情同意书，对于儿童必须征得其监护人的同意。

② 知情同意过程符合"完全告知、充分理解、自主选择"的原则。

(2) 知情操作规程

① 知情同意书获得伦理审查委员会的批准。

② 知情同意开始于和一个可能的受试对象或其监护人的初次接触，并继续贯穿于研究的整个过程。

③ 研究者或其指定的代表必须向受试者或其监护人提供有关临床试验的详细情况。通过尽可能简单、通俗易懂的语言或者图、表、视频等方式向受试对象或其监护人告知临床研究相应的信息，回答他们提出的问题，保证每个受试者或者监护人充分理解项目的程序和可能的风险。如果研究具有重大风险，而受试者或其监护人对所提供信息的理解可能有困难，或使用一个口头的或书面的测验来判断受试者是否充分理解了这些信息，或伦理委员会委派代表见证研究者与受试者或其监护人之间的信息交流并判断受试者的理解程度。

④ 根据受试人群的特征，所传达信息的类型，在知情同意的方式、时间安排、地点、在场的相关人员等方面采取任何能增进受试者理解所提供信息的措施。

⑤ 给予受试者或者监护人足够的时间考虑以做出决定，包括同家属或其他人商量的时间，研究者获取他们的知情同意，并在这个过程中表现出对他们的尊严和自主权的尊重。

⑥ 通过研究者培训，确认获取知情同意的研究者对研究有充分了解，并能回答可能的受试对象或其监护人的提问；要求研究者必须能响应受试者或监护人的要求并回答其提问。

(3) 同意操作规程

① 自主选择：经充分和详细解释试验的情况后获得受试者或其监护人自愿参加干细胞临床研究，受试者或其监护人应在没有受到强迫、不正当影响或劝诱或胁迫下做出决定。任何形式的胁迫都使知情同意无效。

② 获得知情同意书

A. 由受试者或其法定代理人在知情同意书上签字并注明日期，执行知情同意过程的研究者也需在知情同意书上签名并注明日期。

B. 对无行为能力的对象，原则上不作为受试者，除非该研究对于所代表的人群的健康是必需的，而且不可能由具有法律及行为能力的个体来完成，则这些患者也可以进入试验，同时应由其法定监护人签名并注明日期。

C. 儿童原则上作为受试者，并必须征得其法定监护人签署的知情同意书；当儿童有理解能力时，还必须征得其本人同意。

D. 在紧急情况下，无法取得本人及其合法代表知情同意书，如缺乏已被证实有效的治疗方法，而试验药物有望挽救生命，恢复健康或减轻病痛，可考虑作为受试者，但需要在试验方案和有关文件中清楚说明接受这些对象的方法，并事前取得伦理委员会同意。

E. 必要时，在整个知情同意过程中应有一名见证人在场，经详细解释知情意书后，受试者或其法定代理人口头同意，并由见证人签名和注明日期。

F. 已签名并注明日期的书面知情同意书应一式两份，一份提供受试者或其代理人保留，另一份由研究者作为试验资料存档。如发现涉及试验用药品的重要新资料则必须将知情同意书作书面修改送伦理委员会批准后，再次取得受试者或法定代理人同意。

9. 干细胞临床试验受试者的招募制度

(1) 筛选受试者的任务由专人负责。

(2) 确定明确的入选及排除标准。

(3) 通过本科医生门诊出诊对患者进行初步筛选后通知负责的医生。

(4) 通过本科医生在病房对住院患者进行初步筛选后通知负责的医生。

(5) 通过电话联系全市各地的医院对患者进行初步筛选后，介绍合适的患者。

(6) 通过直接与全市各地的医生交流、介绍，使其在日常的工作中对患者进行初步筛选后，介绍合适的患者。

10. 干细胞临床研究受试者的筛选、入选制度

(1) 入选标准：只有当患者满足所有下列条件时方可入选。

① 符合入选年龄标准，入选年龄标准应根据不同的药物和不同的病种来确定。

② 参照国际或国内诊断标准，确诊为临床试验所需疾病的患者。

③ 参加临床试验前需满足临床试验方案规定的条件。

④ 患儿自愿参加本研究或其法定监护人同意。并由患儿或法定监护人签署知情同意书。

(2) 排除标准：应根据疾病类型、严重程度、诊断来决定。满足下列标准之一者即不允许进入研究。

① 有禁忌证、过敏者。

② 有心、肝、肾功能不全者，有血液系统疾病及其他严重基础疾病者。

③ 有严重的并发症。

④ 需要联合其他同种作用的药物治疗者。

⑤ 依从性较差不能完成研究者。

⑥ 最近 3 个月参加过其他临床试验。

⑦ 研究者认为不适合参加该试验的任何前况。

(3) 筛选后分析

① 符合入选和排除标准的受试者，进入观察期或直接进入临床试验。

② 筛选结束后符合入选和排除标准，进入干细胞临床研究。

③ 按干细胞临床研究方案对入选者进行分层或分组或随机进行试验。

④ 如患者在准备期内，因疾病恶化必须应用同类药物或方案中禁用的药物进行治疗，则不允许进入临床试验治疗期，不符合入选标准或排除标准者，继续原方案的治疗与检查。

11. 受试者的权益保障

(1) 在干细胞临床研究的过程中，必须对受试者的个人权益给予充分的保障，并确保试验的科学性和

可靠性。受试者的权益、安全和健康必须高于对科学和社会利益的考虑。伦理委员会与知情同意书是保障受试者权益的主要措施。

(2) 为确保干细胞临床研究受试者的权益，须成立独立的伦理委员会，并向国家食品药品监督管理局备案。

(3) 干细胞临床研究方案需经伦理委员会审议同意并签署批准意见后方可实施。在干细胞临床研究进行期间，研究方案的任何修改均应经伦理委员会批准；研究中发生严重不良事件，应及时向伦理委员会报告。

(4) 伦理委员会对干细胞临床研究方案的审查意见应在讨论后以投票方式做出决定，参与该干细胞临床研究的委员应当回避。因工作需要可邀请非委员的专家出席会议，但不投票。伦理委员会应建立工作程序，所有会议及其决议均应有书面记录，记录保存至临床试验结束后 5 年。

(5) 伦理委员会应从保障受试者权益的角度严格按下列各项审议干细胞临床研究方案。

① 研究者的资格、经验、是否有充分的时间参加干细胞临床研究，人员配备及设备条件等是否符合研究要求。

②试验方案是否充分考虑了伦理原则，包括研究目的、受试者及其他人员可能遭受的风险和受益及研究设计的科学性。

③受试者入选的方法，向受试者（或其家属、监护人、法定代理人）提供有关本干细胞临床研究的信息资料是否完整、易懂，获取知情同意书的方法是否适当。

④ 受试者因参加干细胞临床研究而受到损害甚至发生死亡时，给予的治疗和 / 或保险措施。

⑤对干细胞临床研究提出的修正意见是否可接受。

⑥定期审查干细胞临床研究进行中受试者的风险程度。

(6) 伦理委员会接到申请后应及时召开会议，审阅讨论，签发书面意见，并附出席会议的委员名单、专业情况及本人签名。伦理委员会的意见可以有以下内容。

① 同意。

② 必要的修正后同意。

③ 不同意。

④ 终止或暂停已批准的试验。

(7) 研究者或其指定的代表必须向受试者说明有关干细胞临床研究的详细情况。

① 受试者参加研究应是自愿的，而且有权在研究的任何阶段随时退出试验而不会遭到歧视或报复，其医疗待遇与权益不会受到影响。

② 必须使受试者了解，参加研究及在研究中的个人资料均属保密。必要时，监督管理部门、伦理委员会或申办者，按规定可以查阅参加试验的受试者资料；研究目的、研究的过程与期限、检查操作、受试者预期可能的受益和风险，告知受试者可能被分配到试验的不同组别。

③ 必须给受试者充分的时间以便考虑是否愿意参加试验，对无能力表达同意的受试者，应向其法定代理人提供上述介绍与说明。知情同意过程应采用受试者或法定代理人能理解的语言和文字，试验期间，受试者可随时了解与其有关的信息资料。

④ 如发生与研究相关的损害时，受试者可以获得治疗和相应的补偿。

(8) 经充分和详细解释试验的情况后获得知情同意书。

① 由受试者或其法定代理人在知情同意书上签字并注明日期，执行知情同意过程的研究者也需在知情同意书上签署姓名和日期。

② 对无行为能力的受试者，如果伦理委员会原则上同意、研究者认为受试者参加研究符合其本身利益时，则这些患者也可以进入研究，同时应经其法定监护人同意并签名及注明日期。

③ 儿童作为受试者，必须征得其法定监护人的知情同意并签署知情同意书，当儿童能做出同意参加研究的决定时，还必须征得其本人同意。

④ 在紧急情况下，无法取得本人及其合法代表人的知情同意书，如缺乏已被证实有效的治疗方法，

而研究药物有望挽救生命，恢复健康或减轻病痛，可考虑作为受试者，但需要在研究方案和有关文件中清楚说明接受这些受试者的方法，并事先取得伦理委员会同意。

⑤ 如发现涉及干细胞的重要新资料则必须将知情同意书作书面修改送伦理委员会批准后，再次取得受试者同意。

(9) 不得向受试者收取费用。

（二）干细胞临床研究风险控制程序

开展干细胞临床试验，干细胞制备部门和研究者以及干细胞临床研究机构都必须明确自身的职责、责任及对临床研究风险性进行有效的识别与管理。为了干细胞临床研究各阶段的风险最低，制定如下风险控制程序。

1. 目的　通过对干细胞临床试验基地所有临床试验及细胞产品所在的各个阶段的风险因素及水平进行分析，采用适宜的管理方法控制和降低风险水平。

2. 范围　适用于干细胞临床研究各个阶段的风险管理。

3. 各阶段风险控制的程序及相应的职责

(1) 立项阶段的风险控制

① 研究者应当根据国内外的相关研究报道及临床前研究的结果综合评估临床试验的风险等级，并撰写临床试验风险报告提交机构伦理委员会和学术委员会。伦理委员会根据研究者提交的临床研究项目备案等材料，认真审查，并按照涉及人的生物医学研究伦理审查办法相关要求，对干细胞临床研究项目进行独立伦理审查。确定该项目的是否存在伦理风险。

② 学术委员会根据研究者提交的临床研究项目备案材料进行科学性的审查，审查重点包括开展干细胞临床研究的必要性、研究方案的科学性、研究方案的可行性、主要研究人员资质和干细胞临床研究培训情况、研究过程中可能存在的风险和防控措施、干细胞制剂制备过程的质控措施。开会研究该项目的所有技术风险是否都可接受。

③ 在干细胞临床研究的立项之前，研究者、伦理委员会及学术委员会各负其责，综合考虑，认真修改试验方案，使项目的风险降至最低。

(2) 干细胞产品的风险控制程序

① 根据产品在设计开发制备阶段组建风险管理小组，建立《产品风险管理档案》。

② 干细胞制剂制备组负责人负责制订《干细胞风险预估评析及措施》，在制备时严格遵照各个阶段的标准作业规程并详细记录。

③ 风险管理小组成员负责编制风险管理过程中的文件和记录，项目负责人负责审核风险管理过程中的文件和记录。

④ 技术部负责人负责批准风险管理过程中的文件和记录，并向项目负责人报告风险管理和评价的结果。

⑤ 产品质量控制部门负责干细胞产品质量的检测，做好实验室质量控制，并做好质控记录和实验记录。

⑥ 干细胞产品总负责人每月负责审核《产品风险管理档案》，与风险管理小组管理成员讨论风险发生概率，决定是否采取措施降低风险。

⑦ 所有从事风险管理工作的执行者应具有和赋予他们的任务相适应的知识和经验，以及具有风险管理技术知识。必要时应培训。所有参与干细胞制备的人员具有一定的专业背景并经过专业培训且具有三年以上干细胞培养经验。

(3) 干细胞产品在临床研究应用阶段的风险控制

① 负责临床研究的研究者与风险管理组的成员根据国内外报道、临床前研究的结果和临床应用经验，制订剂量安全系数。

② 制订受试者入组标准，严格遵照方案中的受试者入组标准选择受试者。

③ 受试者在治疗中出现各种副作用的风险，应该在受试者入组前研究者组织临床研究风险管理组成员及参与临床研究的医务人员开会讨论可能出现的各种副作用，制订相应的治疗措施。

④ 受试者在临床研究治疗中出现疾病进展的风险，若受试者在治疗中出现疾病进展，应采取其他治疗方式，控制病情进展，并退出该项临床研究。

⑤ 受试者退组的风险，受试者因各种原因有退组意愿的，医务人员应根据受试者的情况具体分析，让受试者在充分知情的情况下做出选择。

⑥ 负责临床研究的研究者具有相应专业背景和资质，所有参与临床研究的医务人员应具有相应的资质，取得资格证书，并经过 GCP 培训。

(4) 干细胞研究在临床研究随访阶段的风险控制

① 受试者在随访阶段，会因为各种原因，出现失访的风险，在患者入组时尽量选择本地或者相对较近的受试者入组。

② 选择依从性较好、有一定的知识和理解力的受试者入组。

(5) 干细胞临床研究中实验记录和数据分析的风险控制

① 制订临床研究数据管理制度，在数据的产生、数据的流程及数据处理阶段进行两次以上的核查，采用科学正确的数据处理方法，进行数据管理的人员具有一定的专业背景和相应的资质。

② 在干细胞临床研究中，机构学术委员会、伦理委员会、研究者和参与项目的所有人员认真履行自己的职责，遵守法律法规和规章制度，严格控制各级风险，使干细胞临床研究风险最小化。

（三）干细胞临床研究工作程序

干细胞临床研究必须具备充分的科学依据，且预防或治疗疾病的效果优于现有的手段；或用于尚无有效干预措施的疾病，用于威胁生命和严重影响生存质量的疾病，以及重大医疗卫生需求。干细胞临床研究工作程序应当遵守以下工作程序。

1. 资料备案　申办者 / 研究者提供项目备案材料到临床试验机构办公室备案，由机构办公室对试验资料进行形式审查。

(1) 相关部门批准开展的干细胞临床研究项目的批件。

(2) 项目立项申报材料诚信承诺书。

(3) 项目伦理审查申请表。

(4) 临床研究经费情况。

(5) 研究人员的名单和简历 (包括临床研究单位和制剂研制单位)，干细胞临床研究质量管理手册。

(6) 供者筛选标准和供者知情同意书样稿。

(7) 干细胞制备过程中主要原辅料标准。

(8) 干细胞制剂的制备工艺，质量控制标准和制定依据，以及工艺稳定性数据等。

(9) 干细胞制备的完整记录和干细胞制剂质量检验报告。

(10) 干细胞制剂的标签、储存、运输和使用追溯方案。

(11) 不合格和剩余干细胞制剂的处理措施。

(12) 临床前研究报告，包括细胞水平和动物实验的安全性和有效性评价。

(13) 临床研究方案，应当包括以下内容 : 研究的题目和研究目的。

(14) 其他相关材料。

2. 受理与立项

(1) 学术委员会审查：机构办公室 1 个工作日内将通过形式审查的项目交学术委员会审查。重点审查开展干细胞临床研究的必要性；研究方案的科学性；研究方案的可行性；主要研究人员资质和干细胞临床研究培训情况；研究过程中可能存在的风险和防控措施；干细胞制剂制备过程的质控措施。

(2) 伦理委员会审查：伦理委员会应当按照涉及人的生物医学研究伦理审查办法相关要求，对干细胞临床研究项目提交的备案材料进行独立伦理审查。

(3) 审查时，学术委员会和伦理委员会成员应当签署保密协议及无利益冲突声明，法定出席成员和同意的委员满足相关规定后方为有效。根据评审结果，学术委员会出具学术审查意见，伦理委员会出具伦理审查批件。

(4) 学术委员会和伦理委员会审查通过的干细胞临床研究项目,由机构主要负责人审核立项。

(5) 干细胞临床研究项目立项后机构办公室在我国医学研究登记备案信息系统如实登记相关信息。

(6) 机构办公室将以下材料由省级卫生行政部门会同食品药品监管部门审核后向国家卫生健康委与国家食品药品监管总局备案。

① 机构申请备案材料诚信承诺书。

② 项目立项备案材料。

③ 机构学术委员会审查意见。

④ 机构伦理委员会审查批件。

⑤ 所需要的其他材料。

3. 干细胞临床研究项目的启动 审查通过立项备案的临床研究项目,监查员与主要研究者组织研究人员召开临床试验启动会,认真复习 GCP 相关知识,熟悉试验方案,制订本试验研相关标准操作规程,并做好会议记录。机构应当监督研究人员严格按照已经审查、备案的研究方案开展研究。

4. 干细胞临床研究项目的进行

(1) 专业科室严格按照相关法规和标准操作规程进行临床试验,机构应当监督研究人员严格按照已经审查备案的研究方案开展研究,主要研究者对试验的整个过程进行质控。

(2) 干细胞临床研究人员必须用通俗、清晰、准确的语言告知供者和受试者所参与的干细胞临床研究的目的、意义和内容,预期受益和潜在的风险,并在自愿原则下签署知情同意书,以确保干细胞临床研究符合伦理原则和法律规定。

(3) 临床研究过程中,所有关于干细胞提供者和受试者的入选和检查,以及临床研究各个环节须由操作者及时记录。所有资料的原始记录须做到准确、清晰并有电子备份,保存至临床研究结束后 30 年。

(4) 细胞的来源和获取过程应当符合伦理。对于制备过程中不合格及临床试验剩余的干细胞制剂或捐赠物如供者的胚胎、生殖细胞、骨髓、血液等,必须进行合法、妥善并符合伦理的处理。

(5) 对干细胞制剂应当从其获得、体外操作、回输或植入受试者体内,到剩余制剂处置等环节进行追踪记录。干细胞制剂的追踪资料从最后处理之日起必须保存至少 30 年。

(6) 监查员在试验全过程必须认真履行其职责,督促临床试验按照方案进行。监查员的每次访视需要与研究者双方确认登记。

(7) 机构办公室监督试验的质量控制,协调试验过程中各相关辅助科室的工作。并进行试验中期稽查。

(8) 试验期间所有实验资料的更新或者改动必须及时向机构办公室和伦理委员会备案。

(9) 在项目执行过程中任何人如发现受试者发生严重不良反应或不良事件、权益受到损害或其他违背伦理的情况,应当及时向机构学术、伦理委员会报告。机构应当根据学术、伦理委员会意见制订项目整改措施并认真解决存在的问题。

(10) 在干细胞临床研究过程中,研究人员应当按年度在我国医学研究登记备案信息系统记录研究项目进展信息。

(11) 机构自行提前终止临床研究项目,应当向备案部门说明原因和采取的善后措施。

5. 干细胞临床研究项目的结束

(1) 各阶段干细胞临床研究结束后,研究人员须将研究结果进行统计分析、归纳总结、书写研究报告,经机构学术、伦理委员会审查,机构主要负责人审核后报告国家和省级卫生计生行政部门和食品药品监管部门。研究结果报告应当包括以下内容。

① 研究题目。

② 研究人员名单。

③ 研究报告摘要。

④ 研究方法与步骤。

⑤ 研究结果。

⑥ 病例统计报告。

⑦ 失败病例的讨论。

⑧ 研究结论。

⑨ 下一步工作计划。

(2) 研究者将所有试验资料（包括所有已签署的知情同意书、病例报告表、经费报告表、研究者文件夹、原始资料等）交到机构档案室。

(3) 主要研究者与机构档案室做好所有试验资料的交接，机构办公室核实全部手续完备后，盖章签发总结报告并归档。

（四）干细胞临床研究原始数据记录标准操作规程

为了保证干细胞临床研究中数据的真实性、科学性和完整性，制订本操作规程。

1. 原则：做什么，写什么；怎么做，怎么写。

2. 要求：真实、及时、准确、清晰、规范。

3. 原始资料包括干细胞来源、干细胞制备过程的实验记录本、病例报告表、各种会议记录、程序记录、资料存档记录、实验记录及其他相关的原始资料等。

4. 准备各种记录本，包括机构办公室会议记录本、质量检查记录本、资料归档保存登记本、资料借阅登记本、资料收发登记本、药品收发登记本、不良事件报告登记本、业务培训登记本。

5. 制定各种登记本的记录要求，在每本登记本前注明。

6. 准备实验记录本，实验记录具有页码。

7. 设计各种记录表格：干细胞临床试验方案讨论请示件、试验方案讨论意见表、试验启动前质量检查表、试验过程中质量检查表、试验结束后质量检查表。

8. 及时、规范记录各种记录和表格，记录时必须注明日期、记录人、发生的事件等。

9. 原始资料存档保存。

（五）干细胞临床研究试验记录标准操作规程

1. 要求：真实、及时、准确、规范。

2. 试验数据及时、准确填写在规定的记录本或预先设计的表格中。

3. 试验数据记录字迹清晰，填写国家规定的计量单位。

4. 本人或他人复核一次记录。

5. 如发现记录错误，不得涂改，应在原记录上画一斜杠，保证能看清原记录、后记录修改后的数据，并签名。

6. 临床试验记录应标有正常值，并附有临床判断。正常、异常无临床意义、异常有临床意义、未查。

7. 记录人签名，填写日期。

（六）干细胞临床研究会议制度

为了保证干细胞临床试验科学、顺利地进行，根据《干细胞临床研究管理办法（试行）》《干细胞制剂质量控制及临床前研究指导原则（试行）》和《药物临床试验研究规范》，参照国际公认原则，结合本机构实际情况，制订如下以下会议制度。

1. 干细胞临床研究启动会

(1) 在干细胞临床研究正式实施前，由该试验的负责人共同商定该中心启动会的具体时间、地点。

(2) 参加人员包括申办方：该项目负责人、医学部有关人员、监查员等；干细胞临床研究机构：该试验的负责人、参加试验的临床医生、护士、检验科技师等。

(3) 由该试验负责人介绍研究方案、试验流程、试验注意事项、试验总进度、CRF 填写以及进行相关的标准操作规程培训。

(4) 对参加启动会人员、会议内容进行书面记录并存档。

2. 干细胞临床研究中期协调会

(1) 根据该干细胞临床研究方案安排，结合试验进度和完成情况在试验中期由该试验的负责人商定该中心中期协调会的具体时间、地点。

(2) 参加人员包括申办方：该项目负责人、医学部有关人员、监查员等；干细胞临床研究机构：该试验的负责人、参加试验的临床医生、护士等。

(3) 由该试验负责人介绍该试验进展情况（包括试验入组、受试者脱落）、不良反应、CRF 填写情况及在不定期的检查和稽查中发现的问题，并提出相应的解决方案，保证干细胞临床研究的质量；合理安排下一阶段临床试验。

(4) 对参加中期协调会人员、会议内容进行书面记录并存档。

3. 干细胞临床研究总结会

(1) 在干细胞临床研究完成后，由该试验的负责人商定该试验临床总结会的具体时间、地点。

(2) 参加人员包括申办方：该项目负责人、医学部有关人员、监查员等；干细胞临床研究机构：该试验的负责人、参加试验的临床医生、护士等。

(3) 由该试验负责人汇报该试验临床资料的统计结果，并交由各中心审核统计结果，撰写临床试验小结报告，最后由负责单位完成临床试验总结报告。

(4) 对参加总结会人员、会议内容进行书面记录并存档。

九、干细胞临床研究审计体系，内审、外审制度，内审人员资质

为了加强干细胞临床研究审计，完善医院内部监督制约机制，规范干细胞临床研究管理，促进医院事业健康发展，根据《干细胞临床研究管理办法（试行）》《干细胞制剂质量控制及临床前研究指导原则（试行）》《药物临床试验质量管理规范》《卫生系统内部审计工作规定》（卫生部 51 号令）《卫生系统内部审计操作指南》《内部审计准则》等国家法规，结合医院相关制度及具体情况，制定干细胞临床研究审计体系。

（一）内部审核

内部审核是机构对自身活动和过程进行检查的一种有效管理手段，审核的对象是机构的质量管理体系，验证管理体系是否持续满足机构质量方针和目标的要求。为有效的管理评审和纠正、预防措施提供信息。内部审核由机构质量受权人批准，内审员实施。

1. 内部审核管理要素

(1) 内审的计划性：制定审核计划，按照既定的程序进行审核。

(2) 内审的依据性：依据有关过程的重要性、对机构产生影响的变化和以往的审核结果，策划、制定、实施和保持审核方案。

(3) 内审的独立性：审核人员要保持独立性和公正性。

(4) 内审的时效性：形成的审核报告，按程序规定及时有效传达，跟踪纠正措施。

2. 机构内审质量控制程序

(1) 目的：规范机构内部审核的质量控制程序。

(2) 范围：适用于机构质量管理体系所覆盖的所有部门的内部审核。

(3) 职责：由质量受权人和内审部审核人员负责。

(4) 内容

① 审核内容及依据：适用于机构的法律、法规、行业标准、规范要求等；机构质量体系的程序文件和其他相关文件。

② 审核方式：按照年度内审计划进行的常规审核，就某一专项进行的专题审核及管理体系发生重大变化、重大质量事故及接受第三方审核之前的附加审核。

③ 审核步骤

A. 审核策划：即内审准备，包括制订内审计划、确定内审人员、质量受权人审批、内审标准的确

定、内审文件（审核记录）的准备等。

B.审核实施：以首次会议开始现场审核。通过各种方式收集审核结果，包括现场询问、查阅文件记录、抽样检查、现场核对验证及追溯审核等，确定不符合项，评价质量体系的符合有效性和存在的薄弱环节及需要改进的问题。

C.审核报告：总结审核结果，编写审核报告，填写"干细胞临床研究内审报告表"。

D.审核跟踪：对审核后存在问题实施纠正情况跟踪，再下一轮审核时，对措施的实施情况及效果进行复查评价，写入报告，实现审核闭环管理。

④ 审核要求

A.实事求是，在内审中必须坚持审核的客观性、独立性和系统性。严格按照内审流程执行。

B.内审员要符合任职资质，有专业机构颁发的《内审员培训证》。

C.机构管理层应提供审核时所需的各种资源，被审核部门要保证提供相关资源，配合审核工作。

D.内审报告中要明确不符合（不合格）项，并提出纠正、预防和改进措施的要求。

E.审核跟踪，是对被审核部门纠正措施进行的评审及验证，是内审的延伸，因此，必须做好审核跟踪，判断和记录纠正措施的结果。

⑤ 内审流程，见图4。

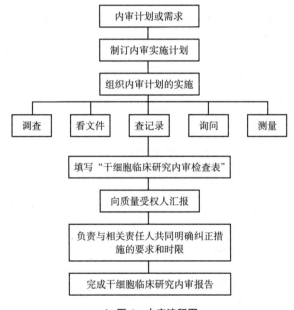

▲ 图4 内审流程图

3.审计内容

(1) 制订年度内审计划

① 质量受权人：批准内审实施计划和内审报告，负责管理体系的内审组织和日常管理，并组织内审员对不符合项进行验证。

② 内审准备

A.在机构质量受权人的领导下，全面负责机构的内审工作。制定相关的内审制度和规范，确定机构年度内审计划。

B.内审组长组织编写"干细胞临床研究内审检查表"，内审检查表要细列出审核项目、依据、方法，确保无要求遗漏，审核能顺利进行。

C.内审组长于内审前7天将内审时间通知受审部门，受审部门对内审时间如有异议，应在内审前3

天通知内审组长。

D.内审次数：每年至少进行1次内部审核，间隔时间不超过12个月。并要求覆盖机构质量管理体系的所有要求。出现以下情况时由各负责人及时组织进行内部质量审核：①机构、管理体系发生重大变化；②出现重大质量事故，或用户对某一环节连续投诉；③法律、法规及其他外部要求的变更；④在接受第二方、第三方审核之前。

(2) 现场审核

① 填写内审表：根据内审计划对受审部门的程序和文件执行情况进行现场审核，将体系运行效果及不符合项详细记录在"干细胞临床研究内审检查表"中。

② 召开审核组会议：现场审核后，审核组长召开审核组会议，综合分析检查结果，依据标准、体系文件及有关法律法规要求，必要时还要依据与受试者签订的合同要求，确认不符合项，并发出不符合报告给质量受权人。

③ 纠正实施经质量受权人确认后实施纠正，于3个工作日内完成纠正措施。审核员负责对实施结果跟踪验证，并报告验证结果。

④ 完成内审报告

A.汇总内审情况：现场审核后一周内，审核组长完成内审情况汇总，并填写"干细胞临床研究内审报告表"，交质量受权人审核。

B.出具内审报告：机构办公室负责将内审部的"干细胞临床研究内审报告表"发放到各相关部门，并提交机构管理评审。审核报告内容包括。

● 审核目的、范围、方法和依据。
● 审核组成员、受审核方代表名单。
● 审核细则实施情况总结。
● 不合格项分布情况分析、不合格数量及严重程度。
● 存在的主要问题分析。
● 对机构质量管理体系有效性得出结论并提出改进措施。

(3) 相关记录：干细胞临床研究年度内审计划、干细胞临床研究内审检查表、干细胞临床研究内审报告表。

4. 相关人员资质及职责 内审小组是干细胞临床研究机构对内进行内部审核的常设团体，负责对干细胞治疗过程各环节中所涉及的人员、设备、设施、技术等要素进行审核，其成员应具备相当的资质，并经过严格考核和由机构负责人授权批准后组成的。

(1) 内审人员资质

①熟悉国家干细胞临床研究的相关法律法规，具备干细胞相关知识，必须具有相关专业正高级职称。

②具备以下其中一条。

A.承担过干细胞临床治疗，或具有相关培训和进修经历。

B.承担过干细胞临床研究的国家级课题。

(2) 主要职责

①遵守有关的审核要求，交流并阐明审核要求。

②定期参加质量体系内部审核工作，报告所观察到的情况。

③审核中如发现有不符合质量手册或程序文件规定的项目时，应开具不符合项报告。

④报告审核结果，跟踪验证审核后提出的纠正措施和预防措施的有效性。

⑤在质量体系运行过程中执行上下沟通的桥梁任务，对质量体系的保持和改进起参谋作用。

⑥协助干细胞中心主任参与中心考核。

（二）外部审核

外部审核由机构外第三方或上级主管部门组织进行，包括对机构及人员的审核、对质量体系全部要素的审核，以及对临床研究伦理的审核。外审是一项系统化及独立性的查验，决定各项品质活动与相关的成果是否与预先筹划相符合，以及筹划事项是否有效地付诸实践，且适合于达成目标。

1. **外部审核管理要素**

(1) 外审符合性：目前的质量管理体系是否符合相关法律法规要求。

(2) 外审有效性：所有的管理规定、办法、作业指导是否被遵守执行。

(3) 外审适宜性：执行的效果是否达到预定的目标。

2. **机构外审质量控制程序**

(1) 目的：规范机构外部审核的质量控制程序。

(2) 范围：适用于机构内所有接受外部审核的部门。

(3) 职责：机构上级主管部门和具备评价干细胞临床研究质量管理体系与研究技术能力的第三方认证机构。

(4) 内容：制订/实施审核计划；全面负责外部质量管理体系审核工作；审核质量体系；审核机构及人员；审核质量体系全部要素；审核临床研究伦理。

3. **审核结果反馈以及质量控制**　审查机构负责将情况反映给质量受权人，针对组织机构和质量管理体系发生的重大变化明确纠正措施的要求和时限。

4. **外审流程**　见图 5。

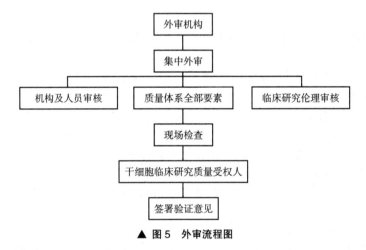

▲ 图5　外审流程图

5. **外审细则**

(1) 机构资质审核：查验机构及机构依托单位资质。

(2) 研究项目备案审核：查验开展的项目是否通过医学研究登记备案信息系统。

6. **人员资质审核**

(1) 制剂制备部

① 制剂制备部负责人和技术人员的 GCP 培训证明。

② 制剂制备部技术人员的体检材料。

(2) 质量检测部

① 质量检测部负责人和技术人员的检验师资格证书。

② 质量检测部技术人员的体检材料。

(3) 研究项目部

① 研究项目部负责人和研究人员通过 GCP 培训的资质。

② 研究项目部研究人员的临床医学/护理专业背景材料，以及接受过住院医师临床规范化培训的材料。

7. 质量管理体系审核

(1) 制定并遵循获取细胞来源供体标准操作程序。用于干细胞临床研究的细胞来源应符合原卫生部关于人体器官移植供体和血液制品来源的相关规定，符合国家食品药品管理总局《人体细胞治疗研究和制剂质量控制技术指导原则》。

(2) 制定并遵循获取移植用细胞的标准操作程序。

(3) 细胞制备实验室应具备省级以上药品监督管理部门和疾病预防控制中心认证的 GMP 实验室，有细胞采集、加工、检定、保存和临床应用全过程的标准操作程序和完整的质量管理记录。制定并遵循 GMP 实验室维护标准操作程序。

(4) 遵循细胞产品质量控制标准并拥有与其配套的检测设备和检测方法。

(5) 必须按照所批准的细胞产品质量控制标准对每批次细胞产品进行严格检测。

(6) 制剂制备部应具有细胞制备及检定过程的原始记录和检定报告，并永久保存。

(7) 临床级干细胞制剂成品及原材料符合干细胞制备质量目标。

8. 干细胞临床研究项目审核

(1) 项目需通过机构学术委员会和伦理委员会的审查和论证。

(2) 项目的实施过程需严格按照质量控制体系对项目运行管理的规定和要求。

(3) 项目需符合机构的干细胞研究项目质量目标。

9. 反馈相关责任人员

(1) 建立并配备专职人员严格管理干细胞临床研究相关数据库，完善的受试者跟踪、随访制度，并按规定进行随访、记录。

(2) 建立细胞样本存档的标准操作程序，样本和文本数据保存期限为 30 年。

10. 建立纠正措施

(1) 医疗机构应建立完整的干细胞临床研究不良反应（事件）处理预案和紧急上报程序，并严格遵照执行。

(2) 签署验证意见，医疗机构和医师按照规定定期接受干细胞临床研究能力评估，包括研究对象选择、研究效果、严重不良反应及不良事件的预警、受试者管理、受试者生存质量、随访情况和病历质量等。

(3) 按规定及时向卫生行政部门上报干细胞临床研究开展情况，上交备份数据及标本，签署验证意见，填写"外审记录表"。

11. 相关记录——外审记录表

(1) 如果外部机构的评审识别出本中心存在不符合或潜在不符合，应采取适宜的应急措施、纠正措施或预防措施，以持续符合国家相应机构对干细胞临床研究的要求。

(2) 应保存评审以及采取的纠正措施和预防措施的记录。

(3) 外部机构评审的示例包括认可评审、监管部门的检查，以及卫生和安全检查等。

十、干细胞质量评价标准和检测设备设施情况

（一）×× 干细胞制剂质量控制标准和制定依据

依据《干细胞制剂质量控制及临床前研究指导原则（试行）》之要求，按照质量研究结果表现的安全性、生物活性特征，制定本 ×× 细胞制剂质量控制标准。

1. 细胞鉴别

(1) 细胞形态。

(2) 细胞遗传学鉴定。

采用 STR 图谱分析，鉴定细胞来源是否为单一细胞来源。检测结果应为，细胞来源须表现出来源的唯一性，从而确认来源符合要求。

2. 细胞存活率及生长活性

(1) 细胞数量及存活率：依据细胞计数仪操作指南，吸取一定体积细胞悬液与锥虫蓝溶液混合液，进行细胞活率及细胞数量检测。细胞总数应不低于标示量，细胞活率应不少于 90%。

(2) 细胞周期：处于 G0/G1 期的细胞比例应为不低于 80%。

3. 纯度或均一性检测

4. 无菌试验　取待测样本，按《中国药典》（第三部附录ⅫA）与全自动培养仪进行测定，应为阴性。

(1) P_0 代细胞：冻存前采用薄膜过滤法进行检测，应为阴性。

表 1　薄膜法无菌检测结果

培养天数	培养检测结果			
	HG170314A01	HG170331A01	HG170425B01	阳性对照
1 天	–	–	–	–
2 天	–	–	–	–
3 天	–	–	–	+
4 天	–	–	–	
5 天	–	–	–	
6 天	–	–	–	
7 天	–	–	–	
8 天	–	–	–	
9 天	–	–	–	
10 天	–	–	–	
11 天	–	–	–	
12 天	–	–	–	
13 天	–	–	–	
14 天	–	–	–	

(2) P_1 代细胞：完成制剂前采用 BD 全自动微生物培养系统检测，应为阴性。

表 2　BD 全自动微生物培养法无菌检测结果

培养天数	培养检测结果（各批号）			
	HG170314A01	HG170331A01	HG170425B01	阳性对照
1 天	–	–	–	–
2 天	–	–	–	+
3 天	–	–	–	
4 天	–	–	–	
5 天	–	–	–	

5. 支原体检测　取待测样本，按照 2010 年版《中国药典》（第三部附录ⅫB）进行测定。

6. 细胞内外源致病因子的检测　取待测样本，按照相关项目 ELISA 检测试剂盒说明书进行测定。

(1) 人源特定病毒（包括 HIV、HBV、HCV、HTLV、EBV、CMV 等）和梅毒螺旋体。

按照相关项目 ELISA 检测试剂盒说明书进行测定，其中，乙型肝炎病毒表面抗体、乙型肝炎病毒 e 抗体和乙型肝炎病毒核心抗体检测结果须为明确结果，其他检测项目结果应均为阴性。

(2) 猪细小病毒：按照相关项目 ELISA 检测试剂盒说明书进行测定，结果应为阴性。检测结果见表 3。

表 3　猪细小病毒检测结果

检测结果	阴性对照 OD	阳性对照 OD	供试品平均 OD		
			HG170314A01	HG170331A01	HG170425B01
吸光值	0.002	1.788	0.000	0.001	0.003
结果判定	/	/	阴性	阴性	阴性

根据质量研究结果，采用当前生产工艺进行细胞制剂生产，使用《合格供应商清单》中供应商处采购的猪胰酶进行末次消化过后，细胞培养上清中未检测出猪细小病毒，工艺及原材料符合生产工艺要求。

(3) 逆转录病毒：按照 2010 年版《中国药典》（第三部《生物制品生产检定用动物细胞基质制备及检定规程》附录）中，逆转录病毒活性检查法检测逆转录病毒，结果均为阴性，无扩增。实验结果见表 4。

表 4　逆转录病毒检测结果

检测结果	阴性对照	阳性对照	供试品		
			HG170314A01	HG170331A01	HG170425B01
结果	无扩增	有扩增	无扩增	无扩增	无扩增

7. 内毒素检测　取待测样本，按 2010 年版《中国药典》（第三部附录ⅫE）进行测定，采用凝胶限量法检测，内毒素的含量应不高于 0.5EU/ml。

表 5　内毒素检测结果

供试品检测结果（EU/ml）						阴性对照		阳性对照	
HG170314A01		HG170331A01		HG170425B01					
1 号管	2 号管	1 号管	2 号管	1 号管	2 号管	1 号管	2 号管	1 号管	2 号管
<0.5	<0.5	<0.5	<0.5	<0.5	<0.5	−	−	+	+

8. 异常免疫学反应　采用共培养及流式细胞学检测方法，考察 ×× 干细胞对人总淋巴细胞增殖和对不同淋巴细胞亚群增殖的影响，或对相关细胞因子分泌的影响。免疫系统不应引起明显的异常免疫学反应检测结果表现为，×× 细胞与免疫细胞比例超过 10∶1 时，对总淋巴细胞增殖和细胞存活率开始产生微弱影响，比例低于 1∶1 时，对免疫细胞增殖和存活率不产生明显影响。×× 细胞对淋巴细胞各亚群正常分化会产生一定影响，对 Th、Tc 和 Treg 细胞的分化影响均为不影响或微弱抑制作用。

按照目前工艺所制备的细胞制剂，依据其属性和规格，×× 细胞制剂对于免疫系统不会引起明显的异常免疫学反应。

9. 成瘤性

10. 生物学效力试验

(1) 诱导分化潜能。

(2) 特定细胞因子表达。

11. 添加的细胞因子（EGF）残余量的检测　采用 ELISA 法检测 EGF 残余量，结果应不高于 10μg/ml。检测结果见表 6。

表 6　EGF 残留检测结果

批号	HG170314A01	HG170331A01	HG170425B01
EGF 含量 (μg/ml)	ND	ND	ND

注：ND 表示低于检测下限

（二）×× 干细胞放行检验标准

1. ×× 干细胞来源组织质量标准

×× 组织必须是采自健康捐献者，并保存于组织保存液中，离体后不超过 5h。

(1) 性状。

(2) 检查。

① 外观：无异物或杂质。

② 信息资料：采集信息、体检报告、知情同意书等。

③ 样本量：符合制备要求。

(3) 包装：包装应完整、无破损、无液体泄漏。

(4) 存放与运输：采集后于 2～8℃保温箱冷藏存放与运输。

表 7　血液检测质量标准

项目		外周血	脐带血
血型	ABO 血型	需明确	需明确
	RH 血型	需明确	需明确
乙肝 2 对半	乙型肝炎病毒表面抗原（HBsAg）	阴性	阴性
	乙型肝炎病毒表面抗体（HBsAb）	需明确	需明确
	乙型肝炎病毒 e 抗原（HBeAg）	阴性	阴性
	乙型肝炎病毒 e 抗体（HBeAb）	阴性	阴性
	乙型肝炎病毒核心抗体（HBcAb）	阴性	阴性
丙型肝炎病毒抗体（HCV-Ab）		阴性	阴性
梅毒螺旋体抗体（TP-Ab）		阴性	阴性
人类免疫缺陷病毒抗体（HIV-Ab）		阴性	阴性
巨细胞病毒抗体 IgM(CMV-IgM)			阴性
EB 病毒衣壳抗原 IgM 抗体（EBV-CA IgM）			阴性
EB 病毒早期抗原 IgM 抗体（EBV-EA IgM）			阴性

2. ×× 干细胞 P_0 代质量标准

(1) 性状：本品为略黏稠、无色半透明悬浊液。

(2) 检测

① 细菌内毒素：取本品冻存前培养液 1ml，用细菌内毒素检查用水根据鲎试剂灵敏度进行稀释（鲎试剂灵敏度 0.125EU/ml 稀释 4 倍，灵敏度 0.25EU/ml 稀释 2 倍）。依照细菌内毒素检测方法进行检测，每 1ml 干细胞培养上清和保存液中含细菌内毒素的量均不应高于 0.5EU。

② 支原体（培养法）：取本品冻存前培养液 6ml，接种装量为 10ml 的支原体液体培养基 4 支和支原体半流体培养基 2 支，每支接种 0.5～1.0ml，置 36±1℃培养。接种后的第 7 天从 4 支支原体培养基中取 2 支进行次代培养，每支培养基分别转种至支原体液体培养基和支原体半流体培养基各 2 支，置 36±1℃培养 21 天。依照支原体（培养法）检测方法，每隔 3 天左右观察 1 次，结果应为阴性。

③ 支原体（DNA 染色法）：取本品冻存前培养液 2ml，于制备好的指示细胞（Vero 细胞）培养瓶中，置 5% 二氧化碳培养箱 36±1℃培养 3～5 天，指示细胞培养物按 1∶6 传代至少 1 次，末次传代将细胞浓度调整至 $1×10^4$/ml，转种于含玻片的 6 孔板中，每孔 3ml，5% 二氧化碳培养箱 36℃培养 3 天。培养结束后，将培养基吸出弃去，用 0.9% 氯化钠注射液清洗 6 孔板。清洗后，将 6 孔板置于 36±1℃培养箱烘干，时间不低于 30min。烘干后，每孔加入 0.00005% Hoechst 33258 染料 5ml，37℃放置至少 1h 后，用荧光显微镜观察。依照支原体（DNA 染色法）检测方法，结果应为阴性。

④ 无菌：取本品冻存前培养液 16～20ml，分别注入 BD 含树脂需氧培养瓶和 BD 含溶血素厌氧培养瓶中，置于 BD 全自动微生物培养系统于 35±1℃培养至少 2 天。依照全自动无菌检测方法进行检测，结果应符合规定。结果应为阴性。

3. ×× 干细胞注射液

(1) 性状：本品为略黏稠、无色半透明悬浊液。

(2) 鉴别

表型：取本品 $2×10^6$ 个细胞，用 0.9% 氯化钠注射液清洗细胞，室温，400g 离心 5min，弃上清；加入适量 0.9% 氯化钠注射液调整细胞浓度每毫升 $1×10^7$ 个细胞。取 4 支流式管，每管加入 0.05ml 细胞悬浮液并按照抗体说明书加入相应抗体，4℃孵育 15min。孵育完成后每管加入 2ml 0.9% 氯化钠注射液清洗细胞，室温，400g 离心 5min，弃上清；重复清洗一次后用 0.5ml 0.9% 氯化钠注射液温和混匀，上流式细胞仪检测。检测结果应表现为，代表上皮性的标志 CD324 应不低于 95%，代表间充质性的标志 CD29 应不低于 95%，代表多能干性的标志 SSEA-4 应不低于 60%，代表造血性的标志 HLDR 应不高于 2%，CD34 应不高于 2%，CD45 应不高于 2%。

(3) 检查

① 细菌内毒素：取干细胞培养上清和保存液各 1ml，用细菌内毒素检查用水根据鲎试剂灵敏度进行稀释（鲎试剂灵敏度 0.125EU/ml 稀释 4 倍，灵敏度 0.25EU/ml 稀释 2 倍）。依照细菌内毒素检测方法进行检测，每 1ml 干细胞培养上清和保存液中含细菌内毒素的量均不应高于 0.5EU。

② 细胞总数：取本品 200μl，用 0.2% 锥虫蓝染色液 1∶1 稀释，将细胞浓度控制在 $1×10^5$～$1×10^7$/ml。轻轻吹打混匀，吸取 20μl 混合液滴入细胞计数板上，在细胞计数仪上进行细胞计数检测，结果不得低于标示量。

③ 细胞活率：取本品 200μl，用 0.2% 锥虫蓝染色液 1∶1 稀释，将细胞浓度控制在 $1×10^5$～$1×10^7$/ml。轻轻吹打混匀，吸取 20μl 混合液滴入细胞计数板上，在细胞计数仪上依照细胞活率测定方法进行检测，细胞存活率不得少于 90%。

④ 支原体（快速 DNA 染色法）：取本品 200μl，加入 0.005% Hoechst 33258 溶液 50μl，充分混合，置于生化培养箱中，37±1℃孵育至少 1h。取 10μl 悬液滴于载玻片上，盖上盖玻片，在荧光显微镜下观察，结果应为阴性。

⑤ 无菌：把准备用于细胞制剂制备的细胞在回输前 48～72h 进行检测，取脐带间充质干细胞培养上清 16～20ml，分别注入 BD 含树脂需氧培养瓶和 BD 含溶血素厌氧培养瓶中，置于 BD 全自动微生物培养系统于 35±1℃培养至少 2 天。依照全自动无菌检测方法进行检测，结果应符合规定。结果应为阴性。

(4) 规格：每袋 50ml，每管 5ml，每管 1ml。

(5) 贮藏与运输：2～30℃避光保存和运输。

（三）检测设备设施及标准操作规程

1. 检验设备 检测设备一览表（表 8）。

表 8 检测设备一览表

序 号	设施设备名称	型号规格	生产厂家 / 供应商
1	细胞计数仪	Cedex	罗氏
2	流式细胞分析仪	Accuri C6	BD
3	全自动血培养仪	BACTEC 9050	BD
4	集菌仪	HTY-601	杭州泰林
5	尘埃粒子计数器	Y09-6E	苏州工业园区鸿基洁净科技有限公司
6	风速仪	TESTO-405	德斯图
7	倒置荧光显微镜	IX51	OLYMPUS
8	生物显微镜	BA200	Motic
9	生化培养箱	SPX-250-II	上海跃进医疗器械有限公司
10	CO_2 培养箱	3517	美国 SHEL LAB
11	超净台	SW-CJ-1D	苏州净化
12	双人生物安全柜	BHC-1300¢òA2	阿尔泰实验室设备（北京）有限公司
13	超纯水仪	Synergy UV	上海腾易生物科技有限公司
14	冰箱	BCD-215DK	海尔
15	卧式冷藏冷冻转换柜	BC/BD-429H	海尔
16	酶标仪（含电脑）	MOLTISKAN MK3	Thermo
17	漩涡振荡器	VORTEX-5	其林贝尔
18	可调速漩涡混合器	TZL-5009	苏州珀西瓦尔实验设备有限公司
19	手提式不锈钢压力蒸汽灭菌器	SYQ-DSX-280A	上海申安医疗器械厂
20	pH 计	FE20K	梅特勒
21	澄明度检查仪	YB-¢ò	天津新天光分析仪器技术有限公司
22	封口机	900	上海三联包装机械有限公司
23	电子天平	MP5002	上海舜宇恒平科学仪器有限公司
24	低速离心机	TD5M-WS	上海卢湘仪

2. 各检测标准操作规程

(1) 细胞计数标准操作规程

① 实验准备

A. 仪器：细胞计数仪（cedex 型，Roche Group）。

B. 器具：微量移液器（5～50μl，20～200μl）、微量移液器吸嘴、细胞计数板。

C. 试剂：0.4% 锥虫蓝溶液。

② 实验

A. 样品处理：将细胞制剂样品用漩涡混合器振荡混匀后，用锥虫蓝溶液稀释至 $2 \times 10^5 \sim 1 \times 10^7$/ml，轻轻吹打混匀，吸取适量混合液加入细胞计数板上，在细胞计数仪上检测细胞活率及细胞密度。

B. 测定：吸取 20μl 混合液加入细胞计数板上，在细胞计数仪的操作系统中选择该制剂相对应的计数模板，读取细胞浓度与细胞活率。

③ 结果判定：样品中细胞浓度 × 制剂体积即为制剂细胞总数。

④ 将细胞总数与细胞活率的检测结果填写细胞计数检测记录上。

(2) 细菌内毒素检测标准操作规程

① 实验准备

A. 仪器：可调速漩涡混匀器，生化培养箱。

B. 器具：微量移液器（5~50μl，20~200μl，100~1000μl）、除热源的微量移液器吸嘴，空安瓿。

C. 试剂：细菌内毒素检查用水，细菌内毒素工作标准品，鲎试剂（灵敏度 0.125EU/ml）。

② 实验

A. 内毒素标准溶液的制备：将细菌内毒素工作标准品用内毒素检查用水溶解，在漩涡振荡器上振荡 15min，逐级稀释，且每次稀释前至少振荡 2min，最终制成浓度为 4λ 和 2λ 的内毒素标准溶液。

B. 供试品溶液的制备：取细胞制剂，加入内毒素检查用水，逐级稀释，且每次稀释后在振荡器上振荡 30s。最终稀释 4 倍，即为供试品。

C. 供试品阳性对照液的制备：将浓度为 4λ 的内毒素标准溶液与稀释成 2 倍细胞制剂等体积混合，即为添加浓度为 2λ 内毒素标准的供试品溶液。

D. 阴性对照液：即细菌内毒素检查用水。

E. 阳性对照液：即浓度为 2λ 的内毒素标准溶液。

F. 鲎试剂的溶解：取 8 支规格为 0.1ml 的鲎试剂，每支用 0.1ml 内毒素检查用水溶解，成为 0.1ml/ 管的反应管。

G. 各反应管中分别加入 0.1ml 阴性对照液，阳性对照液，供试品，供试品阳性对照液，封闭管口，轻轻摇匀，垂直放入生化培养箱中温育 60±2min，温育期间避免振动。

③ 结果判定

A. 将鲎试剂轻轻取出，缓缓倒转 180°，此过程要避免震动。若管内形成凝胶且凝胶不变形、不滑落者为阳性，记录为（+）；若管内未形成凝胶或凝胶变形、不坚实并且滑落者为阴性，记录为（－）。阴性对照组均为阴性、阳性对照组均为阳性、供试品阳性对照组均为阳性时，试验方为有效。

B. 若供试品检测组的两个平行管均为阴性，判定细胞制剂内毒素低于 0.5EU/ml，符合规定；若供试品检测组的两个平行管均为阳性，判定细胞制剂内毒素不低于 0.5EU/ml，不符合规定；若供试品检测组的两个平行管中的一管为阳性另一管为阴性，需进行复试。复试时，需做 4 支平行管，若所有平行管均为阴性，判定细胞制剂内毒素低于 0.5 EU/ml，否则细胞制剂内毒素不低于 0.5EU/ml。

④ 将检测结果填写细菌内毒素检测记录上。

(3) 支原体检测（培养法）标准操作规程

① 实验准备

A. 仪器：生物安全柜、生化培养箱、水浴锅、电磁炉。

B. 器具：微量移液器（5~50μl，20~200μl，100~1000μl）、微量移液器吸嘴、电动移液器、1ml 移液管、15ml 离心管。

C. 试剂：支原体液体培养基、支原体半流体培养基、小牛血清。

② 实验

A. 样品贮存：供试品如在分装后 24h 以内进行支原体检查者可贮存于 2~8℃；超过 24h 应置 -20℃以下贮存。

B. 培养

a. 检查支原体采用支原体液体培养基和支原体半流体培养基。半流体培养基在使用前应煮沸 10~15min，冷却至 56℃左右，然后加入灭能小牛血清（培养基：血清为 8：2)。液体培养基除无须煮沸外，使用前亦应同样补加上述成分。

b.取每支装量为 10ml 的支原体液体培养基各 4 支、相应的支原体半流体培养基（已冷至 36±1℃）各 2 支，每支培养基接种供试品 0.5～1.0ml；取上述支原体液体培养基、相应的支原体半流体培养基（已冷至 36±1℃）各 1 支作为阴性对照，36±1℃培养 21 天。

c.接种后的第 7 天从 4 支支原体液体培养基中各取 2 支进行次代培养，每支培养基分别转种至相应的支原体半流体培养基及支原体液体培养基 2 支；取阴性对照支原体液体培养基转种至相应的支原体半流体培养基及支原体液体培养基各 1 支，置 36±1℃培养 21 天，每隔 3 天左右观察 1 次。

③ 结果判定

A.支原体液体培养基颜色变为绿色或黄色或支原体半流体培养基沿接种线有烟雾状出现即为有支原体生长。

B.培养结束时，如接种供试品的培养基均无支原体生长，则供试品判为合格；如疑有支原体生长，可取加倍量供试品复试，如无支原体生长，供试品判为合格，如仍有支原体生长，则供试品判为不合格。

④记录：将检测结果填写在支原体检测（培养法）检测记录上。

(4) 支原体检测（DNA 染色法）标准操作规程

① 实验准备

A.仪器：生物安全柜；二氧化碳培养箱；倒置荧光显微镜。

B.器具：微量移液器（5～50μl，20～200μl，100～1000μl）、微量移液器吸嘴、电动移液器、5ml 移液管、T25 培养瓶、6 孔细胞培养板、载玻片、盖玻片。

C.试剂：Hoechst 33258 染料；DMEM 完全培养基高糖；PBS、0.25% 胰酶。

D.指示细胞：已证明无支原体污染的 vero 细胞经消化后，制成每 1ml 含 10^5 的细胞悬液，取 1.5ml 接种于 T25 瓶，加入 3ml 无抗生素 DMEM，于 5% 二氧化碳培养箱 36±1℃培养过夜，备用。

②实验

A.供试品处理

a.细胞培养物将供试品经无抗生素培养液至少传一代，然后取细胞已长满的且 3 天未换液的细胞培养上清液待检。

b.其他供试品检查时所选用的指示细胞，应为该供试品对其生长无影响的细胞。

B.培养

a.于制备好的指示细胞培养瓶中加入供试品（细胞培养上清液）2ml，置 5% 二氧化碳培养箱 36±1℃培养 3～5 天。

b.指示细胞培养物按 1:6 传代至少 1 次，末次传代将细胞浓度调整至 10^4/ml，转种于含玻片的 6 孔板中，每孔 3ml，5% 二氧化碳培养箱 36℃培养 3 天。

c.培养结束后，将培养基吸出弃去，用 PBS 清洗 6 孔板 3 次。清洗完毕后，置于 36±1℃培养箱烘干，时间不低于 30min。

d.加入 0.00005% Hoechst 33258 工作液 5ml，至少放置 1h 后，用荧光显微镜观察。

e.用无抗生素培养基 2ml 替代供试品，同法操作，作为阴性对照。

③ 结果判定

A.阴性结果仅见指示细胞的细胞核呈现黄绿色荧光。

B.阳性结果荧光显微镜下除细胞外，可见大小不等、不规则的荧光着色颗粒。如供试品结果为阴性，则供试品判为合格；如供试品结果为阳性或可疑时，应进行重试；如仍阳性时，供试品判为不合格。

④ 记录：将检测结果填写在支原体检测（DNA 染色法）检测记录上。

(5) 全自动无菌检测标准操作规程

① 样品采集：根据 BD BACTEC 血培养瓶的要求，每个培养瓶所需样品量为 8～10ml。

② 试剂材料：每份样品使用含树脂需氧培养瓶 1 个、含溶血素厌氧培养瓶 1 个、一次性无菌注射器

（规格为 20ml）1 支。检查培养瓶是否存在过期、污染、条码污损、液体混浊、瓶裂渗漏、异物混入、瓶塞膨起或凹陷等异常情况；检查一次性无菌注射器是否存在过期、包装破损、零部件缺损等异常情况。确认无误后，将所有在试剂材料紫外灯下照射 30min，备用。

③ 样品注射

A. 镊子过火焰，摘除培养瓶瓶口的封盖，再用酒精棉球擦拭瓶口，备用。

B. 将样品管打开并过火焰，备用。

C. 取出注射器，确保针头接触牢固后，拔除针帽；针头过火焰，朝向火焰吸入少量空气，再将气体外推出去，以确保注射器的管路通畅（若吸气和外推不畅，更换注射器）。

D. 左手拿样品管，管口过火焰，右手持注射器，针头过火焰后伸入到样品管中吸取样品 20ml。

E. 将针头扎入培养瓶的橡胶塞，样品自动进入瓶内。当进样量达 10ml 时，迅速拔出针头。再按相同方法注射另一个培养瓶（厌氧培养瓶不要注入空气）。

F. 注射完成后，在瓶身标明样品批号（或贴条码）与日期。

④ 全自动无菌检测

A. 确认全自动微生物培养系统正常运行后，打开机箱门。

B. 仪器条码扫描灯亮起，用其扫描培养瓶上的条形码后，在屏幕上输入样本信息并保存，将培养瓶放入任一亮绿灯的空位。可按此方法依次放入多个培养瓶。于 35±1.5℃至少培养 2 天。

C. 关闭机箱门，检测开始。

⑤ 结果判定

A. 培养周期结束后，若其瓶位闪烁绿灯为"−"，为阴性，无微生物生长，判为合格。

B. 在培养周期之内或结束后，若其瓶位闪烁红灯为"+"，为阳性，有微生物生长，应加倍取样复检。若复检无微生物生长，制品判为合格，若仍有微生物生长，制品判为不合格。

⑥ 检测记录：检测完成后，填写检验记录。

(6) 支原体检测（快速 DNA 染色法）标准操作规程

① 试剂配制：用电子天平称取 Hoechst 33258（二苯甲酰胺）5mg，加入 100ml PBS 溶液中，在室温下搅拌 30～40min，使完全溶解，分装至 1.5ml EP 管中，并用锡箔纸紧密包裹。−20℃避光保存，使用时按用量解冻。

② 取细胞悬液样品 200μl，加入 Hoechst 33258 溶液 50μl，充分混合。

③ 将混匀后的悬液置于生化培养箱中，37±1℃孵育至少 1h。

④ 取 10μl 悬液滴于载玻片上，盖上盖玻片。

⑤ 在荧光显微镜下观察。

A. 阴性结果：仅见细胞的细胞核呈现蓝色荧光。

B. 阳性结果：除细胞外，在细胞周围可见大小不等、不规则的蓝色荧光颗粒，或在细胞周围可见丝状的蓝色荧光带。

⑥ 填写实验记录，拍照并保存图片。

(7) 干细胞表型分析标准操作规程

① 实验准备

A. 仪器：流式细胞仪、离心机。

B. 器具：微量移液器、微量移液器吸嘴、流式管。

C. 试剂：CD324-PE、CD29-PE、SSEA4-FITC、HLA-DR-FITC、CD34-FITC、CD45-FITC、mouse IgG1 k-PE、mouse IgG3 k-FITC、PBS。

② 实验

A. 样品处理

a. 细胞计数，室温，400g 离心 5min。

b. 移走上清液，加入 PBS，混匀成细胞悬浮液，调整细胞浓度 $1 \times 10^7/ml$。

c. 取 8 支流式管，标记 mouse IgG3 k-FITC、SSEA4-FITC、HLA-DR-FITC、CD34-FITC、CD45-FITC、mouse IgG1 k-PE、CD324-PE、CD29-PE。根据抗体说明书加入对应抗体。每管加入 $50\mu l$ 细胞悬浮液。

d. 4℃避光孵育 15min。

e. 加入 2ml PBS，温和混匀，室温，400g 离心 5min，移走上清液。

f. 加入 0.5ml PBS，温和混匀，上机。

B. 测定

a. 流式细胞仪激发波长 488nm，用 FL1 通道收集 FITC 的对数信号，用 FL2 收集 PE 的对数信号。

b. 在 FS vs.SS（线性）散点图上圈出 ×× 干细胞目标细胞群，用 mouse IgG3 k-FITC 和 mouse IgG1 k-PE 调节 FL1/FL2 的阈值，去除非特异性结合，界定阳性细胞范围。

c. 每管收集目标细胞不能少于 1×10^4 个。

d. 记录细胞制剂的 SSEA4+、CD324+、CD29+、HLA-DR+、CD34+、CD45+ 数据。

e. 根据清洗程序清洗流式细胞仪。

十一、防范干细胞临床研究风险的管理机制和处理不良反应、不良事件的措施

（一）干细胞临床研究中受试者损害管理制度

1. 总则

(1) 目的：根据原国家卫生计生委、国家食品药品监管总局《干细胞临床研究管理办法（试行）》[国卫科教发〔2015〕48 号]，并参考《药物临床试验质量管理规范》《干细胞制剂质量控制及临床前研究指导原则（试行）》的规定，为加强医院干细胞临床试验管理，制定干细胞临床试验过程中受试者损害及突发事件防范管理制度。

(2) 适用范围：适用于干细胞临床试验全过程，包括干细胞临床试验过程中的不良反应、严重不良反应的医疗救治和防范措施，以及特殊情况下临床试验的开展。

2. 工作原则

(1) 科学防治：宣传普及 GCP 规范知识，加强专业技术训练，提高专业技术人员医疗技术水平和干细胞临床试验研究水平，加强干细胞临床试验过程中的不良反应监测，发现不良反应及时采取有效的抢救、治疗和防范措施，确保受试者安全。

(2) 严格管理：在医院干细胞临床试验机构领导小组的统一领导下，伦理委员会的监督下，干细胞临床试验管理委员会—专业负责人—主要研究者三级责任制管理，严格执行《干细胞临床研究管理办法（试行）》的要求。

(3) 快速反应：建立快速反应机制，强化人力、物力、财力储备，增强应急处理能力，确保发现、报告、抢救、治疗、预防等环节紧密衔接，快速反应，及时处置。

3. 干细胞不良反应、严重不良反应定义

(1) 干细胞不良反应：合格干细胞制品在正常用法用量下出现的与使用目的无关的有害反应。

(2) 严重不良反应：因使用干细胞制品引起以下损害情形之一的反应。

① 导致死亡。

② 危及生命。

③ 致癌、致畸、致出生缺陷。

④ 导致显著的或者永久的人体伤残或者器官功能的损伤。

⑤ 导致住院或者住院时间延长。

⑥ 导致其他重要医学事件，如不进行治疗可能出现上述所列情况的。

(3) 严重不良事件：干细胞临床试验过程中发生需住院治疗、延长住院时间、伤残、影响工作能力、危及生命或死亡、导致先天畸形等事件。

4. 应急组织机构与职责

(1) 临床试验机构管理委员会（负责防范和处理试验中受试者损害及突发事件的协调与指挥，决定采取处理此类事件的措施，并进行技术指导）

主任：

副主任：

委员：

(2) 临床试验机构办公室（组织协调有关防范和处理试验中受试者损害及突发事件应急处理工作）

办公室主任：

办公室秘书：

(3) 生物医学研究伦理委员会：

主任委员：

副主任委员：

秘书：

委员：

(4) 干细胞临床试验机构专业组及工作人员：由各个专业组负责人组织本专业人员履行职责如下。

① 申办者：临床试验开始前申办者需充分预测和评估干细胞制剂的疗效和安全性，重点预测不良反应的类型、分布、发生率。采用风险评估技术 (Venture Evaluation Review Technique，VERT) 来对试验前的临床前的动物实验，来源于细胞、组织、器官水平的体外试验，还有类推于同类干细胞制剂的人体试验数据进行鉴别、演绎和分析。减少主观的偏倚，并提高决策的效率和科学性。负责风险管理所需资源的提供，包括人员资格、必要的培训、信息获取、研究试验所需经费等。需按计划的间隔保持对风险管理的评审。

② 研究者：负责编制《风险管理计划》，并按计划和《风险管理控制程序》规定的内容和要求对风险实施管理和控制。负责在临床试验进行阶段组建风险管理小组，建立临床试验风险管理档案。风险管理小组成员负责编制风险管理过程中的文件和记录，风险小组负责人负责审核风险管理过程中的文件和记录。风险小组负责人需向申办者，临床试验机构报告风险管理和评价的结果。

③ 监察员：负责申办者和研究者之间与风险管理有关的资料和信息的传递。负责风险管理过程控制的监督、检查和评审。

5. 具体防范和处理措施

(1) 防范

① 遵循 GCP 原则、赫尔辛基原则，在干细胞临床试验方案设计时科学、认真、细致地设计每一个步骤，对入选标准、排除标准、给药途径、给药剂量严格把关，严格遵守随访程序与制度，尽可能把受试者的风险降至最低。

② 研究者必须耐心细致地给受试者讲解干细胞试验任务的来源、试验观察过程、试验制品的知识、干细胞的作用、适应证、干细胞制品所带来的可预见的不良反应、干细胞制品的使用方法与疗程、可达到的预期效果等。告知受试者有任何不适应及时就诊。

③ 研究者应给受试者留下随时且方便找到的联系方式与电话。便于出现不适及时联系与救治。

④ 各专业应制订抢救与救治的标准操作规程，严重不良事件救治的标准操作规程。一旦发生严重不良事件，严格按标准操作规程实施。

(2) 处理

① 医院有健全的伦理委员会、药物临床试验机构管理委员会、干细胞临床试验管理委员会、药物不良反应评价委员会、药物管理与治疗学术委员会、医疗事故鉴定委员会评估严重不良事件。

② 建立各专业之间处理不良事件救治的相互合作网，合作网负责人由机构主任担任，成员由各专业负责人组成。承担严重不良事件的救治、调配并明确职责分工。

③ 当发生严重不良事件时，研究者应首先对受试者进行救治，并立即报告主要研究者、专业负责人、科主任。由主要研究者、专业负责人、科主任立即组织人力进行积极救治。

④ 在进行救治的同时，报告申办方、在获知严重不良事件的 24 小时内报告伦理委员会、国家食品药品监督管理总局和卫生健康委等相关部门。

⑤ 由机构主任、副主任、办公室主任、专业负责人及主要研究者负责与发生严重不良事件的受试者或其法定代理人商谈处理不良事件事宜。

⑥ 发生严重不良事件后，研究人员应当及时、妥善对受试者进行相应处理，在处理结束后 15 日内将后续工作报告机构学术、伦理委员会，由机构报告国家和省级卫生行政主管部门和食品药品监管部门，以说明事件发生的原因和采取的措施。

（二）干细胞临床研究中受试者损害应急预案

1. 总则

(1) 目的：根据原国家卫生计生委、国家食品药品监管总局《干细胞临床研究管理办法（试行）》，并参考《药物临床试验质量管理规范》规定，为加强医院干细胞临床试验管理，保护受试者权益和生命安全，制定本预案。

(2) 适用范围：适用于干细胞临床试验全过程，包括干细胞临床试验过程中出现的不良反应、严重不良反应等情况。

2. 干细胞不良反应、严重不良反应定义

(1) 干细胞不良反应：合格干细胞制品在正常用法用量下出现的与使用目的无关的有害反应。

(2) 严重不良反应：因使用干细胞制品引起以下损害情形之一的反应。

① 导致死亡。

② 危及生命。

③ 致癌、致畸、致出生缺陷。

④ 导致显著的或者永久的人体伤残或者器官功能的损伤。

⑤ 导致住院或者住院时间延长。

⑥ 导致其他重要医学事件，如不进行治疗可能出现上述所列情况的。

(3) 严重不良事件：干细胞临床试验过程中发生需住院治疗、延长住院时间、伤残、影响工作能力、危及生命或死亡、导致先天畸形等事件。

3. 应急组织机构与职责

(1) 干细胞临床试验机构管理委员会：负责防范和处理试验中受试者损害及突发事件的协调与指挥，决定采取处理此类事件的措施，并进行技术指导。

(2) 干细胞临床试验机构办公室：组织协调有关防范和处理试验中受试者损害及突发事件应急处理工作。

(3) 干细胞临床试验伦理委员会。

(4) 干细胞临床试验机构专业组及工作人员：直接参与处理应急组织机构中发生的各类突发事件，由各个专业组负责人组织本专业人员进行处理。

(5) 医务处和急诊科：负责协调和组织危及生命的受试者的抢救。

4. 应急预案工作流程（图 6）

（三）干细胞临床研究中突发事件处理管理制度

1. 总则

(1) 目的：根据原国家卫生计生委、国家食品药品监管总局《干细胞临床研究管理办法（试行）》，并参考《药物临床试验质量管理规范》《干细胞制剂质量控制及临床前研究指导原则（试行）》的规定，为加强医院干细胞临床试验管理，特制定干细胞临床试验过程中突发事件处理的相关规范。

(2) 适用范围：适用于干细胞临床试验全过程中出现的各种突发事件及公共卫生安全事件。

(3) 突发事件的定义：突发事件：指干细胞临床试验中突然发生的与试验无直接相关的，造成或者可

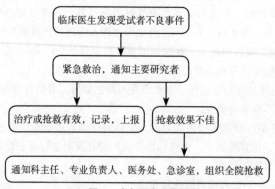

▲ 图 6　应急预案工作流程

能造成社会公众健康严重损害的重大传染病疫情、群体性不明原因疾病、重大食物和职业中毒，以及其他严重影响公众健康的突发公共卫生事件。

根据突发公共卫生事件性质、危害程度、涉及范围，突发公共卫生事件划分为一般（Ⅳ级）、较重（Ⅲ级）、严重（Ⅱ级）和特别严重（Ⅰ级）四级，依次用蓝色、黄色、橙色和红色进行预警。

2. 工作原则

(1) 科学防治：宣传普及 GCP 规范知识，加强专业技术训练，提高专业技术人员医疗技术水平和干细胞临床试验研究水平，加强干细胞临床试验过程中的不良反应监测，发现不良反应及时采取有效的抢救、治疗和防范措施，确保受试者安全。

(2) 严格管理：在医院干细胞临床试验机构领导小组的统一领导下，伦理委员会的监督下，干细胞临床试验管理委员会—专业负责人—主要研究者三级责任制管理，严格执行《干细胞临床研究管理办法（试行）》的要求。

(3) 快速反应：建立快速反应机制，强化人力、物力、财力储备，增强应急处理能力，确保发现、报告、抢救、治疗、预防等环节紧密衔接，快速反应，及时处置。

3. 应急组织机构与职责

(1) 临床试验机构管理委员会：负责防范和处理试验中受试者损害及突发事件的协调与指挥，决定采取处理此类事件的措施，并进行技术指导。

主任：

副主任：

委员：

(2) 临床试验机构办公室：组织协调有关防范和处理试验中受试者损害及突发事件应急处理工作。

办公室主任：

办公室秘书：

(3) 生物医学研究伦理委员会

主任委员：

副主任委员：

秘书：

委员：

(4) 干细胞临床试验机构专业组及工作人员：（直接参与处理应急组织机构中发生的各类突发事件）由各个专业组负责人组织本专业人员进行处理。

4. 具体防范和处理措施

(1) 防范

① 遵循 GCP 原则、赫尔辛基原则，在干细胞临床试验方案设计时科学、认真、细致地设计每一个

步骤，对入选标准、排除标准、给药途径、给药剂量严格把关，严格遵守随访程序与制度。尽可能把受试者的风险降至最低。

② 干细胞临床研究项目负责人应充分了解所使用干细胞制剂的制备过程，对于通过病毒载体进行基因工程改造的干细胞制剂等可能引起突发公共卫生事件的临床试验，应上报医院学术委员会审核，充分论证其安全性后方可备案。

③ 干细胞临床研究制剂质量授权人负责干细胞制剂的质量控制，同时负责制定并实施干细胞临床研究人员培训计划，培训内容应包含突发公共卫生事件的预防和控制。

④ 各专业应制订突发公共卫生事件的应对预案。一旦发生突发事件，严格按标准操作规程实施。

⑤ 干细胞临床研究项目负责人在干细胞临床试验方案中应做出突发公共卫生事件及其他突发事件（自然灾害、人祸等）的处理预案。当出现突发事件研究者应给予正确、及时的医疗指导，以保证受试者安全。

(2) 处理

① 干细胞临床研究项目负责人经评估可能发生突发公共卫生事件，应立即启动应急预案和上报医院行政总值班，采取一切必要措施缩小可能影响的范围。

② 当发生突发事件时，研究者应首先对受试者进行救治，并立即报告主要研究者、专业负责人、科主任。由主要研究者、专业负责人、科主任立即组织人力进行积极救治和处理。

③ 在进行救治的同时，报告申办方，于24小时之内报告机构学术、伦理委员会，并由机构报告国家和省级卫生计生行政部门和食品药品监管部门。

④ 由机构主任、副主任、办公室主任、专业负责人及主要研究者负责与发生严重突发事件的受试者或其法定代理人商谈处理突发事件事宜。

⑤ 发生突发事件后，研究人员应当及时、妥善对受试者进行相应处理，在处理结束后15日内将后续工作报告机构学术、伦理委员会，由机构报告国家和省级卫生计生行政部门和食品药品监管部门，以说明事件发生的原因和采取的措施。

⑥ 如遇突发停电，医院将启动第二套供电方案（自供电／倒闸供电）。

（四）干细胞临床研究中突发事件应急预案

1. 目的　根据原国家卫生计生委、国家食品药品监管总局《干细胞临床研究管理办法（试行）》，并参考《药物临床试验质量管理规范》规定，为加强医院干细胞临床试验管理，应对可能出现的突发事件及突发公共卫生事件，制定本预案。

2. 适用范围　适用于干细胞临床试验全过程，包括干细胞临床试验过程中出现的突发事件、突发公共卫生事件等。

3. 突发事件的定义　突发事件：指干细胞临床试验中突然发生的与试验无直接相关的，造成或者可能造成社会公众健康严重损害的重大传染病疫情、群体性不明原因疾病、重大食物和职业中毒，以及其他严重影响公众健康的突发公共卫生事件。

根据突发公共卫生事件性质、危害程度、涉及范围，突发公共卫生事件划分为一般（Ⅳ级）、较重（Ⅲ级）、严重（Ⅱ级）和特别严重（Ⅰ级）四级，依次用蓝色、黄色、橙色和红色进行预警。

4. 应急组织机构与职责

(1) 干细胞临床试验机构管理委员会：负责防范和处理试验中受试者损害及突发事件的协调与指挥，决定采取处理此类事件的措施，并进行技术指导。

(2) 干细胞临床试验机构办公室：组织协调有关防范和处理试验中受试者损害及突发事件应急处理工作。

(3) 干细胞临床试验伦理委员会。

(4) 干细胞临床试验机构专业组及工作人员：（直接参与处理应急组织机构中发生的各类突发事件）由各个专业组负责人组织本专业人员进行处理。

(5) 医务处和急诊科：负责协调和组织危及生命的受试者的抢救。

5. **突发事件预案工作流程**

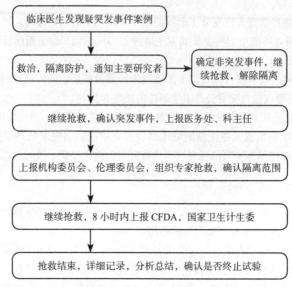

▲ 图 7 突发事件预案工作流程

（五）干细胞临床研究中医疗事故的防范及处理规定

1. **总则** 根据原国家卫生计生委、国家食品药品监管总局《干细胞临床研究管理办法（试行）》，为加强医院干细胞临床试验管理，防止在临床试验过程中出现医疗事故，以及规范相关事故的处理，制定本规定。

2. **适用范围** 适用于干细胞临床试验全过程中出现或可能出现的医疗事故。

3. **原则** 干细胞临床研究必须遵循科学、规范、公开、符合伦理、充分保护受试者权益的原则。

4. **医疗事故的防范**

(1) 干细胞临床研究必须具备充分的科学依据，且预防或治疗疾病的效果优于现有的手段；或用于尚无有效干预措施的疾病，用于威胁生命和严重影响生存质量的疾病，以及重大医疗卫生需求。

(2) 开展干细胞临床研究的医疗机构（以下简称机构）是干细胞制剂和临床研究质量管理的责任主体。医院负责干细胞临床试验的管理机构为临床试验管理委员会。

(3) 临床试验机构管理委员会（以下简称机构委员会）对干细胞临床研究项目进行立项审查、登记备案和过程监管，并对干细胞制剂制备和临床研究全过程进行质量管理和风险管控。

(4) 机构委员会负责防范和处理干细胞临床试验中出现和可能出现的医疗事故的协调与指挥，决定采取处理此类事件的措施。

主任：

副主任：

委员：

(5) 机构委员会应当建立健全受试者权益保障机制，有效管控风险。研究方案中应当包含有关风险预判和管控措施，机构学术、伦理委员会对研究风险程度进行评估。对风险较高的项目，应当采取有效措施进行重点监管，并通过购买第三方保险，对于发生与研究相关的损害或死亡的受试者承担治疗费用及相应的经济补偿。

(6) 干细胞临床研究项目负责人应当全面负责该项研究工作的运行管理。高危临床试验应先向院学术委员会提出申请，研究方案获得学术委员会、伦理委员会及机构委员会批准后方可开展临床试验。

(7) 干细胞临床研究项目负责人有义务和责任与受试者及其家属或监护人进行充分沟通并签署知情同

意书。沟通过程中不得夸大患者获益或降低试验风险。

(8) 高危临床试验签署知情同意书时可申请律师参与。

(9) 干细胞临床研究项目负责人应严格执行审查立项后的研究方案，分析撰写研究报告；掌握并执行标准操作规程；详细进行研究记录；及时处理研究中出现的问题，确保各环节符合要求。出现医疗事故风险或倾向时，及时与机构委员会沟通，并于院医务处备案，必要时终止临床试验。

(10) 干细胞制剂质量受权人应确保干细胞制剂符合《干细胞制剂质量控制及临床前研究指导原则 (试行)》的要求，所有质量检测结果齐全并保存完善。发现问题及时与项目负责人沟通，并上报机构委员会。

(11) 在临床试验过程中，所有关于干细胞提供者和受试者的入选和检查，以及临床研究各个环节须由操作者及时记录。所有资料的原始记录须做到准确、清晰并有电子备份，保存至临床研究结束后 30 年。

5. 医疗事故的处理

(1) 在项目执行过程中任何人如发现受试者发生严重不良反应或不良事件、权益受到损害或其他违背伦理的情况，应当及时向机构学术、伦理委员会报告。机构应当根据学术、伦理委员会意见制订项目整改措施并认真解决存在的问题。

(2) 当发生严重不良事件时，研究者应首先对受试者进行救治，并立即报告主要研究者、专业负责人、科主任。由主要研究者、专业负责人、科主任立即组织人力进行积极救治。同时积极与受试者及其家属沟通，争取受试者及其家属的理解和配合。

(3) 发生不可逆损害或死亡时，应按照事先约定，由保险公司首先进行赔付。出现医疗纠纷时，及时联系院医患协调办公室，告知受试者或家属可通过正规途径解决纠纷。不能通过第三方调解解决，可诉诸法律，避免出现过激行为。

(六) 风险评估

全面收集与疗效和安全性相关的数据，包括干细胞制剂的性质、功能、疗程、给药途径、目标适应证、作用机制、前期动物和人体试验的数据及同类干细胞制剂的实验数据进行风险评估。

在充分风险评估的基础上，制定针对性的风险控制策略，更好地进行风险的干预，保证风险消减和控制风险的程度和范围。并评估策略执行的有效性。

进一步评估获益 / 风险比，根据评估结果，决定是否开展临床试验。

1. 风险的控制

(1) 按照相关法规《药品管理法》《药物临床试验质量管理规范》《干细胞临床试验研究管理办法（试行)》等的要求申请临床试验；取得临床试验批件后方可开展临床试验。

(2) 及时向伦理委员会提交临床试验方案，获得伦理批件后，方可开展临床试验。并及时向相关单位进行试验备案，取得 CFDA 临床试验备案回执后，开展临床试验。

(3) 对实验方案进行科学设计，严格科学地制订受试人群的选择标准并合理设置对照组，保证试验结果的普遍性和真实性。

(4) 对于细胞制剂本身，在细胞制剂质量控制和临床试验使用剂量，严格制定规范和临床操作规程。

(5) 总体要求就是在风险评估的基础上，针对性开展监控。主要是规范试验操作流程，明确各方责任，建立健全垂直双向、网络式的监控体系，加强不良事件的监测、抢救和治疗。重点是加强试验过程有关风险的控制。从而回避、消除试验风险，实现风险最小化。应把控制重点放在减少受试者的损害方面。

2. 加强不良事件的监测和报告

要做到及时报告和实现信息共享，健全严重不良事件 (SAE) 报告的快速通道，做到早发现、早抢救、早报告、早处理。需要向国家食品药品监督管理局 (CFDA)、省级食品药品监督管理局、申办方、组长单位伦理委员会、主要研究者报告，同时申办方也要按照自己的报告路径重复报告，从而防止不良反应的遗漏。此外，采用超范围的报告方式，即以不良事件的方式报告，报告试验期间发生的所有的不良事件，以后再全局性地分析、确认与药物的关系。用已有的医疗机构不良反应报告的架构，开展试验药物不良事件的监测和报告。

3. 加强药物试验场所——医疗机构的建设

为了防止不必要的试验误差，减少试验偏倚的发生，需要加强医疗机构的建设。按照 GCP 的要求进行标准化管理，对机构加强监管，采取抽查、有因检查、飞行检查、周期性认证等方式，实行全程化、全方位的监管，建立长效机制以强化试验场所的建设。

4. 经济风险的转移 由于不良反应的赔偿是由申办方负责的，所以申办方客观上要承担经济风险。申办方可通过保险寻求风险转移的有效途径。

十二、其他相关资料

（一）干细胞临床研究机构备案申请表

编号：

干细胞临床研究机构备案申请表

【声明】	
我们保证：申请表内容及所提交资料均真实、合法，提交的电子文件与打印文件内容完全一致。如有不实之处，我们承担由此导致的一切后果。 其他特别声明事项：	

机构名称				
法定地址及邮编				
执业地址及邮编				
是否教学医院	□ 否 　□ 是隶属机构			
医院等级		编制床位数		法定代表人	
机构负责人		职务职称		手机号码	
办公电话（含区号及分机号）			邮箱		
临床研究组织管理机构负责人		职务职称		手机号码	
办公电话（含区号及分机号）			邮箱		
业务专长				
申报联系人		部门		职务职称	
办公电话（含区号及分机号）		手机号码		传真	
邮箱				

《药物临床试验机构资格认定证书》的专业情况

专业名称	有效期（年、月）	负责人

近 3 年开展的药物临床试验情况

临床试验名称	起止日期	试验例数

本次申请为	□ 首次申请 　□ 再次申请

【申请单位审核意见】

申请单位：（加盖公章）
法定代表人签字：
申请日期： 　　年 　　月 　　日

（二）干细胞临床研究机构备案信息采集表

机构承担干细胞临床研究项目明细													
机构名称	序号	课题名称	课题类型	总金额（万元）	承担形式	立项年份	课题开始时间	课题结束时间	专业	负责人	课题编号	研究阶段（基础、临床前、临床）	在研或结题
	1												
	2												
	3												
	4												

机构拟开展干细胞临床研究项目明细（如果有请填写）							
机构名称	序号	项目名称	拟申报时间	专业	科室	干细胞制剂名称	制剂制备形式
	1						
	2						
	3						

（三）医院相关科室学术论文发表及获奖情况

（四）课题负责人的科研项目、学术论文发表及个人专利及获奖情况

（一）科研项目汇总

项目编号	项目名称	课题来源	起止年月	批准经费	承担职责

（二）学术论文汇总

作者	论文标题	期刊名	出版年	卷期页码

（五）合作机构（生物公司）简介

利用干细胞技术治疗疾病的梦想如何照进现实

姬广聚曹毓林：对我国干细胞科学与产业发展的思考

2015-06-03 来源：人民日报

在 2014 年度国家科学技术奖中，两项干细胞研究成果——"哺乳动物多能性干细胞的建立与调控机制研究"和"成体干细胞救治放射损伤新技术的建立与应用"，分别荣获国家自然科学奖二等奖和国家科学技术进步奖一等奖。这是我国的干细胞基础研究与临床应用研究首次同膺国家科技奖。这不仅再一次将人们的眼球聚焦到干细胞这一前沿科学和新兴产业领域，更点燃了许久以来人们对干细胞治疗的热切期盼。随着我国步入老龄化社会，与老龄化相关的重大、难以治愈的疾病如糖尿病、心血管病、癌症和老年痴呆症等发病率不断攀升。以化学药物和手术治疗为支柱的传统西医学逐渐遭遇玻璃天花板，以干细胞技术为核心、被科学界誉为第三次医学革命的再生医学已是大势所趋，具有超强分化、更新、再生和修复能力的干细胞被寄予厚望。那么，我国干细胞科学的整体水平如何？我国干细胞产业之路又在何方呢？

干细胞科学已成为生命科学最活跃的研究领域之一

人和其他所有生物一样，都是由细胞构成的。人体从第一个细胞——受精卵开始慢慢发育、分裂，成几何倍数增加，当达到一定的数量和条件时，便发育成一个完整的个体。人体出生后，细胞不停地进行新陈代谢，每天体内大约有 10 万亿～ 50 万亿个细胞被新陈代谢。这些死去的细胞由谁来补充？人体的绝大部分组织细胞因为高度分化往往会失去再分裂的能力，但是机体在生长发育过程中会保留一定数量的尚未分化、具有多向分化潜能和自我更新能力的原始细胞，这就是干细胞。机体保留这些干细胞的目的就是用于补充新陈代谢所死去的细胞，因此干细胞被誉为"源泉细胞"。

目前国际公认的干细胞定义，是指一类具有自我复制和分化为多种特定组织细胞能力的原始细胞。根据来源，干细胞可以分为胚胎干细胞、胎体干细胞和成体干细胞三大类；根据其分化功能，干细胞可以分为全能干细胞、亚全能干细胞、多能干细胞和专（单）能干细胞。近年来又出现了通过植入细胞因子的方法，把体细胞诱导成具有分化能力的多能干细胞。干细胞科学就是一门探讨有机生命体如何从单一细胞发展成为完整的个体，以及如何利用新生细胞代替受损、死亡的成体组织细胞的新兴学科。这门学科在理论上专注于探讨生命的本源和发育问题，在实践中有望利用新生细胞为当前许多危害人类健康的难治性疾病提供有效的治疗手段，因而已成为生命科学最活跃的研究领域之一。而再生医学是指利用生物学及工程学的理论方法创造丢失或功能损害的组织和器官，使其具备正常组织和器官的机构和功能，从而恢复健康的一门交叉医学学科，被誉为继化学药物、手术治疗之后的第三次医学革命，其技术核心正是具有超强分化、更新、再生和修复能力的干细胞。

在干细胞科学及转化应用研究领域，我国的起步较早。近 10 年来，973 计划、863 计划、重大新药创制专项、国家自然科学基金、中国科学院先导计划等国家级的项目里均设置了干细胞与再生医学方向，取得了一批标志性成果。目前，我国干细胞领域的论文数量排名国际第 2 位，一批研究机构进入了国际研究机构前 20 位，其中中国科学院排名国际研究机构的第 4 位；申请并获得了一批国家专利和国际专利，专利数量已经排名国际第 3 位，国际专利授权排名第 6 位。

我国已经在干细胞科学领域建立了良好的基础研究和转化平台，培养和引进了高水平的干细胞研究梯队，初步具备国家层面的统筹协调和政策规范方面的保障，并依托这些基础在一些干细胞领域取得了世界领先的研究成果，为我国干细胞研究的进一步发展奠定了坚实的基础。

干细胞产业正方兴未艾

科学技术的发展无疑会带动甚至诞生一个新兴的产业。在各国科学家的共同努力下，干细胞研究逐渐从实验室走向临床、走向产业化，与我们的日常生活渐行渐近。

资本市场上，干细胞产业近年来一直受到国内外资本的追捧。专家预测，全球干细胞产业近两年的潜在市场约 800 亿美元，到 2020 年前后可高达 4000 亿美元。在我国，干细胞产业同样前景可期。有研究报告认为，我国干细胞产业已经形成了从上游存储到下游临床应用的完整产业链，预计未来 5 年干细胞产业收入将从目前的 20 亿元增长到 300 亿元，年均增长率达 170%。

在政府支持、资本追捧以及巨大市场前景和高额商业利润的多重推动下，干细胞产业化呈蓬勃发展之势。到 2013 年，我国多个城市如哈尔滨、长春、天津、北京等都建立了干细胞产业化基地。大部分产业化基地的相关业务涵盖"干细胞存储、干细胞技术研发、干细胞应用研究以及干细胞临床移植和治疗"等业务，逐步形成具有中国特色的干细胞产业格局，即上游：各类干细胞库（脐血造血干细胞库、间充质干细胞库、免疫细胞库等）；中游：各种干细胞扩增、培养技术及相关细胞制剂、产品等；下游：医疗、整形美容、健康服务机构（干细胞治疗各种疾病、美容、抗衰老等）。其中，脐血库是目前我国干细胞行业中最成熟也是最重要的产业化项目，其全称是"脐带血造血干细胞库"，以提取和保存脐带血造血干细胞并为患者提供配型查询服务。

我国在干细胞临床转化与应用方面具有一定的领先优势，积累了大量的临床经验和案例。但由于缺乏大规模的循证医学临床研究，其有效性和安全性遭到质疑。同时，相关政策法规滞后、行业标准缺失，严重阻碍了整个干细胞产业的发展。

把干细胞科学及其产业化作为战略必争领域

干细胞不仅可以用于组织器官的修复和移植治疗，还将促进基因治疗、基因组与蛋白质组研究、系统生物学研究、发育生物学研究等。目前，干细胞研究及其转化医学已经成为各国政府、科研机构和企业界高度关注与大力投入的重要研究领域，成为代表国家科技实力的战略必争领域。有鉴于此，我国应整合中国科学院等单位的优势力量，牵头吸纳有临床背景和材料科学领域的专业人才加盟，与企业和医疗机构合作，组建"细胞治疗国家队"，促进我国干细胞科学和干细胞产业发展。具体要抓好以下三方面工作：

勇于创新，放眼全球，打造覆盖全产业链的关键技术与信息化平台。应立足北京、上海等技术密集、资源丰富的城市，面向全国、辐射全球，打造支撑技术研发与转化应用的一站式生物医学资源、技术和信息平台，涵盖"细胞资源库、疾病组织样本库、实验动物基地、生物大数据平台、临床应用基地"等全产业链；积极开展国际技术交流与合作，始终站在国际发展的最前沿。同时，还要立足自我，聚焦生物技术产业化的关键问题，凭借自身平台、资源、人才、技术优势，开发具有自主知识产权的核心技术、试剂和装备等，推动中国特色的生物医学技术临床转化与应用，推动我国干细胞与生物医学技术产业化进程。

科学严谨，协同创新，建立科学、规范、安全的可持续发展体系。应研究制定符合临床治疗应用要求的生物细胞治疗技术转化质量标准，探索建立生物细胞集中制备与供应模式，并建立相关的规范化工作体系、技术标准及质量控制体系；研究制定适合我国国情的生物细胞技术临床转化与应用路径，开展多中心合作，并重点围绕与衰老相关的重大疾病建立生物细胞治疗技术转化临床前和临床应用评价体系，定期开展合作成员间工作监督与资质认证，促进行业自律；建立合作成员之间科研平台、资源共享机制与技术合作准则，鼓励研究内容相似者开展合作，减少重复投入、降低研发成本、避免恶性竞争；整合合作成员优势，形成共同责任主体，就行业共性技术和关键技术难题进行协同攻关。

积极转变政府职能，使政府充当科学与产业发展的发动机、稳定器。政府应着力破除体制机制障碍，最大限度激发科技作为第一生产力所蕴藏的巨大潜能。应搭建公共融资平台，提供技术与资本结合的渠道，促进生物细胞治疗产业健康快速发展；积极组织前沿技术培训和资格认证工作，加强人才培养，提高产业竞争力；等等。

参 考 文 献

[1] 中华人民共和国国家卫生健康委员会. 生物医学新技术临床应用管理条例（征求意见稿）[EB/OL].(2019-2-26)[2020-12-17].http://www.nhc.gov.cn/wjw/yjzj/201902/0f24ddc242c24212abc42aa8b539584d.shtml.

[2] 国家药品监督管理局. 总局关于发布细胞治疗产品研究与评价技术指导原则的通告（2017 年第 216 号）[EB/OL].(2017-12-22)[2020-12-17].https://www.nmpa.gov.cn/directory/web/nmpa/××gk/ggtg/qtggtg/20171222145101557.html.

[3] 中华人民共和国国家卫生健康委员会. 关于印发干细胞临床研究管理办法（试行）的通知 [EB/OL].(2015-8-21)[2020-12-17].http://www.nhc.gov.cn/cms-search/××gk/getManuscript××gk.htm?id=28635ef99c5743e294f45e8b29c72309.

[4] 中华人民共和国国家卫生健康委员会. 关于印发干细胞制剂质量控制及临床前研究指导原则（试行）的通知 [EB/OL].(2015-8-21)[2020-12-17].http://www.nhc.gov.cn/cms-search/××gk/getManuscript××gk.htm?id=15d0dcf66b734f338c31f67477136cef.

[5] 周红梅，徐绍坤. 细胞治疗服务标准（第 9 版）. 中国研究型医院，2020，7（5）：14-48.